高等学校文化素质教育教材
本教材获得上海交通大学课程与教材建设指导委员会的出版资助

医学人文教程

主　编　胡涵锦　顾鸣敏
副主编　唐红梅　何亚平

上海交通大学出版社

图书在版编目(CIP)数据

医学人文教程 /胡涵锦,顾鸣敏主编. 一 上海 ：上海交通大学出版社,2007(2019 重印)
高等学校文化素质教材教材
ISBN 978-7-313-04693-2

Ⅰ. 医... Ⅱ. ①胡... ②顾... Ⅲ. 医学:人文科学—高等学校—教材 Ⅳ. R-05

中国版本图书馆 CIP 数据核字(2007)第 013304 号

医学人文教程

主　　编:胡涵锦　顾鸣敏
出版发行:上海交通大学出版社　　地　　址:上海市番禺路 951 号
邮政编码:200030　　电　　话:021-64071208
印　　制:当纳利(上海)信息技术有限公司　　经　　销:全国新华书店
开　　本:787mm×960mm 1/16　　印　　张:20
字　　数:370 千字
版　　次:2007 年 2 月第 1 版　　印　　次:2019 年 8 月第 3 次印刷
书　　号:ISBN 978-7-313-04693-2/R
定　　价:48.00 元

专家视点

医学不仅仅是一门科学，同时包涵着人性化和人文关怀等特殊的意蕴。

——陈　竺（中国科学院院士，中国科学院副院长，原上海第二医科大学医学遗传学教研室主任）

努力把医学与人文的结合，作为医学院校的办学理念，同时也成为上海交通大学医学院办学的一个特色。

——沈晓明（上海市科教党委副书记、市教委主任，原上海交通大学常务副校长、医学院院长）

以《医学人文教程》课程为总论，辅之系列讲座和专题报告，注重医学生的社会实践，加强文化素质教育'前后期'不断线，这些都是富有创新意义的有益探索。

——王一飞（上海交通大学、上海交通大学医学院顾问，原上海第二医科大学校长，原联合国世界卫生组织（WHO）生殖健康科学研究部医学官员）

《医学人文教程》把理想人格与专业知识技能结合起来，很有特色。因为讲的是与每个人都有关的问题，因此，它不仅面向医科学生，而且应该面向理工科和其他专业的学生。

——夏中义（全国大学生文化素质教育基地主任，上海交通大学人文学院教授）

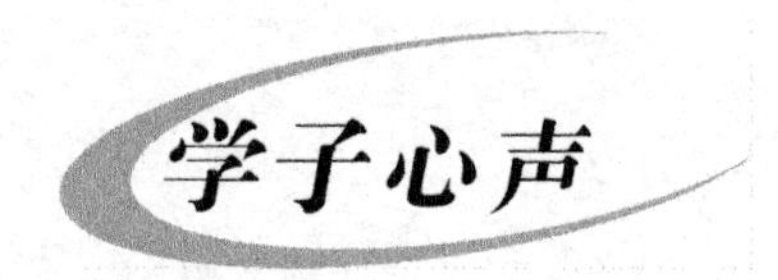

怎样形成和保持自己独立的人格、成为一个大写的‘人’;怎样勇敢面对诸多挑战、真正使自己成为合格的新时期医学高层次人才:加强自身人文社科的学习非常必要。

广泛阅读各种书籍,开阔视野,活跃思维,加强自身思想品德及文化素质的修养,汲取各种学科思维的营养,高标准要求自己,争取做一名良医。

我们医学生平素多局限于本专业,相对文科学生略显封闭,对国家与社会的一些重大事情可能缺乏正确的判断。增加人文社会科学知识,将有助于我们健全人格的形成。

人文社会科学的学习是一个无止境的过程。顺应时代潮流,不断完善自己的世界观、人生观、价值观,是一个医学生所必须努力的过程。高尚医德的培养需要不断的自我完善和学习,要想成为一个合格的医学人才,必须不断加强自己人文社会科学方面的学习。

人文知识的学习才仅仅是开始,而且这个领域覆盖了多个学科内容,需要不断的学习和深入思考,并在今后医疗实践中进一步应用和总结。所以,人文知识的学习应是终生的、没有止境的。本课程作为人文学习的“浓缩点”,使我真正地领略人文素养的内涵,并将不断地、自觉地加强这方面学习。

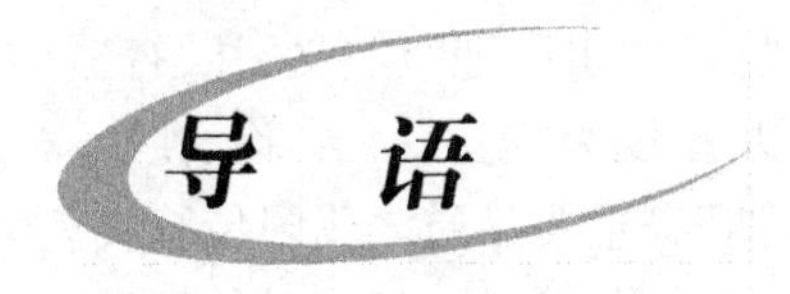

导语

医学人文教育：理论思考的深化与实践架构的探索

在新世纪、新形势、新任务的大背景下，党和国家就进一步促进大学生的全面发展，提出“用科学理论武装大学生，用优秀文化培育大学生”①的基本要求，具有十分重要和深远的意义。而结合医学教育和医学人才培养的实际，把“医德”教育和“人文素质”教育进行“整合”，强化医学人文教育，是贯彻落实大学生思想政治教育与文化素质教育有机结合要求的具体体现。同时，注重医学院校“前后期”的特点，推进思想政治教育与文化素质教育以及医学人文教育“不断线”的可持续发展，着力培养医学生（尤其是长学制医学生）的自我教育、不断学习，关爱他人、服务社会的意识和能力，是一项具有一定“开创性”意义的工作。

1　深化与凝练：医学人文教育及学科建设的内涵

1.1　重视和加强医学人文教育及学科建设，是社会全面进步和人们思想升华的重要体现

1.1.1　历史与现实：人的全面发展

长期以来，包括医学教育在内的我国高等教育中人文素质教育教学工作，处于一种“被遗忘的角落”的境界。近年来，随着经济建设、政治建设、文化建设和社会建设的不断发展，“人的全面发展”问题越发受到广泛的关注，成为社会主义现代化事业、实现中华民族伟大复兴的重要组成部分。

“人的全面发展”和“人文精神”得到前所未有的重视，是社会全面进步和人们思想认识升华的重要表现。

中华民族传统文化中关于人的全面发展和自我完善方面有着宝贵的历史遗

① 中共中央 国务院关于进一步加强和改进大学生思想政治教育的意见[N]. 人民日报，2004年10月15日.

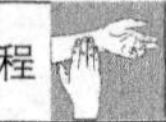

产。儒家学说把理想人格的基本品质概括为“知”、“仁”、“勇”，把“仁、义、礼、智”作为美德皆备的人的必要条件，在此基础上，再进一步拓展为“温、良、恭、俭、让”，“义、直、信、敏、笃”，“恭、宽、信、敏、慧”，“刚、毅、木、讷”等重要品质。我国传统文化还非常强调，理想人格应表现为“内圣外王”，即对内提高自己的修养，对外扩展自己的事功。

相对来说，西方有着漫长的科学理性的文化传统。从古希腊时期起，西方就把逻辑、算术、几何、天文等“三科四艺”，作为教育的必修内容。需要指出的是，也有不少西方的有识之士，为社会上盛行“缩小、贬抑人的精神力量”的教育理念担忧，并对此作了强有力的争辩。其中也包括不少主要从事自然科学研究工作的著名科学家，十分注重和强调人文社会科学及其对自身思想道德方面的学习和修炼。

因此，本着“取其精华、去其糟粕”的思想，在东西方文化传统中吸取和借鉴注重人的全面知识和素质的思想财富，是有一定现实价值的。

1.1.2　夯实基础：再现“通识教育”

大学教育，重点主要在文化传承和心灵积习方面。这也就是说，除了智力教育、科技方法之外，还要培育伦理素养、人生智慧、精神价值、文化能力、道德信念，要培育和引领学生关心社会、服务社会的价值导向。具体地讲，大学教育就是要让学生的学习富有效果，具有创造性，使学生学到大智大慧，克服目光短浅、处事功利化、人格虚无化、精神平面化的弊病，改善知识结构，塑造人格品位。

大学教育，是现代社会中个体学习的“重点”，但不是“终点”，即使是通过了本科、硕士、博士等不同学历学位学习的要求，也不能说学习的任务全都“完成”了。学无止境、学海无涯，“活到老、学到老”，在生活实际中依然有着指导意义。尤其是“第五种修炼”概念的提出并在世界各国引起强烈的反响，由“学习型社会”衍生的“学习型城市”、“学习型社区”、“学习型家庭”等，都体现了“继续学习”、“终身学习”的现代教育理念。其中，学会学习，养成“自主学习”、“自我教育”的习惯，是至关重要的。

1.1.3　医学教育中“通识教育”：医学人文与全面素质教育

中国古代“医圣”张仲景有句名言：“进则救世，退则救民；不能为良相，亦当为良医。”公元前五世纪，一位印度名医在其《妙闻集》中写到：“正确的知识，广博的经验，聪敏的知觉和对患者的同情，是为医者四德。”众所周知，目前医患关系较为紧张。对其“病因”作深入分析，不难发现其中也有“文化”方面的“症结”。改善不尽如人意的医患关系，“单方”显然不能奏效，必须用“复方”制剂才能逐步治愈——其中，“健全的”医学教育是必不可少的重要成分。如果说艺术需要天赋和感觉,需要想象和悟性,那么,医学则更多地需要客观和严谨,需要理性分析和判断,特别是需要尊重每一个个体生命的人文精神。而这所有的一切,都离不开教育。

当然,加强医学人文教育,强调人文精神,不只是开设若干人文方面课程的问题,也不仅仅通过课堂教学就能完成,还要让学生在临床学习中切身感受患者的需要,在参加社会实践的活动中,培养关爱他人、敬畏生命的情感。

1.2 重视和加强医学人文教育及学科建设,应正确处理好“共性”和“个性”的相互关系

任何事物的发展都是“共性”和“个性”的辩证统一。因此,必须强调:在注重大学生文化素质教育的“共同点”的同时,应清醒地认识、并着力凸显医学生医学人文教育教学的“特色”和“亮点”。其中,有两个不容忽视的问题:

其一,一般综合性大学的学制大多为四年,而医学院校,尤其是合并到综合性大学的一些实力较强的医学院校,目前大多招收的是“长学制”学生。在这七年或八年的人才培养过程中,尤其是在其他专业并不具备的“前后期”不同阶段之间,医学人文教育如何形成连贯性、延续性的模式,特别是在“后期”临床实习阶段,如何加强医学人文教育,使之“不断线”并得以持续发展,是一个比较特殊和典型的问题。

其二,在同一所学校内,医学院和其他学院的学生接受人文素质方面教育,既有相同的课程设置、课时安排(譬如在一起选修“平台课”的教学内容),但也要考虑到医学专业的特点,开设符合医学人才培养要求的课程,这也是一个比较特殊和典型的问题。

综合以上两个问题,我们应在教学实践中充分认识到,与其他学科相比较,医学人文教育的“个性”和“特征”,就是要紧紧抓住“人”这个关键词,要把“人”的问题作为医学人文教育的出发点和归宿点:更加突出“以人为本”的思想,更加注重“人文情怀”。

2 从实际出发,积极探索医学人文教育教学的实践构建

2.1 “实效性”和“可行性”:医学人文教育教学实践的基本导向

与目前普遍的医学人文教育教学“外延式”的思路不同,我们并不把主要精力放在如何构建一整套医学人文教育课程的“体系”,也不是年复一年地试图增设课程和增加课时,而是确立医学教育是“精英教育”的理念,从整个医学生培养计划

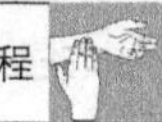

和总体课程设置及总学时(学分)方面来思考医学人文教育教学工作。这既不是纯粹的人文社会科学教学,也不是机械的医学和人文社会科学的“拼盘”,而是着力从发掘医学和人文的价值意蕴切入,提升我们的教育对象——医学生、尤其是在浓郁市场经济氛围中成长起来的医学生高尚的人文情怀和完善的人格品质。

2.2 “全景式”和“不断线”:医学人文教育教学的理论与实践相结合

作为绪论或总论课程的《医学人文教程》,紧密联系医学科学和医学教育实际,辐射到法律学、伦理学、经济学、教育学、社会学以及科学思维方法论等一系列相关的医学人文类内容,给医学生有一个“全景式”的医学人文教育风貌。其基本框架和主要内容包括以下几个部分,并力求突出几个“特别强调”:

(1) 以“人”——医学与人文的共同“聚焦点”为基点,突出“人”与“仁”的内在联系,进而折射出“仁术”和“仁爱之士”的现代意蕴,特别强调古今中外医学大家、大师们所共同具有的仁爱之心和高超医技的完美统一。

(2) 在社会主义社会,是非、善恶、美丑的界限绝对不能混淆,坚持什么、反对什么,倡导什么、抵制什么,都必须旗帜鲜明。

(3) “以史为镜”或“以史为鉴”,有着重要的借鉴价值,加强医学生对古今中外医学教育,包括医学人文教育形成发展过程基本脉络的把握,从而以“主体”角色参与到当前的医学教育实践中,特别强调中华传统文化和中华民族精神在当代的“诠释”。

(4) 在分别阐述科学精神和人文精神的各自特点基础上,强调科学与人文融通的必然要求,突出医学科学技术的人文定位,特别强调当前医疗服务实践中的“人性化”要求。

(5) 医学的人文关怀或人文情怀,既是一种理念,也是一种实践。因而,在医学生的心目中,应始终具有对生命的珍爱和敬畏。特别强调“大处着眼,小处着手”的意识,明确人文的关怀和情怀不是抽象虚拟的,而是生动地展现在日常医疗工作之中。

(6) 医疗服务中伦理与法律,难舍难分、难分难解,以“德”和依“法”,是辩证的统一。从良好愿望出发,医疗服务应“守望权利边界,避免权利冲突”,特别强调高度关注医患关系的现状,以及相继颁布的有关法律和条例。

(7) 人文教育自然离不开文学修养,医学生应在文学经典中采撷瑰宝,构建文化底蕴,特别强调要汲取中外文化宝库中的精华。

(8) 自我设计,立志成材,始终是青年大学生的良好意愿,激发医学生对人生发展轨迹的关注,把创新人才作为一个努力奋斗的目标,同时强调人文精神中不畏权威,敢于超越等优秀人才的品质表现,特别强调在全面建设小康社会、加快社会主义现代化建设事业中,牢固确立“自主创新”,建立创新型国家的重要和现实的意义。

……

这种“提纲挈领”、“点到为止”式的专题,既折射出当代医学人文教育的基本内容和涉及到的基本领域;也给了教师在教学中有很大的发挥余地,可以根据教学的对象和实际情况在内容上有所增减或调整。需要指出的是,为了有助于医学生的学习与思考,在阐述基本框架主要内容后,我们还编写了“深化与拓展”部分,既给了对本课程有兴趣的同学进一步学习思考的空间和引导,也强化了自主学习、自我教育的过程性,从而避免了一般教材处理上对某个专题或章节模式化、封闭性的不足,展现了人们认识不断深入和提高的客观规律。

当然,我们也十分清醒地认识到,医学人文教育及学科建设,是一个“系统工程”,也是一个“可持续发展”的过程。仅仅通过一两次探索和改革,是远远不够的。因此,所有关心和从事医学人文教育教学工作的同仁,应以“革命尚未成功,同志还须努力”的精神面貌,提高认识,努力探索,不断推进我国医学人文教育教学和学科建设的发展。

目　录

第1章

“以人为本”:医学=人学

1.1 “人”:医学与人文的共同聚焦点

1.1.1 “医学=人学”:融通与渗透

1.1.1.1 从说文解字切入

伴随着“哇”的一声哭喊,一个生命体来到了人世间。年复一年,年年岁岁,人就是以这样的“独立宣言”,展现着自我的存在。然而,随着时光的流逝,年龄的增长,特别是步入成年以后,蓦然回首,人们又不免会对人自身产生着这样和那样许许多多尚不明白的问题。其中,往往不乏令人费解的困惑和无可奈何的惆怅。这个问题听起来似乎有故弄玄虚之嫌,但客观的事实就是如此。正如一位伟人所言,人们经常感觉和熟悉的东西,并不一定是已经理解了的东西。几千年前,在地球的那一边,雕刻在希腊神庙中的“认识你自己”寥寥几个字,言简意赅地表明:人认识人自身还存在着不少的“未知数”。事过境迁,虽然千百年来,尤其是最近的几百年间,科学技术的发展,简单可以用“突飞猛进”、“日新月异”来描绘,但仍未能对有关人的问题作出全面、完整、彻底的解答。当人们对客观对象的奥秘逐个给予破解,或者对于客体的对象可以信誓旦旦地表示“明明白白我的心”的同时,人们对自身的众多疑问却是感到更多的茫然。“长生不老”、“药到病除”,依然只是一种美好的愿望;摆脱生命在疾病面前的“脆弱”,也还是一种善意的期盼。如果说“路遥知马力、日久见人心”,抑或“知人知面不知心”等“草根话语”略现通俗和直白的话,那么在世纪之交,完全可以用“惊天动地”来形容通常与“阿波罗登月”相提并论的人的人类基因组测序研究,在美、英、德、法、日、中六国科学家共同努力下取得历史性突破以后,以探究人的奥秘为主旨的基因功能作用研究、胚胎

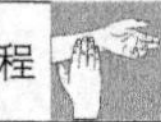

干细胞研究等重大课题，得以拥有了更为广阔和不断深入的空间。

众多学科中似乎再也没有比医学和人文更有着内在联系的学科了！缘由似乎也很简单，这就是因为：医学和人文“聚焦”的都是“人”；“人是目的”，是医学和人文的共同指向！——研究的都是“人”，服务的也都是“人”！（也正是在这个意义上，人们“习以为常”地把医学简单地、机械地划归为自然科学领域，把医学专业纳入到理工科范畴，而把报考医学的学生局限于理科班学生，如此等等，都是不太确切的。）

——何谓医学？《辞海》的定义：医学是“研究人类生命过程以及同疾病作斗争的一门科学体系”。

——何谓人学？《哲学大辞典》的定义：人学是“以整体的人为研究对象的科学。主要研究人的本质、人的形成和进化、人的存在和发展、人的显得图景和未来等问题”。

——何谓人文？这个定义似乎还尚未统一，因而解释也就多了不少。例如，《哲学大辞典》的定义是：人文是指人类社会的各种文化现象。《辞海》的定义是：人文是“社会制度、文化教育等社会现象。”再回过头去看历史，古人对此也有不少见解：“文明以止，人文也……观乎人文，以化成天下”。唐孔颖达疏：“圣人观察人文，则诗书礼乐之谓，当法此教而化成天下也。”《后汉书？公孙瓒传论》：“舍诸天运，征乎人文。”唐李贤注：“人文犹人事也。”

当然，也有把“人文”当作是“人”与“文”的组合的说法。“人”，代表理想的人性，指的是理想的人；“文”，在古汉语中同“纹”，意思是通过某种方式可以实现的这种理想的人性。从这个意义上来看，“人文”的含义表明：

——理想的人性虽然只有一个，而实现这种理想人性的方式和途径是多种多样的；

——理想的人性是现实社会对全体成员的导向航标，而社会的每一个体争取实现这一目标，又离不开特定的、具体的环境和条件。

根据这一逻辑的推理，从医学的角度来看：

——医学以拯救人的生命和提高健康质量为神圣天职，这既包含着每一个医护人员的执著追求，更需要通过日常的医疗服务来实现；

——救死扶伤、减轻和解除病痛这对于广大医护人员来说是平凡的工作，不仅体现了“敬畏生命”、“尊重人权”的人性共同的崇高理想，而且也体现了医护人员所采用与其他社会成员不同的、特定的方式方法，为实现这一理想目标的内在价值。

因此，医学与人，两者之间有着天然的或必然的联系，这是毋庸置疑的了。但仅仅停留在这样一个结论上，又是远远不够的。我们的思维进程不应在这里亮起

“红灯”,我们的思考也并不能就此而“打住”。让我们理智地作一番自我“拷问”:尽管医学的对象是人,但何谓“人”?能说得上一、二、三吗?这似乎是一个不是问题的问题,但在实际生活中,“人”要为自己下一个定义,要对“人”作出概念上的解释或定义上的规范,确实并非易事——历史上曾经有过这样经典的案例:有人“简明扼要”地把“两足直立、全身无毛”作为“人”的定义,以至于人们“差一点”都陷入了这概念的“陷阱”。好在有头脑还比较清醒者,把宰杀后并拔光全身毛的鸡高高举起,反驳追问这难道就是“人”?这时人们猛然醒悟:“认识你自己”果真并非如此简单,必须予以深入的、全方位的理性思考。

从最一般的意义上说,人,可以从以下几个角度加以认识,即“人”是:

——“地球上生命有机体发展的最高形式”;

——“在劳动基础上形成的社会化的高级动物”;

——“社会历史活动的主体”。

以上这三个论断,都出自《辞海》。虽然作为权威工具书的《辞海》,已对人作出了基本的描述,但对于“人”的内涵的探讨并未就此而终止。曾在全球风靡一时的德国思想家卡西勒所著的《人论》这一著作,就是以“人是什么?”发问(类似我们倡导的“以问题导入”和培养学生“问题意识”的教学方法,即“PBL 教学法”),用了整整12章的篇幅,围绕“人”这个主题,从不同的侧面和角度,提出了许多重要的思想,并引发和启迪人们进一步对自身进行持续的深入思考。

在这样的认识平台和思维空间里,只把握医学与人文有着十分密切的相关性,显然还是比较肤浅的。在医学和人文共同把“人”作为研究对象的深层背后,人们还不得不考虑,在现实社会生活中:

——人所具有的自然属性或生物属性;

——人所具有的社会属性;

——人所具有的文化属性。

这三方面对“人”的属性的总体把握,在当今医学科学研究、临床医疗服务以及医学教育教学实践中,都越来越显示出其重要性和必要性。这其中不可避免地涉及到:

——日新月异的医学科学技术发展与传统和现代社会伦理道德的设防;

——“剑拔弩张”式的医患关系与“人性化”的医疗服务;

——医疗事故的责任认定处理与医护人员的基本权益和自我保护;

——医学教育模式的转变与国际最低医学教育标准的接轨。

1.1.1.2 医学中“人”的价值规范:“仁术”和“仁爱之士”的统一

古今中外,医学素有“仁术”之称谓,而医生则被称之为“仁爱之士”。“仁”是

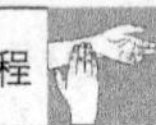

连接两者的纽带，也是最具有特色的“闪光点”。

追根寻源，“仁”为何义？我们的老祖宗一语道破：“仁者，人也”。作为维系中华民族传统文化重要组成部分的儒家学说，非常富有想象力和比喻性。看似平平常常、普普通通的“仁”这一个字，被十分形象、但又意蕴深长地诠释为：相互依赖、相互尊重的“两个人”（“仁”可以看作是“单人旁＋二”：“单人旁”比作是人，“仁”就顺理成章地成为“两个人”）。更有意思的是，有学者还认为：就“人”这个字本身而言，看似简单，“一目了然”，仅由一“撇”和一“捺”组成，而就是这简简单单的互相依赖并呈现平稳结构的一“撇”和一“捺”，深刻揭示了人，尤其是处于现代社会生活中的人，既有个体的相对独立性，但又必须相互依靠。每个个体都离不开他人的支撑和帮助。你中有我，我中有你。都要以对方的存在和发展作为自身存在和发展的基本前提。这也表明，“人”，首先是自身要站得住、立得稳；其次，作为社会成员的“人”，还要充分认识人与人之间相互信任，以及家庭、社会、民族、国家和谐共生的重要性。

再从世俗的“将心比心”，日常的“换位思考”，到国学或国粹中的经典：“己所不欲，勿施于人”、“老吾老以及人之老，幼吾幼以及人之幼”等等，这一切都体现了人与人之间的相互理解和尊重。尊重别人的老人就要像尊重自己家里的老人一样，爱护别人的孩子就要像爱护自己家里的孩子一样。若要得到他人的理解和尊重，首先自己要理解和尊重他人；关爱他人，就应该像关爱自己和关爱自己的亲人那样。

近年来，经济社会的持续发展，我国人口平均寿命年龄也不断被“刷新”。老年人的长寿，也意味着老龄社会的到来。人的生命，不仅是时间的延续，而且是生活质量和幸福指数的提高。因此，老年社会不应是被医学人文和爱心奉献“遗忘”的角落。以上海市为例，截至 2004 年底，60 岁及以上老年人口达 260.78 万人，百岁及以上老人共计 548 位，比 2003 年增加 94 位，其中男性 134 位，女性 414 位。全市每 10 万人口中拥有 4 位百岁老人。数据还显示，截至 2004 年底，上海市 60 岁及以上老年人口比上年增加 6.11 万人；占总人口 19.28%，比 2003 年提高 0.3%。80 岁及以上高龄老年人口 40.70 万人，占总人口 3.01%，占 60 岁及 60 岁以上老年人口 15.61%。从这些数字中，我们应深深领悟到，“老吾老以及人之老”，有着十分现实和重要的意义。

“人之初，性本善”。常怀一颗“与人为善”之心，不仅尊老爱幼、积德崇善，而且在待人接物中养成一种高尚的品格，并自然地衍生和落实在各自的工作实际中。例如，如果我们医护工作者把“老吾老以及人之老，幼吾幼以及人之幼”作为人之常情，内化为道德自律，就会在医疗服务实践中，体现出“弱吾弱以及人之弱”的真诚情感。“弱吾弱以及人之弱”中的“弱”，或许是自身的弱点，或许是在社会上处于弱势。当然,也或许是病痛缠身、体弱多病。现实生活中,不可能存在没有缺点和从未遭遇困难的人,也不可能每个人在一生中不需要医疗诊治,祛除疾病。当人们在遇到困难、孤立无助的时候,最想得到的什么?当体软乏力、身患小恙的时候,最想得到的又是什么?社会存在着互补性,人与人之间也存在着互补性。当处在种种“弱势”境遇之中,如果有人甚至会是一群人向你伸出援助之手帮助你渡过难关,或是医护人员“妙手回春”,替你解除病痛,设身处地想想,我们将会是哪般感受?在实际生活中,人们“弱势”的内容、表现各不相同,但“弱吾弱以及人之弱”,推己及人,都将从精神上得到安慰,增添了战胜困难走出逆境的勇气和动力!如果说这样的阐述过于陈旧或抽象的话,那么“只要人人都献上一份爱,世界将变成美好的人间”这一在中华大地上流行时尚的唱词,则形象地道出了其中的真谛,值得我们细细品味并付诸实践。

正是由于医学是一门“人命关天”的重要学科,直接关系到人的生命和健康,因而医生在社会上易于被人尊敬和仰慕,其谈吐言行也更为人们所关注。近年来,在社会主义市场经济体制建立和完善的进程中,个别医德医风堕落的“害群之马”败坏了整个医疗卫生服务行业的社会声誉和公众信誉,有些体制和机制上的问题,还有待于以发展的方式予以认识和解决。但要挽回和重塑“白衣天使”的良好形象,需要全体医护人员的不懈努力。其中,也包括了我们医学生——这一医护工作者的“后备军”和“生力军”整体素质的不断提高。无论起因和原由出于什么样的考虑,每一位既然选择了就读医学这个专业,或者说每一位既然选择了从医这个行业,就应该把它作为一项崇高的事业——而不仅仅是作为谋生手段的一个职业——并进而愿为之而终生奋斗。内心首先怀有“仁爱”之心,是无愧于“白衣天使”称号的基本前提和先决条件。有了像关爱他人如同关爱自己一样的理性自觉,并在此基础上刻苦学习、钻研,不断提高和积累“治病救人”的技能和经验,这就是所谓“医学＝人学”的内在要求。

与其他学科相比较,医学具有十分明显的特征,即它的每一个进步和成就,将直接影响或作用于人的健康和生命。这也使得医学教育同样具有了十分明显的特征,这就是:就教育而言,所有接受教育的对象都是人,但医学教育不仅接受教育的对象是人,而且学业有成、走上医疗卫生服务工作岗位后,所从事的工作对象,不是图纸,不是机器,仍然是人。“没有比人的生命更为可贵的了”——这也就需要特别强调:医学关注的首先不应是疾病,而是活生生的、现实的人,以及与其生存和发展息息相关的经济社会的种种联系。

我国唐代医学家孙思邈曾告诫人们:“人命至重,有贵千金”,对患者“不得问其贵贱贫富,长幼妍蚩,怨亲善友,华夷愚智,普同一等,皆如至亲之想”。古希腊医学家希波克拉底,更是为医学取信于民,制定了医生的行动准则,至今为人们所

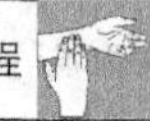

传诵。传统的东西方文化，显然不可能有当今社会便捷的通信和信息沟通，但对医学和医生的规范要求具有如此一致的共识，绝非偶然。可见人心相通，仁者"爱人"。

古今中外，人们都把人与人之间的真诚，人与人之间的关怀，当作是崇高的理想目标和现实的价值追求。当然，这需要全社会的努力共同来营造。让我们暂时"跳出"医学领域来看人文关怀，"旁观者清"，无疑也是有益的。不久前，中国文联某负责人曾谈及目前大量的国产影片质量不高，关键在于思想内容上"缺钙"：脱离生活，远离人民。有一部制作非常"精良"的武打片，虽有热闹的"上座率"，但看完以后并没有给人留下什么印象，被人调侃地总结为："跳了两段舞，跑了三段路，死了一堆人"。这又怎么能引起观众在情感上的共鸣呢？缺乏人文情怀的电影，是留不住观众的；缺乏人文情怀的医学，是难以深入患者心中的。

因此，"仁术"和"仁爱之士"的统一，是医学赖以存在和发展的永恒主题，决不会因现代科学技术的突飞猛进而"落伍"和"过时"。力求达到"仁术"和"仁爱之士"的统一，将是现代医学和广大医护人员在新的历史高度对人类文明精华的"回归"和"高扬"：

——敬畏人的健康和生命：把人"真正"当作人！

——关爱他人如同关爱自己：把人"平等"地当作人！

1.1.1.3 谁动了我的"奶酪"：医学"真"与"善"的背离

医学与人文千丝万缕的关系，可谓源远流长。当我们感到身体有所不适或略有小恙时，都已习惯到医院请医生诊治。而翻开人类历史长卷细细查阅方才得知，最早给人治病的场所，却往往是在教堂或庙宇，行医的也大都是传教士和神职人员。例如，在素有"天国之府"之称的四川，在20世纪初，一群外国传教士到这里来"拓荒"办学。1910年3月11日，在成都南门外安静清幽的华西坝，华西协和大学——当时"规模宏大、科学完备"的高等学府正式开学，它与上海的圣约翰大学、苏州的东吴大学、广州的岭南大学、北京的燕京大学等，并列为全国十三所教会大学。与其他教会大学一样，它具有基督化、西方化、国际化的特点。后几经改组，华西协和大学由芽而苗，由花而实，成为一所以医学为主、文理并重的综合性大学。①

在我国古代，能妙手回春、救治患者的僧人也不在少数。自然，医学毕竟不是巫术，尤其是随着社会生产力的不断发展，医学的科学含量也在不断增强，从事医疗服务的专业人员也逐渐增多。但以往在教堂或庙宇内行医所折射出的富有深

① 注：后经过院系调整和自身创业，成立华西医科大学，成为国内有相当知名度的医学院校，现已合并到四川大学。

厚历史沧桑的人文关怀,不应简单粗糙地归结为迷信,而是要在剔除糟粕的同时,深深感悟其可贵的理念:行善！这种不以盈利为目的的医疗诊治和解除患者的病痛,与普救众生的宣教,似乎有着同工异曲之功效。

然而,当我们不再沉湎于历史而面对纷繁多样的现实时又不难发现,一个不容否认的事实“严峻”地展现在人们的眼前。这就是:当今“医学”的发展,有着太多的疏远“人学”的迹象。不可否认,医学如同其他现代科学一样,发展迅速,成果显著,攻克了一个又一个危及人类生存的疑难杂症,也挽救了一批又一批宝贵的生命。但从价值理念和内在驱动力层面上看,区别和分歧也是不应忽视的。如果说以往的行医,注重的是“善”;那么,当今的医学,则更多地在于探究其所蕴涵的本质特点和客观规律,追求的是“真”！以美好的“理想化”和较高的“期望值”的思维方式来审视“善”与“真”的关系,两者应该而且是有可能成为一个统一体的。但具体的现实又明显地昭示:在科学技术纵深发展、经济社会处于转型、人们的思想观念呈现“多元化”特征的实际生活中,本应成为统一体的“善”与“真”,令人非常遗憾地出现了相互的“背离”。

常见媒体报道“捕捉”的兴奋点越来越注重的是医治疾病的“高难度”、进行手术的“高风险”,以及衬托医技的“高精尖”。开前人之先河,创前人之未所有,热衷于实现某某领域“零”的突破——切除的肿瘤越来越大、为新生儿手术的年龄越来越小……而“治病救人”所蕴藏的“人是目的”这一深邃的思想和丰富的情感,却浑然不知或自觉和不自觉地被扔进了“爪哇国”去了！当善良的人们总是想把医学的“真”、“善”、“美”融为有机一体的时候,事实却总是“冷酷”地将其“分道扬镳”,让其“各自为政”。

现今的医生,尤其是由中学“理科班”毕业进入医学院校进行医学专业学习从而成为年轻一代的医生,其人文素质缺损、人文意识淡薄、人文涵养肤浅,已成为一种普遍现象。曾有人描绘现在的医生就诊,就是“只看病,不见人”——甚至于连“病”都没有看到,而是只看到一堆坏死的“肉”！此话虽然不太中听,但绝不是凭空捏造、危言耸听。随着经济的发展、科技的进步,人们毫不怀疑当今医院装备精良的硬件设施和医生的技术技能水平,但作为夯实医生综合素质基础的人文精神,被有意无意地忽视了,这不得不使人感到忧心忡忡和顾虑重重:①如今已被日益高超的科技包装起来的那个曾经被敬重为“仁术”的医学,是否只是人们心目中的“海市蜃楼”和美好记忆中的“天方夜谭”?②身处越发尖锐的医患关系和频率加速的医疗纠纷环境之中,面对接二连三颁布的法规和条例,医生能否再成为“仁爱之士”?

“看病难、看病贵”——这个人们不愿看到却又客观存在的现实,作为一个备受关注的社会问题,写入了共和国总理所作的政府工作报告。作为“执政为民”的

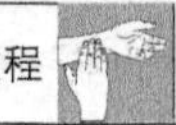

责任政府，通过庄严的全国人大向全国人民承诺：政府将从实际出发，努力解决好这一事关亿万人民群众的大事。但之所以形成“看病难、看病贵”并成为社会问题，也可谓“冰冻三尺，非一日之寒”。其中原因包括：政府对卫生事业的投入相对不足，优质医疗资源缺少，供需矛盾突出，疾病谱改变，社会人口老龄化比例日益增大等；当然也不能否认，从医务人员角度上来看，在“合理用药、合理治疗、合理收费”等方面，的确存在不少不规范的现象。因此，解决“看病难、看病贵”是一个“系统工程”，不可能仅依靠加大政府财力的“倾斜”，就能使所有问题迎刃而解，使医患双方皆大欢喜。看病就诊的“难”和“贵”，除了以上提及的原因和现象以外，还与目前的医疗体制和社会保障机制不完善、不健全有关，与医护人员关爱患者、尊重他人的意识不强相关，而这都容易使得患者及其家属的急躁、烦恼、怨恨接踵而来。

大家都不曾忘记：2003年春夏之交，全国上下众志成城，齐心合力抗击“非典”，成千上百的医护人员出生入死，前赴后继，夜以继日，忘我工作，以强大的社会责任感和使命感，奋战在与疾病抗争的第一线——“切实维护广大人民群众的身体健康和生命安全”，得到了深动的体现，人民群众发自内心地把鲜花和掌声献给了“白衣天使”。但“非典”过后，“看病难”、“看病贵”的问题又“卷土重来”，并越发突出和尖锐。人们时不时地感叹“非典”的“短暂”，违心地“祈祷”那“非典”能否不定时地“死灰复燃”——当然，这都不是民众的真实心愿，其期盼的只不过是要找回那“丢失的草帽”，让“白衣天使”重新回到患者的身边。

有人曾振聋发聩地发出内心的愤愤不平：“如果抛开了人的尊严和尊重，医学院校的临床系与农业院校的兽医系有什么区别？培养一个医生与培养一个兽医又有什么两样？”——此话虽然过于尖锐，甚至过于苛刻，但“忠言逆耳利于行”！——“兼听则明”，这倒是给我们无论是在职的医护人员，还是从事医学教育教学和临床带教指导的广大教师由于长期以来习以为常的工作重复而或许已经有些麻木的头脑浇上一盆凉水，有了几分清凉和清醒；而对于就读于医学院校的医学生来说，自觉地跳出细胞、病毒的藩篱，更多地接触和关注社会和民生，也将起到良好的警示作用！

1.1.2 直面当今医学：“人”的“失语”

1.1.2.1 过于关注“病”而忽视了“人”

一般来说，当代医学科学的发展呈现出两个比较突出的特征：第一，学科间相互交叉、融合互补，朝“横”的方向越加拓宽；第二，各学科自身内部分化越来越细化，朝“纵”的方向不断深入。

而就医学教育来说,在对最新医学科学前沿研究成果的介绍分析过程中,医学科学发展的第二个特征得以更为突出的强调,这就背离了原先教学内容的初衷,“引导”医学生进入了越来越狭窄、学科间彼此各自为营的专业领域。这种“过度”的专业“细化”和学科的“深化”,迫使医学专业的教育教学主要集中在对疾病的症状或体征的分析和讲解上,使得原本为统一整体的“患者”,割裂为“病”和“人”两个互不相干的范畴。进一步说,这种肢解完整意义上“人”的思维方式和教学理念,依然没有脱离生物医学模式的巢穴。从生物医学模式转向“生物-心理-社会-环境”医学模式,作为医学教育教学的改革要求,已经从上世纪延续到了本世纪,尽管转变教学观念不能操之过急,但也不能总遥遥无期。转变医学模式与改革医学教育有着紧密的联系。多年来,“生物-心理-社会-环境”医学模式的转变要求,仅仅停留在文件号召上,挂在领导的讲话中,而尚未真正成为整个医学教育教学的实践,如此与现代大学办学理念分道扬镳的结果,只能是医学教育过程中“人”、“人性”、“人的爱心”的“失语”,造成了“非人化”的倾向。原本医学教育教学中理应洋溢着“人情脉脉”的“传道、授业、解惑”,转变成为“冰冰凉透心凉”那样毫无生机和活力的化验单、诊断书、病理报告的解读,医学生无论是在基础阶段的学习,还是临床阶段的实习,都让人不时地感觉到“世态炎凉”。

“过于关注‘病’而忽视了‘人’”,医学教育长年累月的结果,只能是把患者仅仅当作是疾病的“载体”和实施医疗技术的“对象”。长此以往,医学生所学习掌握的医学知识,无非是肌肉、骨骼和一系列指标数据的“堆积”,缺乏把患者当作集生物属性、社会属性和文化属性于一体的整体意识,缺乏把患者当作一个社会的“人”、现实的“人”和大写的“人”的生动体验。进一步讲,这样的教育教学一旦无休止地循环往复,势必难以激发起医学生对人的尊重和对生命的敬畏。而久而久之只对“病”的关注而对“人”的“忽视”和“冷漠”,又势必把医生本应具有的一颗灼热的“爱心”,转化为“冷酷的心”。

尤其需要指出的是,“过于关注‘病’而忽视了‘人’”,在这样的教育理念支配下的医学人才培养计划、课程设置、教学方法、考核标准,必将是对患者、患者的亲属,以及推而广之,是对全体社会成员,缺乏起码的关爱和责任,缺乏除生物病因以外的社会环境、个人行为、生活方式、观念认知等其他多重致病因素的综合思维能力的培养和锻炼。因此,我们应当承认,就整体而言,近年来我国的医学教育教学,虽然口头上都强调要转变思想观念,要适应医学模式的转变,但一到具体的教学实践过程,教育者就往往把传统的医学学科或课程的“特殊性”当作“挡箭牌”,依然是“老调重弹”、“我行我素”、“涛声依旧”、“新瓶装陈酒”。总之,在医学教育中把“人”的崇高价值“边缘化”的同时,这实际上也就把“生物-心理-社会-环境”这一现代医学模式“边缘化”了。

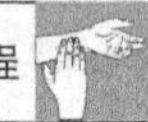

1.1.2.2 过于关注“医学检验报告”而忽视了“人”

现代科学技术的发展，在医学科学领域中的突出表现，就是医学影像学、医学检验学等一系列检测仪器和手段的不断更新，为临床诊断提供了先进的技术上的支撑。但我们不能不冷静地认识到，科学是把锋利的“双刃剑”，在使病情诊断更为精确和详尽的同时，其负面效应在临床实践中的表现，也是“有目共睹”的：

其一，不论大病还是小病，无论是疑难杂症还是常见病和多发病，一踏进医院大门（无论是初诊还是复诊，无论是三级医院还是二级医院，无论是尚未作过检查还是近日刚作过检查）都得“一视同仁”地接受“捆绑式”的系列检查：彩超、CT、核磁共振等都成了“家常便饭”和“规定动作”。这不仅增大了医疗费用（其中不否认为一部分居心叵测的人中饱私囊、非法牟利创造了条件），而且也造成了当今的医务人员过分地依赖于仪器检测的结论，缺乏自身临床实践经验的积累，使得整体诊疗水准降低。

其二，由于过多地信赖同医疗仪器设备“打交道”，只顾及计算机程序的检验结论报告，医务工作人员在治疗实践中，不了解患者病情产生的具体时间、空间及社会环境和心理因素，缺乏必要的、基本的人际沟通和语言交流，甚至连倾听患者“主诉”这一重要环节也被“省略”了。在日常门诊就医中，患者抱怨最多的是以下两种普遍现象：一是医生接过挂号单，心不在焉地开口就问有什么病，患者需要什么药，就不分青红皂白、一应俱全；二是“不用病家开口”，就动手“喜刷刷”开出一串检查单：查尿、验血、拍片，根本没有“望闻问切”。长此以往，久而久之，两个缺陷是难以弥补的：一是医务人员获取患者证状信息的能力得不到基本的训练，进而临床观察、判断、推理，以及分析、综合、归纳、演绎等综合思维能力，也得不到必要的训练，最终使得医疗服务的水平和质量得不到提高；二是“看病难，难于上青天”，让前来就诊的患者怨声载道，其中“三长一短”更是苦不堪言，即挂号排队时间长、就诊等候时间长、付费领药时间长和与医生“面对面”诊疗时间短。患者到医院就诊，本已体弱不适，面对如此“三长一短”等不尽如人意的医疗服务现状，越发易引起情绪激动、心情烦躁，如得不到及时的解释和沟通，医患关系紧张乃至于产生医疗纠纷也就在所难免。可见：

——无论多么精良的医术，如果缺少了对他人苦难的关怀，就会失去人性的温暖；

——无论多么先进的医疗器械，如果摒弃了对患者心灵的呵护，就只能带来令人生畏的冰凉。[①]

---

① 医患之痛，老医生也沉重——访上海市胸科医院教授廖美琳[N].解放日报，2005年11月4日“解放周末 特别报道”

1.1.2.3 过于关注“物欲”而忽视了“人”

医护人员如果缺乏必要的人文精神和人文关爱,尤其是在市场经济大潮中,身处多元化思想的剧烈激荡和碰撞,守不住基本的道德规范和准则的底线,对财富的“渴望”和物质的“贪婪”则会被无限制地放大。那么,在这些人的眼中,患者已不是一个独立的、完整的、具有基本权益的人,而不过仅仅是被牟取私利和增加自身收入的对象和工具。

近一时期以来,由于种种体制和机制以及其他诸多方面的问题,使得众多医药器械制造商、制药商、医药商店、医疗机构、医院等,纷纷与医护人员结成共同利益的“同盟军”,编织成错综复杂的“关系网”,想方设法在患者身上“敛财”。不少医护人员利欲熏心、见利忘义,结果非但忘记了“治病救人”的崇高使命,顾不上维护“白衣天使”的社会声誉,也根本不再考虑什么“恻隐之心”和“怜悯之心”,甚至连起码的道德、义务,良心、责任都丧失殆尽,更有一些人违法乱纪、顶风作案、胆大妄为、铤而走险,到头来以身试法,成为可悲的“阶下囚”。

1.1.2.4 借鉴与警觉:医学教育对“‘人’的‘失语’”的反省

社会是个大课堂,尤其是当今社会被形容为“知识爆炸”的信息社会,互联网的普及使得世界成为一个“地球村”,医学院校不可能再是“象牙塔”,医学生也同样不可能学习、生活在封闭的、“与世隔绝”的真空管里。医疗卫生界纷繁复杂的现象和事例,都会通过种种渠道和途径,纷纷“传送”到医学教育的实践中。如果说社会是个大课堂,那么,现实就是一本鲜活的“教科书”:

——医护人员如果不能践行社会公德的基本要求,势必一味地追求额外报酬,“大处方”、“人情方”必然屡禁不止,造成整个医疗费用连年上涨;

——医护人员如果在职业道德上“失衡”,势必造成本可避免的医疗纠纷骤然升级,以至于反目为仇,不得不“对簿公堂”;

——医护人员如果责任心淡薄、诚信度下降、对他人关爱之心沦丧,那么,“健康所系,性命相托”的誓言必将受到亵渎,非技术的人为医疗事故频繁发生,也就不足为奇了。

医学教育教学中“仁”和“善”的价值追求与医疗实践中单纯的“求利”之间的矛盾,在市场经济的浪潮中交叉缠绕在一起,贪婪的追逐利润最大化与从事医学的崇高职业显然是背道而驰的。因此,加强医学人文的理性自觉,必须予以凸显和强调。如果只关心经济回报,而全然不顾患者的权利和利益,社会上群起而攻之的“拿红包”、“吃回扣”,“开大处方”、“小病全套检查”等怪异现象便都会滋长起来,一发而不可收拾。医德医风败坏,社会评价每况愈下、“白衣天使”美誉被玷污、行风评比只能在最末几位才有“栖身之地”,都可以从这里找到源头。因而,对

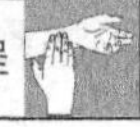

医学生的医学人文教育不仅非常必要，而且十分紧迫，决不能到了学业告成，身披白大褂、手握处方单时，再进行“亡羊补牢”式的“再教育”，事实证明，其时已晚！

任何事物的形成发展都表现为一个过程。对于改善不尽如人意的医患关系，以求“看病难、看病贵”有一个根本的改观，不可能是“朝令夕改”、“立竿见影”的。例如，收受“红包”是较为普遍的医德败坏、民愤极大的社会现象。意欲立马杜绝，显然只是一种美好的愿望，但也不能听之任之、放任自流——面对现实，不回避矛盾，在实践中努力探求有效的方法和措施，是值得提倡和弘扬的精神面貌和工作作风。江门市某医院“用‘红包’冲减患者住院费”的办法，不失为当前处理“红包”的新思路。该医院的医生说，大多数患者家属给医生送“红包”，主要是图个放心，希望医生早日把亲人的病治好，而不都是要“贿赂”并把医生拖下水。正是作了这样的基本分析，考虑到即时拒收“红包”会对患者造成心理上的不安或家属的不放心，于是该院医生“暂时”收下了“红包”。当手术完成后，医生就将“红包”上交给该院党委，作住院收费处理。在目前的条件下，将“红包”打入住院费不失为一种较为理智的做法。将患者送“红包”的钱仍然用在患者的治病上，是医生为患者解难分忧的体现。更深入一步讲，这样的方法，既有利于患者及其家属的考虑，也有利于医院及医护人员的声誉和洁身自好。“暂时收红包、抵冲诊疗费”的方法，不能说是彻底解决或消除“红包”现象的最有效方法，但在目前的大环境下，对于缓解医患矛盾、提升医护工作者的社会声誉度，无疑是可取的，因而全国各地不少医院都采用了类似的方法。作为“准医生”的医学生，对于“红包”现象及其引发的社会问题，虽然未能“亲临其境”，但比常人更全面、深入地了解多种有助于改善医患关系的探索和尝试的方式或方法，对于培养和提高自身良好的素养和医德都是有益的。

相对来说，当一名医生是十分辛苦的；同样，做一名医学生也是十分辛苦的。但作为今天的学生、明天的医生，再也不能把自己局限在“宿舍——食堂——教室”的“三点一线”中，也不能总是围绕教材、书本、试题“团团转”。大学的生活，其珍贵之处之一就在于它让每一个学生拥有充分自主安排的时间：使兴趣爱好得以满足，生物个性特长得以张扬，内在潜力得以发挥。古人曾曰：“吾日三省吾身”。20 世纪联合国教科文组织也曾提倡“学会学习、学会工作、学会生存”。随着社会经济进步和高等教育改革发展对大学生知识、能力和素质要求的不断提高，在这三个“学会”的基础上，还应该再强调“学会思考！”每当夜深人静之时，摈弃繁华城市的喧闹，挣脱应试教育的束缚，每一个正在接受医学教育的“准医务人员”，是否能仰望星空，扪心自问：医学离开了“人”，将会产生哪些不良后果？医学的目的究竟是什么？在当前整个社会对于医疗服务行业指责大于赞扬的现实中，我将如何为改变这一现状而有所为？

1.1.3 “仁术”和“仁爱之士”的“回归”:“回来吧,人民的好医生!”

1.1.3.1 “否定之否定”规律:医学与人文的更高层次结合

“否定之否定”规律,是辩证唯物主义的基本原理,是唯物辩证法的基本规律。与这一客观规律所揭示的事物发生发展的轨迹基本一致,医学的发展,也大致经历了古代朴素的自然医学阶段(其主要特征为“天人合一”、辨证诊疗)——近代机械的生物医学阶段(其主要特征为“分门别类”、单个突进)——现代综合的“生物-心理-社会-环境”医学阶段(其主要特征为“兼收并蓄”、优化整合)。

正如人们所认同的现代医学教育应与“生物-心理-社会-环境”医学模式相适应那样,作为一名合格的施医者,不仅要探究患者的生理病因,还要关注患者的心理病因,以及社会、环境等方面对其的影响;不仅要给予患者躯体上的诊治、解除病痛,还要给予患者心理上的安抚和全身心的呵护。因而,生物—心理—社会—环境医学模式,也就是蕴涵着丰富人道主义和人文关怀要求的科学与人文并重的医学模式。

“生物-心理-社会-环境”医学模式的形成及其发展,折射出唯物辩证法“否定之否定”规律的基本思想,是人文精神在机械的生物医学模式上的又一次“升华”,是人文精神在早期自然医学阶段医学理念的“回归”,但这种回归,已不是简单地在古代“天人合一”的哲学范式支配下,仅凭感官感受或猜测揣摩而形成的朴素自然医学模式的“翻版”,而是建立在克服古代朴素自然医学模式和近代机械生物医学模式种种“局限”基础上的“扬弃”,是具有重要“里程碑”意义上的进步和发展。这个看似仅为医学模式的转变,其日益产生和辐射的影响和成果,将是无法估量的。尤其是对于推进医学科学技术的发展、提高医学教育的办学质量,以及塑造高素质、复合型的医学创新人才,有着重大“革命性”和“史诗性”的作用。

医学与人文更高层次的结合,不仅有力地促进“仁术”的与日俱增,而且更进一步推进拥有和掌握高超“仁术”的“仁爱之士”的“回归”!——“再先进的仪器,也替代不了一颗滚烫的心”!2005年底,寒冻腊月,第三军医大学西南医院联合110余家军队和地方医院,向全国医疗卫生单位发出了践行“人民医生”行动的倡议和承诺。广大人民群众衷心欢呼和发自内心地称赞:“人民医生回来了”——这既是“仁术”和“仁爱之士”的有机融合,更是在新的历史条件下,一大批有良知、有社会责任感的医务工作者,为构建平等相处、相互关爱的“医患共生”关系而身体力行作出的重要贡献。①

---

① 张国圣,王昌义.“人民医生”回来了[N].光明日报,2006年2月20日第1版.

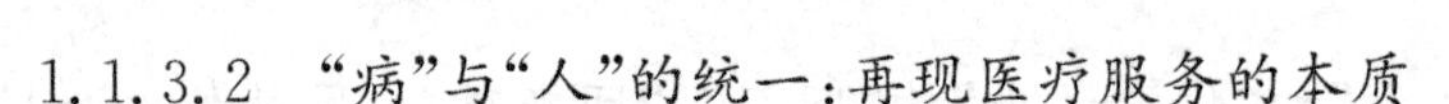

1.1.3.2 “病”与“人”的统一:再现医疗服务的本质

1998年8月,世界医学教育会议通过的《爱丁堡宣言》明确指出:“患者理应指望把医生培养成为一个专心的倾听者、仔细的观察者、敏锐的交谈者和有效的临床医师,而不再满足于仅仅治疗某些疾病。”进入新世纪后,努力培养和造就被称之为享有“五星级”荣誉的医生,成为国际医学教育都孜孜不倦地积极探索的共同目标和要求,我国的医学教育的改革和发展也必须适应这个大趋势。

把患者看作是集自然、社会、心理等诸多要素于一体的诊疗对象,势必将“患者”这一普通的概念,真正理解为是“病”与“人”的有机统一。这也就是说,我们在医学教育和医疗服务实践必须强调:

——不应仅仅看到的是人的“病”,而且还更应该看到的是病的“人”;

——不应仅仅看到的是已经明确发生的“病”,而且还更应该关注尚未发生或可能发生的“病”及其对“人”的影响和危害;

——不应仅仅看到的是“个体的人”,而且还更应该看到“群体和社会的人”;

——不应仅仅注重的是“对症下药”、“药到病除”、“治病救人”、“延年益寿”,而且还更应该关注人们的“生命质量”和“生活质量”;

——不应仅仅关注的是人们“当下的”生理、心理状况,而且还更应该关注人们“未来的”健康发展基本走向,以及子孙后代乃至中华民族整体素质的可持续发展!

1.1.3.3 由理念到实践:“博爱教育”与”关爱之心”的自觉养成

医学教育本姓“医”。既然医学称之为“仁术”,那么,“仁德仁术,济世济众”——“仁者,爱人”,也就顺理成章了。

从人文精神和人文关怀的角度来说,目前社会整体上较为缺乏或未能大力倡导“关爱之心”,其中包括:自爱、情爱、亲人之爱、他人之爱;而更为缺乏或常被忽略的是“兼爱”和“博爱”。经过四分之一个世纪以来改革开放的时光流转,我们没有理由再把“自由”、“平等”、“博爱”仅仅当作资本主义社会的特质而心有余悸、忐忑不安。自尊自爱、相互关爱,是人类社会文明进步的指向。因此,在内心深处自觉养成“关爱之心”,是作为一名医学生以及医护人员首要、必要的条件。“博爱”是人类美好的理想表达,它反映了人们对包括自己在内的社会所有成员间的相互尊重和爱护,是对处于危难和困境中的同伴所流露或表现出来的恻隐和怜悯之心,以及同情和关爱之心。

让我们当个“有心人”,细细观察、处处留意:在寒冷的冬日,老医生听诊之前,总是先把听筒在自己的手掌中反复摩擦,产生一定热度后,再放到患者的胸口上;在处方上落笔时,有医生会稍加停顿、略加思考,对不同价格的同类药品,在对症下药获得相同疗效的基础上,替患者精打细算一番……这潜移默化的动人一幕,真可谓“细微之处见真情”。

当医生,就应做到“爱的奉献”——这不是歌曲的唱词,而是白衣天使对广大患者的真挚关爱。为了治愈患者的病痛,挽救患者的性命,危急关头,医护人员用自己的鲜血输入患者的体内,用自己身上的皮移植在患者的身上,这样的事例对他们看来,是那样的自然、平常和平淡。吴登云、韦加宁,钟南山、叶欣、吴孟超、华益慰……他们在各自医疗服务的岗位上,谱写了一首首感人肺腑的光辉乐章。他们的优秀事迹,就是“关爱他人”的生动写照,其背后跳动的,是一颗颗滚烫的“仁者爱人”的赤诚之心。

因此,当我们的医学教育真正搞明白是在培养“医学家”而不是“开刀匠”的时候,那么,讲解和讨论医学基础知识和临床基本技能的过程,也就是“大智”和“大爱”相互交融的过程。知识和技能可能会随着的时间的推移而慢慢“过时”,但“大爱”的理念和信念只能会随着时间的推移而越发牢固和坚定。再推而广之,注重医学教育中“博爱”精神的实践,不仅有益于教育者和受教育者双方心灵的净化和整体素质的提高,而且对于改进某些不符合社会主义道德情操的社会风气,也有着十分积极的意义。

由此可见,正是因为医学教育具有显著的特殊性质和特殊要求,作为一名医学生,在一般大学生所需要的综合素质和能力的基础上,更需具有一颗“爱心”,更需具有对生命的热爱和尊重。这爱心的“外延”如同无边的大海那样辽阔,以至于可以用我国古代哲学家所描绘的那样——“大至无外”。在医学教育的实践中,紧紧围绕“培养什么人、如何培养人”的根本问题,结合医学教育的特点,有机地渗透“爱父母”、“爱同学”、“爱师长”、“爱他人”等一系列理念和要求,日积月累、潜移默化,逐步培养医学生确立起“爱患者”、“爱弱势群体”、“爱需要帮助的人”的社会公德,进而再不断丰富“爱心”内涵的深化和升华,达到“爱祖国”、“爱人民”、“爱党”、“爱社会主义”的科学信仰境界,真正做到立志成才、服务他人、报效社会,以比较全面系统的医学知识、能力、素质“三位一体”的人才模式,成为中国特色社会主义事业合格的建设者和可靠的接班人。

原上海第二医科大学资深教授金正均先生从教50多年,培养了一批又一批博士生和硕士生,其中的不少学生已经在医疗界、学术界享有一定的声望。目前,金教授虽已70多岁,但仍然活跃在教学第一线。金教授十分注重教学的艺术性,经常向青年教师传授多年来在实践中总结出来的经验和体会。尤其是他非常强调在上好每一门课时,必须将深厚的爱国主义热情和崇高的母爱等爱心和情感融会在其中,只有这样,才能获得学生们的欢迎,达到教书育人的效果。

可见,“爱心”是一种情感的流露,但更是内心的真情表白。她既是思想理念

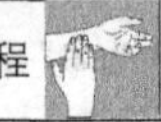

的凝聚，也是日常生活的自觉行为。爱心体现着人文精神，表现为爱民族、爱祖国、爱人民。

2004年6月，上海召开第四届全球华人物理学家大会，按照"国际惯例"，英语作为语言交流的主要语言。但丁肇中教授坚持以中文作报告，他认为作为一名华人，在自己的国土里聚会，当然应该使用汉语这一母语。当他以汉语表达他的学术思想的同时，也表达了超越物理意义的文化情感。

丁肇中教授在国际学术会议上使用汉语而不是英语，人们不可能会怀疑他的英语语言表达能力和水平。尤其使人感到振奋的是，当年他荣获诺贝尔奖后发表演说，也坚持使用汉语。当许多人询问这是为什么的时候，他总是十分简明然又坚定地指出——"汉语是我的母语"！

汉语是中华民族的主要标志，也是形成和巩固中华民族大团结的重要基础。如同祖国的疆土神圣不可侵犯那样，汉语决不能被轻视和歧视，因为那是中华民族世世代代、生生不息的纽带，更因为那是中华文化时时刻刻、绵绵永续的精神家园。保护我们的精神家园，维护汉语的尊严，也就是维护民族的尊严；同样，热爱汉语，也就是热爱自己的民族和祖国。

21世纪更加凸显了全球化的特征。中国作为占世界人口1/5左右的大国，积极主动融入到国际大循环中，掌握英语等外语势在必然。但运用外语决不意味着要轻视或放弃母语。法国、德国等不少国家，历来拒绝本国的文字中夹杂英文，俄罗斯总统普京曾签署命令，要求维护俄语的纯洁性。语言、文字与国家、民族紧密相连！以小见大——爱母语，也是爱民族、爱祖国、爱人民的表现。但在目前的中国，无论是中小学生，还是大学生，花费在学习外语上的时间和精力，远远超过学习汉语。尤为值得人们深思的是：丁肇中教授是"美籍"，还没有忘记自己是"华人"；而有不少人尽管不是"美籍"，却已淡忘了自己是"华人"。

进入21世纪，历史车轮滚滚向前，医学大家们"仁术"和"仁爱之士"的完美结合、精湛医技和高尚人格的有机统一，依然是卓越医护人员奉献赤诚爱心的光辉写照，是医学界的旗帜和楷模。对医学生开展的"博爱教育"，不是抽象空洞的理论说教，而是改革陈旧教育思路和教学方法的一个广阔平台、提高医学生全面素养的一个生动载体。2005年底，由卫生部、教育部、中央电视台联合举办的"2005医学大家校园行"在全国一些医学院校展开，得到了广大医学生的热烈欢迎并使医学生们受到了巨大的鼓舞！裘法祖院士、吴孟超院士、王忠诚院士、胡亚美院士等9位德高望重的医学名家，在这一被称之为"中国医学大家与中国未来医生的高峰对话"中，分别走进北京、沈阳、上海、武汉、广州等地8所医学院校，向数万名医学院学生进行以"弘扬医德医风、构建和谐社会"为主题的校园巡讲。——"医学大家进校园，不讲刀法讲做人"！在这些医学大家身上所体现的自古以来传承的“大医精神”有着强大的道德感召力,鼓舞着医护人员兢兢业业、竭诚为患者服务。医学大家的大型巡回演讲,给无数在职的医生和未来的医生留下了深刻的印象,在他们心灵上产生莫大的震撼!

近年来,上海交通大学医学院(原上海第二医科大学)深入开展医学生文化素质教育活动,坚持对医学生进行“博爱教育”,在全校范围内专门设立了“博雅讲坛”。巴德年、秦伯强、王振义、王一飞等一批在国内外享有盛名的医学大家,在“博雅讲坛”上,同样不是专门谈细胞,也不是注重说基因,而是和医学生“面对面”交流沟通“人生感悟”,以自己的亲身经历和成长过程,折射出“仁术”和“仁爱之士”间的相得益彰、交相辉映,凸现出成为一名“人民的好医生”的基本前提,首先是要有一颗“爱心”、“热心”和“平常心”。每次“博雅讲坛”开讲的礼堂,总是被医学生们挤得水泄不通,他们或坐或立,但同样都是聆听得津津有味、赞不绝口。医学大家朴实的话语,对医学生是引导和鼓舞;也是鞭策和激励:

——楷模教育,播仁爱济世之心;

——扶贫救助,行关爱社会之举;

——博极医源,激爱校荣校之情;

——树魂立根,存爱国报效之志。

1.2 “以人为本”:医学人文的本质与归宿

1.2.1 “以人为本”:一个古老而又现实的话题

1.2.1.1 “To be or not to be,This is a question.”

说起“以人为本”,很容易使人联想起“人文”、“人道”、“人本”等一系列非常熟悉而又十分遥远的概念。什么东西“早上四条腿、中午两条腿、晚上三条腿”的斯芬克司(Sphinx)之谜,以及“认识你自己”和“酒逢知己千杯少,话不投机半句多”这一东西方文化对相同问题的不同表述,都透射出人类对于自身的疑惑以及追求主体张力的期望。

一般来讲,Humanism的含义,大多被理解为西方“人文主义”精神(宣扬人性,反对神学)、“人道主义”精神(宣扬博爱,提倡爱人)、“人本主义”精神(反对以神为本,以“人权”对抗“神权”),或者按其对人和人性的理解,诠释为“人性”精神、“人道”精神、“博爱”精神以及“非理性”精神等。

从历史发展的眼光看,人文、人道、人本的理论与被称之为“黑暗时期”(Darkness)的中世纪(14～15世纪)的神学相对立,与以宗教神学为基础的封建专制相抗争,不甘于人的自主独立性的剥夺,不甘于个体价值和尊严的丧失,更不甘于忍

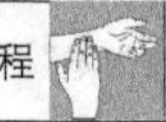

受追求世俗生活权利遭受践踏，积极奋勇地在思想文化领域里进行除旧布新，成为具有重要和深远历史意义的思想解放运动：

——以"人本"取代"神本"；

——以"人性"取代"神性"；

——以人的"现实世界"取代宗教的"彼岸天国"。

不应忽视的问题是，在充分肯定以人文主义为主题词的文艺复兴，强调一切以个人的意志、利益和欲求作为判断现实的价值标准和是非尺度，承认人是"宇宙之精华、万物之灵长"，使得人的地位得到了前所未有的确认，并以此导致"人的发现和世界的发现"的同时，我们同时应辩证地看到它的负面效应和局限性。其主要表现为：诱发了享乐主义、物欲主义，个人主义膨胀，进而导致了现代人的精神空虚、及时行乐，以及理想、信念、信仰的失落等诸多"后遗症"及种种现代社会问题。

1.2.1.2 概念的甄别

医学教育和医疗服务突出和强调最多的，莫过于现实社会生活中的"人"！而深入思考，"人"则可以作多角度的"透视"。例如，

——man?

——Person?

——Human?

——People?

……

但"人"最主要和最重要的涵义是："being"！——它表明的是，"人"是现实的"存在物"！马克思主义创始人曾经有过这样一段著名的论述："人的本质并不是单个人所固有的抽象物。在其现实性上，它是一切社会关系的总和"。[①] 现实社会中的人，是社会历史研究的基本和首要的基础。"我们的出发点是从事实际活动的人"，这是唯物史观的基本观点。然而，如同那经典的例子一样：有人"在替小孩洗澡后倒掉脏水洗澡的同时，竟然将小孩也一起倒掉了"。这也就是说，当我们在批判旧唯物主义所宣扬的单纯"生物学"意义上的"人"的时候，是为了强调人的社会性，但不能由此而抛弃和否定作为人的存在的自然属性。事实上，全面把握"人"的本质，应该是社会属性和自然属性的内在统一。

历史往往会出现一些十分相似的现象。在医学教育实践中，当我们在以一种新的教育教学理念，强调医学模式的"生物-心理-社会-环境"有机统一，批评以往

---

① 马克思恩格斯选集第1卷[M].北京：人民出版社，1995年版，56.

单纯的生物医学模式时,人们也会自觉或不自觉地在思想观念和语句措辞中,以一种完全否定的思维方式和口吻,来对待医学的生物属性。这看起来似乎是“更新”了思想观念,适应了医学模式的转变,但实际上是把人的社会属性和自然属性截然割裂,仍然是一种缺乏辩证意识的片面观点,这些是我们要引以为戒的。当然,不否认人的生物属性,绝不是要完全倒退到生物医学模式的老路上去——即使承认人的自然属性,同样是以现实社会生活中的人的社会属性为基础。

在注重人的生存前提的同时,人的权益也必须得以充分的关注和重视。正如马克思曾说过的那样,人的存在是“‘有生命的个人的存在’同‘社会的存在’的统一”。而人的权益,也必须强调是个体的权益同社会整体利益的统一。2004年,在中华人民共和国成立半个多世纪之后,“人权”这一长期以来被当作是资产阶级或资本主义国家“专利”的概念,被庄严地写入了社会主义中国的宪法——这一国家的根本大法,这是我国政治生活中的一件大事,也是关系到全国各族人民经济、政治、文化生活中的一件大事。

人权(human right)是指在一定社会条件下,受到法律认可的,公民享有的政治、阶级、社会文化等方面的人身自由权利和民主权利。在关于人的基本权益中,包括了生命权、健康权、医疗权、受教育权、发展权等一系列权益。在明确种种权益不受侵犯、受到法律保护的同时,人们不难体会到,其中“生存权”(being)是最基本和首要的。可以这么说,没有生存权,人就不是一个现实的存在物,其他权益只不过是“空中楼阁”,一切都无从谈起。也正是在这个最基本的意义上讲,我们也同样应转化一下长期以来形成的思维定势,即除了要强调“人生观”,还不应忽视“人‘生’观”;除了要强调“法律面前,人人平等”,还不应忽视“人‘生’面前,人人平等”。就医学人文教育而言,一方面,医学生不仅要学会学习(How to learn?),而且要学会生存(How to being?);另一方面,作为未来的医生,首先要对人的生存有至高无上的崇敬,不仅要珍惜自己的性命,而且要珍惜患者(他人)的性命,在心灵深处构筑起“生命诚可贵”的价值理念。

1.2.2 “以人为本”:不断提高人民群众物质文化生活水平和健康水平

自党的十六届三中全会提出“坚持以人为本,树立全面、协调、可持续的发展观,促进经济社会和人的全面发展”①重要论断以后,“科学发展观”这一重要理论概念应运而生。科学发展观的核心,就是要坚持“以人为本”的基本思想。牢固树立和认真落实科学发展观,就是要把坚持“以人为本”和“不断推进经济社会全面、协调、可持续发展”有机地统一起来。在以科学发展观统领经济社会发展的大背

① 中共中央关于完善社会主义市场经济体制若干问题的决定[M].北京:人民出版社,2003年版,13.

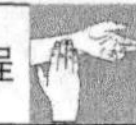

景下，我们的医学教育和医疗服务实践，同样必须以科学发展观为指导，正确认识“以人为本”丰富而深刻的意义，结合实际，在医疗服务过程中坚持和履行“以患者为本”的基本规范要求。

以人为本是科学发展观的核心。以人为本的“人”，指的就是最广大人民群众。在当代中国，指的就是以工人、农民、知识分子等劳动者为主体，包括社会各阶层在内的最广大人民群众。以人为本的“本”，就是根本，就是出发点、落脚点，就是最广大人民的根本利益。因此，以人为本就是以最广大人民的根本利益为本。这一重要思想及其逻辑的必然要求，是与“始终代表中国最广大人民的根本利益”的要求完全一致的，是与“全心全意为人民服务”的宗旨完全一致的，是与“立党为公、执政为民”的本质要求完全一致的。

以人为本不是一句空洞的口号，也不是一个抽象的标题，其中蕴涵着丰富而又深刻的思想内容。概括起来说，在全面建设小康社会、加快社会主义现代化建设的进程中，坚持以人为本，就是要以实现人的全面发展为目标，从人民群众的根本利益出发谋发展、促发展，不断满足人民群众日益增长的物质文化需要，切实保障人民群众的经济、政治、文化权益，让发展成果惠及全体人民。

坚持以人为本，既有着中华文明的深厚根基，又体现了时代发展的进步精神。中华文明历来注重以民为本，尊重人的尊严和价值。早在千百年前，古代中国就有“民惟邦本，本固邦宁”、“天地之间，莫贵于人”的思想观念，强调要利民、裕民、养民、惠民。如同以上我们曾提及的西方文艺复兴以后的人道主义人本主义，反对迷信、崇尚科学，反对专制、崇尚自由，反对神性、张扬人性，肯定了这些思想对于反对封建主义、推进人类的解放起到过一定的积极作用那样，在当今新的历史条件下，我们提出以人为本，继承、吸收了中国古代的民本思想，肯定了其中所具有的朴素的关注民生和亲民、重民的价值取向，但与中国古代的民本思想和西方的人本主义，都是有着根本区别的。我们坚持以人为本，是在充分借鉴和汲取东西方文化和人类文明发展成果的基础上，凸现人民当家作主的历史地位，始终把人民的利益放在首位，体现我们党和政府“立党为公、执政为民”的执政理念。

以人为本是科学发展观的核心。科学发展观就是关于发展的学说，是围绕发展问题而引发的一系列重要思想和观点的学说，其第一要义就是发展。坚持以人为本，坚持全面、协调、可持续的发展，坚持经济社会和人的全面发展，这精辟而深刻的论断，阐明了当前我国社会生活中什么是发展、为什么发展、怎样发展的重大问题，赋予马克思主义关于发展的理论以新的时代内涵和实践要求，进一步丰富了中国特色社会主义理论，是与时俱进的马克思主义发展观。

因此，坚持以人为本，坚持最广大人民的根本利益，必须紧紧把握发展这个主题，就要牢固树立“发展为了人民、发展依靠人民、发展成果由人民共享，不断实现好、维护好、发展好最广大人民的根本利益”的思想观点;就要正确反映和兼顾不同地区、不同部门、不同方面群众的利益,妥善协调各方面的利益关系;就要坚持在全国人民根本利益一致的基础上关心每个人的利益要求,体现社会主义的人道主义和人文关怀,满足人们的发展愿望和多样性的需求,尊重和保障人权;就要关注人的价值、权益和自由,关注人的生活质量、发展潜能和幸福指数,最终实现人的全面发展。

在医学教育和医疗服务的实践中,对于“社会主义的人道主义和人文关怀”、“尊重和保障人权”、“关注人的生活质量”,以及“幸福指数”这些新的理念,都是需要深入学习,积极探索、努力贯彻落实的重要课题。其中,关键就是要始终坚持以人为本这个科学发展观的实质和核心。因而,坚持“以人为本”,应正确认识和处理好“人与自然”、“人与人”、“人与社会”的相互关系:

——把握“人与自然”之间关系,寻求人与物质世界及其发展的友好共处;

——把握“人与人”之间关系,通过舆论引导、观念更新、伦理进化、道德感召等途径和方式,加强沟通,增加了解;

——把握“人与社会”之间关系,充分运用政府规范、法制约束、社会秩序、文化导向等组织行为,促进人与社会的共同发展和进步。

结合实际进一步认识和理解以人为本的实质和核心,必须把医学教育和医疗服务与整个社会主义现代化建设事业紧密联系起来:

第一,坚持“以人为本”,就是要把人民的利益作为一切工作的出发点和落脚点,不断满足人们多方面的需求和促进人的全面发展。人的全面发展是一个历史过程,在现实社会中,人的权益是个体权益与社会整体利益的统一。生活在不同时代、不同社会条件下的人,总是历史的、具体的。因而,人的权益也是历史的、具体的。随着社会生产力的不断发展,人们对自身健康的关注、对公共卫生预防和安全,以及对经济社会和人的全面发展等问题,有了新的认识和要求,这就需要我们坚持以科学发展观为指导:

——在经济发展的基础上,不断提高人民群众物质文化生活水平和健康水平;

——尊重和保障人权,包括公民的经济、政治、文化权利;

——不断提高人们的思想道德素质、科学文化素质和健康素质;

——创造人们平等发展、充分发挥各自潜能和聪明才智的社会环境。

第二,坚持“以人为本”,就是要明确它既是经济社会发展的长远指导方针,也是实际工作中必须贯彻的重要原则。两者内在联系、辩证统一。“以人为本”是党和国家的执政理念,但同时又必须“重心下移”,切实关注和关心“民生”问题。这就需要我们坚持以科学发展观为指导:

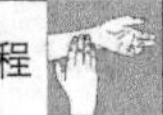

——把比较充分地满足人们多方面需求和实现人的全面发展，当作是一个不断发展和进步的过程；

——要注意处理好人民群众根本利益和具体利益、长远利益和眼前利益的关系；

——应当从现在的具体事情做起，贯穿到经济社会发展的各个方面，贯穿到我们的各项工作中去。

第三，坚持“以人为本”，就是要着力解决关系人民群众切身利益的突出问题。牢固树立和认真落实科学发展观，关键是理论联系实际，执政为民，解决人民群众的实际困难和问题。从整个社会主义现代化建设和进一步深化改革的宏观背景来看，在当前应解决的比较突出的问题主要包括：

——要进一步做好增加就业、加强社会保障工作，积极帮助城乡特殊困难群众解决生产生活问题；

——要下更大的决心，坚决纠正土地征用中侵害农民利益的问题，坚决纠正城镇拆迁中侵害居民利益的问题，坚决纠正企业重组改制和破产中侵害职工合法权益的问题，坚决纠正拖欠和克扣农民工工资的问题；

——要高度重视人民群众呼声比较集中的教育和医疗问题，既要坚决纠正教育乱收费现象，又要坚决纠正药品购销、医疗服务中的不正之风。医学院校既从事教育教学工作、其附属医院又承担着临床带教和医疗服务工作，因此作为教育和医疗两者“兼而有之”的医学院校，更应高度关注和重视教育乱收费和败坏医德医风的问题。

胡锦涛同志指出：“坚持以人为本，就是要以实现人的全面发展为目标，从人民群众的根本利益出发谋发展、促发展，不断满足人民群众日益增长的物质文化需要，切实保障人民群众的经济、政治和文化权益，让发展的成果惠及全体人民。”①人民群众是历史的主人、人民群众创造了历史、人民群众是社会物质文明和精神文明的创造者，这些唯物史观的基本观点，我们是非常熟悉，也是经常宣传的。但长期以来，我们不太注重和强调人民群众创造的成果应由人民群众来享用这一重要观点。在新世纪头20年这一重要发展战略机遇期，我们党坚持理论创新，在形成和丰富科学发展观的过程中，既坚持人民当家作主，又十分强调让发展的成果惠及全体人民，不仅进一步体现了人民群众是历史的主人的基本原理，而且对于充分发挥广大人民群众的积极性、主动性、创造性有着十分重要的现实意义。

坚持发展成果由人民共享，就是要把改革发展取得的各方面成果：

---

① 胡锦涛. 在中央人口资源环境工作座谈会上的讲话[N]. 人民日报，2004年3月11日第1版.

——体现在不断提高人民的生活质量和健康水平上;

——体现在不断提高人民的思想道德素质和科学文化素质上;

——体现在充分保障人民享有的经济、政治、文化、社会等各方面权益上,让经济社会发展的成果惠及全体人民。

党的十一届三中全会以来,我国改革开放取得丰硕成果。但我们也要清醒地看到,随着社会主义市场经济的深入发展和社会结构的深刻变革,不同地区和部门、不同群体和个人享受经济社会发展成果的多少有所不同,物质文化生活的改善程度也有差异,就业、收入分配、社会保障、看病、子女上学、生态环境保护、安全生产、社会治安等方面的问题成为广大人民群众关注的热点问题。这些问题如果得不到有效解决,就不利于最大限度地激发和调动广大人民群众的积极性,就会影响经济社会发展,影响安定团结的大局。

因此,让发展的成果惠及全体人民,要从人民群众最关心、最直接、最现实的利益问题入手,其中就包括:切实改进公共卫生服务,积极推广新型农村合作医疗制度,推进城市社区医疗发展,逐步解决群众“看病难”、“看病贵”的问题;切实做好安全生产工作,强化对食品、药品、餐饮卫生和交通安全等的监管,进一步健全动物疫病防控体系,切实保障人民群众的生命健康安全。

总之,以人为本是科学发展观的核心。坚持“以人为本”,就是要高度重视、充分认识人的地位和价值。在医学教育和医疗服务过程中,无论是思想认识层面,还是实际操作层面,都应努力做到:

——重视人;

——尊重人;

——关心人;

——最大限度地发挥人的作用。

1.2.3 医疗服务实践中的“以人为本”:从“以病人为中心”到“人性化医疗服务”

在大力推进社会主义经济、政治、文化、社会全面发展的同时,要确立统筹兼顾的观点,使各方面的发展相适应,各个发展环节相协调。在统筹经济社会发展的进程中,应加快科技、教育、文化、卫生、体育等社会事业发展,不断满足人民群众在精神文化、健康安全等方面的需求,把加快经济发展与促进社会进步结合起来。

树立和落实科学发展观,必须正确处理好人与自然、人与人、人与社会之间的相互关系,确立正确的“人‘生’观”,实现人“生”面前,人人平等。在医疗服务的实践中,必须深化对“人”这一“存在物”和“生命体”的认识,强调人与人之间的相互平等和尊重。近年来,许多医院在“以病人为中心”向“人性化医疗服务”的转化过程中，充分体现了“以人为本”的精神实质。

第一，倡导“人性化医疗服务”，是结合医疗服务实际，贯彻落实“以人为本”科学理念的有益探索。现实生活中的人，处于不同的社会地位，承担不同的社会义务，扮演不同的社会角色，具有不同的物质利益，因而在思想、情感、认知等方面也不尽相同。但是，作为人的整体特质，即使是存在种种差异，依然存在着人的共性，有着人的各种特性或属性的总和，也就是共同的人性。

“以人为本”把一个古老的命题融入了新世纪的时代气息，把“始终代表中国最广大人民根本利益”同“人民群众的生命安全和健康是第一位的”等重要论断和基本要求，有机地融合起来。正确处理好人与人的关系，反映在医疗服务实践中，主要是正确处理好医患两者的关系。正是在这个意义上说，“人性化医疗服务”，就是要始终把“人”作为服务的目的，而不是“赢利”的手段，并一以贯之地落实在医院管理和医疗服务的各个环节中。也正是在这个意义上说，倡导和践行“人性化医疗服务”，旗帜鲜明地表明：医疗卫生体制不应也不能实行所谓的完全“市场化”。

第二，从“以病人为中心”到“人性化医疗服务”，体现了医院服务理念在新的历史条件下不断提升的过程。从历史演变的轨迹看，由“以疾病为中心”到“以病人为中心”，是医疗服务理念的一次革命，体现了医学模式的重大飞跃，使“见病不见人”的机械片面观点，上升到“‘病’与‘人’的统一”，把患者从单纯生物学意义上的人；拓展为“生物-社会-心理-环境”为一体的“人”。这就要求医院管理和医疗服务都要坚持全面、系统的观点，以“患者”作为出发点。

而从“以病人为中心”到“人性化医疗服务”，是医疗服务理念的又一次重大飞跃。“以病人为中心”，以及与此相关联的“一切为了病人、为了一切病人、为了病人的一切”等口号，一度在我们的许多医院的门诊大厅或病房走廊间以横幅标语映入我们的眼帘，至今记忆犹新。其指向的对象，前提首先是身患某种疾病的患者，是要求围绕患者来作好服务工作，而强调“人性化医疗服务”，则是把来到医院要求得到医疗服务的所有对象，都作为现实社会生活中的主体，作为接受医疗服务应“一视同仁”的“人”。更深入一步讲，在面对患者“个体”的人的同时，我们医护人员还应自觉地引申出在这个“个体”的背后，与之相联系的家庭、社会等“群体”的人。在这个大前提下，“人性化医疗服务”立足“以人为本”的科学理念，有着时代发展和社会进步的深刻含义。

从理论上推论，倡导和践行“人性化医疗服务”，取决于人与人之间的平等和尊重。但在医疗服务这一特定环境中，患者和医务工作者两者由于社会角色的不同，形成了事实上的“不平等”。患者一般对医学专业知识较为缺乏或知之甚少，只能处于被动和弱势地位。而医生则以“一技之长”或“一笔之权”（处方权），“自然而然”地处于主动和强势地位。如果人们在日常医疗服务中稍稍注意，不难发现：不少患者在医生面前总是唯唯诺诺，显得“十二分”的谦卑；而一些医生则由于白大褂着身，俨然一副“居高临下”的“救世主”姿态。患者由于求医切，加上看一次病要花许多精力和时间，主诉时往往不免有些唠叨和啰嗦，可能在提出一些期望医生能予以解答的问题时犯些“低级错误”。但个别医生总是流露出不在意、不耐烦的神色，更有甚者，嗤之以鼻，讽刺讥笑。这就深深地伤害了患者的自尊心，也容易成为医患关系紧张或医疗纠纷产生的“导火线”。

因而，倡导“人性化医疗服务”，其前提是把患者当作与自己一样的人。现代心理学中的“换位思考”，在医患主客体关系中，有着同样深邃的涵义。从“以病人为中心”到“人性化医疗服务”，要求广大医务工作者，以一颗平常心看待自己的技能和权利，像尊重自己的人格一样尊重患者的人格，时时处处站在患者的立场上，尊重他人的尊严和价值，深刻理解患者更需要被重视和被关心的心情。要把自己的医疗服务过程，表现为具有自我意识、自我控制、自我创造能力的道德实现过程。具体来说，不妨把“学会倾听”作为加强人际沟通的“第一步”，不妨在患者主诉时，把真情地“看着对方的眼睛”作为改善医患关系的“基本功”。这也顺应时代发展和人类社会发展趋势，符合经济社会健康发展的基本要求。从全方位的视野，审视“人性化医疗服务”：

——形成平等、理解的医患关系；

——营造文明、高雅的就医环境；

——提供便民、利民的措施和设施。

第三，“人性化医疗服务”既是一种理念，也是一种规范；既要在思想认识上不断深化，更是要在日常实际工作中践行。“人性化医疗服务”，注重的就是“爱心”、“同情心”和“责任心”。无数“白衣天使”和“白衣战士”在平凡的岗位上以自己的才华，谱写了社会主义医务工作者的光辉诗篇，他们的生动事迹，本身也就是“人性化医疗服务”的生动写照。我们要发掘这些感人事例中蕴藏的医学人文精神的宝贵资源，并在新的实践中继续发扬光大。

“人性化医疗服务”从理念落实到实践，渗透在医疗服务之中，也就成为日常的规范。例如，导医时热情周到，不厌其烦，诊疗询问病情时体贴的语言沟通，使患者畅所欲言；体格检查时动作轻柔，医嘱时仔细和耐心，手术前详细地告知和安慰。此外，在现有比较简朴的诊疗条件下，为患者检查时用屏风或布帘遮挡一下，解除诸多患者及家属在“众目睽睽”面前的窘迫；细声慢语地询问患者的病情，避免患者向医生袒露“难言之隐”的尴尬。此外，开列处方或拟订手术方案时，在获得相同疗效的前提下，尽可能减轻患者的负担。这不仅仅是经济上的负担，而且还包括心理、生理等方面的负担。再推而广之地讲，医院门诊大楼的楼梯设计时

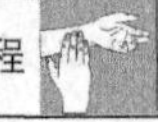

考虑到残疾人的方便；住院患者的食谱应尽可能品种多样、经济实惠；使患者家属和朋友的探视更为方便……所有日常的医疗服务实践活动，都可以在"人性化医疗服务"理念的指导下，进一步总结和提高，并在新的实践中得以创新。

为缓解人民群众"看病难、看病贵"问题，2006年初，上海市在促进医疗服务软、硬件同步提高的基础上，归纳了努力做到"人性化医疗服务"的"十个要"：

——布局流程，合理便捷。要努力简化服务环节，方便患者和陪同人员，减少往返，就诊高峰开足服务窗口，按需设分层收费点，探索错时服务和弹性工作制；

——指示标志，清晰明了。要按科室、病区布局设置统一、醒目、规范的指示标识，方便、引导患者就医，并加强导医和巡视力量；

——服务须知，公示醒目。要公开门急诊、住院服务须知；公开监督电话、投诉信箱；公示领导接待日和做到医务人员拒收"红包"、"回扣"，佩证上岗；

——候诊就医，简便有序。要增强门急诊工作力量，减少就诊的等候时间，缩短患者检查预约和取报告时间。要创造条件，增设专家门诊，满足患者的需求；

——便民措施，细致周到。要根据社会的就医需求，开展各种便民利民服务；落实无障碍通道、茶水供应等各项便民措施；推进社区卫生服务便捷化，设立和搞好社区热线电话服务，户籍制保健服务，贫困人群就医、老干部社区保健医生服务等；

——服务态度，亲切温馨。要认真执行医疗服务文明规范用语100句，热情礼貌接待患者及其家属，切实落实首诊负责制和首问负责制；

——患者隐私，尊重保护。要做到患者身体的隐私部位、注射等检查治疗项目应有遮隔措施，候诊患者及家属不入诊室；

——医患关系，和谐互动。要加强与患者的沟通交流，定期发放意见征询表，完善投诉处理制度，及时化解医患矛盾；

——医疗收费，规范公开。主要收费项目公示，实行门急诊收费明细账单制和住院费用"一日清"，便于查询；严格执行医疗服务"蓝本"收费标准，杜绝乱收费，降低收费差错率；

——院容院貌，整洁优美。加强环境整治，厕所清洁卫生，公共场所应控烟和禁烟，门急诊、病区有健康教育措施。

需要指出或加以补充的是，坚持"以人为本"，实施"人性化医疗服务"，是一项长期和严肃的工作。

其一，相对于医务工作者而言，"人性化医疗服务"理念的提出和确立，或由"以病人为中心"向"人性化医疗服务"的转变，是不断提高医疗服务质量、提高自身全面素质的过程，并不是对患者任何要求不加分析地一味迁就，而要在坚持"以人为本"的前提下，严格履行医疗服务规章制度，依法办事。

其二,相对于患者而言,医疗服务单位提出“人性化医疗服务”,需要医患双方的相互理解和配合,而不是个别患者企图超越医疗服务规定的基本要求,以此作为“随心所欲”、“我行我素”的“挡箭牌”。如稍不合自己的心意,就“污言秽语”不停、“大打出手”不断,以至于侮辱或伤害医务人员,这只能受到法律法规的制裁和处理。

其三,相对于医疗服务单位的领导来讲,必须树立正确的政绩观,坚持为民办实事、办好事,而不是滥用“人性化医疗服务”,到处贴标签,装门面,搞形式主义。

1.3 “健康素质”:提高全民族整体素质的新范畴

1.3.1 “健康素质”:领悟与解读

1.3.1.1 “第一次”和“新亮点”:意蕴深刻而深远

“健康素质”,是近年来在党和政府重要文件、党和国家领导人重要讲话以及媒体宣传报道中的频频亮相的“新范畴”。也许正因为是“新范畴”、“新概念”、“新提法”,尽管其出现的频率不低,但引起广泛的关注并加以深入的领悟还是不够的——对于医学教育和医疗服务实践来说,更是需要有一个全面、准确、深刻的把握。基于健康与医学、与人的直接相关性特点和基本职责,在新的历史条件下,更新观念,理论联系实际,充分认识“健康素质”的重要意义并渗透和落实到实际工作中,无疑是十分紧迫的。

“健康素质”是在承前启后、继往开来的党的十六大上提出的。这一在新世纪初召开的重要会议,对头20年重要战略机遇期作了充分的阐述,并明确提出了“实现全面建设小康社会”的战略目标。其中就提高全民族整体素质的内涵要求,作出了与时俱进的论述:“全民族的思想道德素质、科学文化素质和健康素质明显提高,形成比较完善的现代国民教育体系、科技和文化创新体系、全民健身和医疗卫生体系。”80多年以来,尤其是在新中国成立和改革开放的50多年和近30年以来,在党的正式文件中,提出并确立“健康素质”的概念和要求,这在我党历史上还是“第一次”,这也是与全国亿万人民群众密切相关的全面建设小康社会总体目标中的一个“新亮点”。

十六大把“健康素质”与“思想道德素质”、“科学文化素质”三个“素质”相提并论,把“全民健身和医疗卫生体系”与“现代国民教育体系”、“科技和文化创新体系”三个“体系”相提并论,充分说明了“健康素质”、“全民健身和医疗卫生体系”,在推动社会全面进步、促进人的全面发展过程中重要而特定的地位和作用,具有十分重要的理论意义和实践意义。同时,这对于我们在更新或拓宽医学教育和医

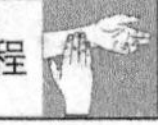

疗服务的思路，在教学实践和医疗实践过程中，紧紧围绕“以人为本”来进一步认识提高全民族的“健康素质”、建立和完善“全民健身和医疗卫生体系”，同样具有十分重要的理论意义和实践意义。

1.3.1.2 “健康素质”：科学的综合与提炼

把提高全民族的“健康素质”，作为21世纪头20年实现全面建设小康社会目标的有机组成部分，既符合我国国情和现代化建设的实际，也符合经济全球化和国际医学科学发展的趋势。在当今时代，人的健康与社会经济发展的相关度越发紧密，并越来越受到世界各国的高度重视。在首届全球脑库论坛会议上提出的21世纪世界经济十大问题中，“人们将更加关注生活质量和身体健康”问题，被专门列为一个与社会发展密切有关的问题。实践表明，社会发展绝不是单纯的经济发展，其中内在地包含着人自身的发展。“生活质量”和“生命质量”，已成为新世纪各级政府关注的“新指标”，也是平民百姓对自身发展的“新要求”。

WHO(世界卫生组织)曾经为“健康”作过一个经典的注释：“健康不仅意味着疾病与羸弱的消除，健康是体格、精神与社会的完全健康状态”。可见，所谓“健康”，至少应包括三个方面的要素：体格健壮、心理健全以及人与自然、人与社会环境的相互依存与和谐发展。这一重要理念的确立并不断得到人们的认可，有力地促进了当今医学模式，从原先单一的“纯生物学”模式转变为“生理-心理-社会-环境”模式，与此相联系，医疗方式，也从以往单纯的“治疗型”转变为“预防、保健、群体和主动参与的方式”。

在社会经济和科学技术不断发展的大背景下，20世纪90年代，WHO在原先对健康内涵界定的基础上，又作了进一步的丰富和补充，认为“健康”是指：“一个人在躯体健康、心理健康、社会适应良好和道德健康四个方面皆健全”。这也就是说，“健康”是要具有人体生理方面的躯体健康、良好人际关系和自我调节能力的心理健康、积极应对各种环境变化的社会适应性以及崇尚真善美的道德健康的有机统一体。

“健康素质”既是一个新概念，又是一个科学范畴。它是对关于“身体素质”、“心理素质”、“生理素质”、“体能素质”以及“心理健康”、“身体健康”等众多类似概念的提炼和升华。“健康素质”深刻地把“健康”的意义，从素质的角度“提升”到与崇高的思想道德、先进的科学文化相并列的高度；从单纯的生物学意义，发展到与社会经济、政治、文化有机统一的高度。这一科学的范畴，进一步体现了“人是一切社会关系总和”的马克思主义基本原理，是对提高我国国民素质内涵的丰富和深化，为“始终代表中国最广大人民根本利益”、“坚持全心全意为人民服务的宗旨，把实现人民群众的利益作为一切工作的出发点和归宿”等重要论断和基本要求,融入了新世纪的时代气息和深邃意境。正因为如此,“健康素质”毋庸置疑地成为“医学人文”教学和实践的重要范畴和重要内容。

1.3.1.3 全民族整体素质的内在统一性

从社会全面进步和人的全面发展的理念来看,提高包括“健康素质”在内的全民族的整体素质,是一个有机的整体和系统,相互联系,相互促进。

其一,思想道德素质是灵魂。不断提高全民族的思想道德素质,就是要坚持邓小平理论和“三个代表”重要思想,树立和落实科学发展观,大力弘扬和培育民族精神,建立与社会主义市场经济相适应、与社会主义法律规范相协调、与中华民族传统美德相承接的社会主义思想道德体系。需要强调的是,崇高的思想境界、开朗乐观的性格、和谐的人际关系等,都有益于思想道德素质的不断完善,而其本身也是“健康”的具体表现。

其二,科学文化素质是关键。在经济全球化的今天,资本、技术、管理经验等正在以前所未有的速度向世界范围“转移”和“流通”。然而,唯一不能引进和流通的,则是人的素质。“把经济建设转移到依靠科技进步和提高劳动者素质的轨道上来”,是实施“科教兴国”、“人才强国”战略和实现现代化的重要步骤。提高劳动者的科学文化素质,是增强国家的科技实力以及综合国力的基本途径。需要强调的是,“知识就是力量”在任何时代都不会过时,不断充实自身的科学文化知识,对于提升品格修养、培养坦然的心态和宽阔的胸襟,都是十分必要和重要的,而同样这也是现代社会中人的“健康”的具体表现。

其三,健康素质是基础。人的社会性本质,首先是以人作为“生命体”存在为基础的。马克思曾指出:“人作为自然的、肉体的、感性的、对象的存在物,和动植物一样,是被动的、受制约的和受限制的存在物。”恩格斯也曾指出:“人们首先必须吃、喝、住、穿,然后才能从事政治、科学、艺术、宗教等等”。正是在这样前提下,随着经济社会和科学技术的不断发展,人的健康、人对自身的关注,日益成为社会进步和文明的重要标志。只有不断提高全民族的“健康素质”,确立人的生命体和存在特质的基础,才能使全民族思想道德素质和科学文化素质的提高,建立在现实的载体之上,从而使实现全面建设小康社会的目标、加快推进社会主义现代化建设的努力成为可能。

1.3.2 从我国现实国情出发:体制和机制保障

1.3.2.1 “以农村为重点”和“预防为主”

从实际出发,是我们一切工作的基本前提。我国当前和今后相当长一段时期里最大的实际,就是中国还处于并将长期处于社会主义初级阶段。我们制定的一

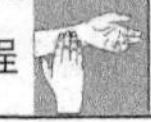

系列路线方针和政策，关键在于对所处的社会主义初级阶段的基本国情要有明确认识和准确把握——"提高全民族健康素质"，同样要对我国现实国情有明确认识和准确把握，在此基础上确定切实可行、行之有效的方针政策，并在体制和机制上予以保障。

在新世纪的重要历史发展时期，我国召开了第一次由党中央主持召开的全国卫生工作会议。在这次重要会议上，基于我国农业人口比重大、科技教育文化卫生落后、地区经济发展很不平衡等客观实际，确立了新时期我国卫生工作方针，这就是"以农村为重点，预防为主，中西医并重，依靠科技与教育，动员全社会参与，为人民健康服务，为社会主义现代化建设服务"。这对我国社会主义初级阶段卫生事业的改革与发展，有着重要的和深远的指导意义。

在全面建设小康社会、加快社会主义现代化建设的进程中，应把提高全民族的"健康素质"和贯彻新时期我国卫生工作方针结合起来。尤其是要强调"以农村为重点"和"预防为主"。

我国是一个大国，是一个农业大国；我国是一个人口大国，是一个农业人口占大多数的人口大国。因此，没有农村的小康，就没有全国的小康；没有农业的现代化，也就没有全国的现代化。同样，当"三农"问题备受广泛关注的形势下，"建设社会主义新农村"，成为我国社会主义现代化建设的重要战略思想和国家"十一五"规划的首要任务。"建设社会主义新农村"，是个由众多内容有机组合的系统工程。其中"以农村为重点"，改善农村医疗卫生条件，加大对广大农村健康事业的投入，切实提高占我国总人口比例80%左右的农业人口的"健康素质"，对于提高我国全民族"健康素质"，有着决定性意义。

同样，切实转变观念，改变"重治疗"、"轻预防"的思维模式，从"被动地"治疗到"主动地"预防，对于提高全民族"健康素质"有着十分积极的意义。近年来，接二连三的抗击"非典"、抑制"禽流感"，以及多项食品安全"保卫战"，给了人们更多关于"预防为主"的感悟和体验。但我们不能简单地"就事论事"，而要深入地"举一反三"，科学地确立与人民群众身体健康密切相关的预防体系，辩证地看待"疾病谱"和"死因谱"的变化趋势。全面制定落实"预防为主"的具体措施，以及加强应对突发公共卫生事件预案的有效机制，是当前一个十分突出和重要的问题。

1.3.2.2 公共卫生和健康安全

第一，医疗卫生体系是一个有机的整体。医学模式的转变，使人们深刻领悟到，医疗卫生决不单纯是临床治疗，而必须把公共卫生作为医疗卫生体系中的一个十分重要的组成部分。在常人看来，公共卫生似乎不同于临床医疗那样战斗在"救死扶伤"的第一线，以至于长期以来在人们的心目中，公共卫生处于一种"可有可无”、“可多可少”、“可大可小”的尴尬境地。这样的思想观点也使得社会上不少人以为报考医学院校就只是学习临床医学——开处方、拿手术刀。因此,公共卫生专业鲜有第一志愿报考,常常被作为“调剂”的去处。然而,公共卫生的深层意蕴和实际功能,对于提高人们的“健康素质”有着重要的意义——它是保护人们身体健康和生命安全的“第一道”屏障。“非典”、“禽流感”,“苏丹红”、“毒奶粉”等纷纷“闪亮登场”,无疑给人们敲响了警钟!医学=人学、坚持“以人为本”、努力做到“人性化医疗服务”,如此等等,不仅是在治疗阶段,而且是在预防阶段,都是十分重要的和必要的。

第二,健康素质与健康安全有着紧密联系。在新的历史条件下,随着时代的变化、科技的发展,政府的责任意识不断得以增强,安全范畴的内涵和外延,也不断得以深化和拓展。通常来讲,国家安全、领土完整等相关意识,在人们心底里根深蒂固。但除了保家卫国,健康安全也是国家安全的一个重要的组成部分,亟须放到国计民生的高度来加以重视。提高人民群众的健康素质,是保障“人民群众身体健康和生命安全”的重要基础,必须相应地形成一整套系统,其中主要包括防范、监测、预警、干预,以及预后和心理疏导等。

1.3.2.3 创新与完善:体制与机制的保障

提高全民族的“健康素质”,既要在思想认识上加以强调,也要在实践中不断创新,更需要有切实的制度体系及运作机制予以保障。

第一,创新良好的体制和机制。近年来,“两级政府,三级管理,四级网络”、“纵向到底,横向到边”、“条块结合,以块为主,实行属地化管理”,以及“实行由街道和区卫生服务中心的预防保健设施与街道、居委、社区、楼组单元相结合”等管理模式和格局,适合中国国情、具有中国特色、体现中国特点,在实践中发挥了良好的效果,为开展提高人民群众健康素质的实际工作,提供了宝贵的经验,有益于形成良性的循环和运作。

第二,加强队伍建设,抓紧培养高素质、复合型的医学专业人才。为提高全民族的健康素质,我们需要一大批既掌握临床医学基础知识,又熟悉公共卫生、预防医学、高级护理等专业要求,医德高尚、作风正派、实践能力强的全科型的医学人才。同时,应充分考虑到随着经济社会的发展,社区的重要功能和作用将进一步凸现,社会的老龄化问题将更为严峻,人们对医疗卫生保障要求将更为强烈,人们的生活方式、工作方式对健康的影响越发突出。因此,保证社区健康教育、健康咨询和一般疾病诊断的需求,进一步加强社区防保人员的培养和教育,同样刻不容缓。

第三,必须加强全体公民对提高“健康素质”的自觉意识。提高全民族的“健康素质”，既需要各级政府和社会全方位的支持，以及相关政策和具体措施等“外在”条件的不断完善，更需要作为社会成员的每一个公民“内在”的理性自觉。这是社会文明进步、全民族素质提高的标志。人们宁愿把成千上万乃至更多的费用花在疾病的治疗上，而不愿意化几十元钱每年接受基本的常规体格检查。中青年知识阶层中“亚健康”、“过劳死”也屡见不鲜，因此，必须在思想观念上予以更新，对“不懂得休息，就是不懂得工作”、“身体是革命的本钱”，还要作现时代的理解和诠释。

1.3.3 提高全民族的“健康素质”：任重而道远

进入新世纪我们胜利地实现了现代化建设“三步走”战略的第一步、第二步目标，人民生活总体上达到小康水平。这是社会主义制度的伟大胜利，是中华民族发展史上一个新的里程碑。但又必须看到，我们现在达到的小康，虽来之不易，但还是“低水平、不全面、发展很不平衡”的小康。巩固和提高目前达到的小康水平，“还需要进行长时期的艰苦奋斗”，任重而道远！

我国的基本国情，决定了要使全民族健康素质明显提高的长期性和艰巨性。据有关统计显示，到2000年，我国还尚有三个指标没有达到小康，即农民人均纯收入为1 066元，只实现85%，农村初级卫生保健基本合格县的比重，仅为80%，人均蛋白质日摄入量为75g，只实现了90%。这三项指标没有“达标”，都和“健康素质”不“达标”密切有关。同时，我们还应清醒地认识到：我国东西部地区发展不平衡。2000年，东部地区人均GDP已经达到1 400美元，而西部地区只有600美元；东部基本实现了小康，中部实现78%，西部实现56%。此外，我国还有近3 000万人温饱问题没有完全解决，城镇也有近2 000万人生活在最低生活保障线下。

就医疗服务领域而言，情况同样不令人乐观。有数据表明，2003年，我国农村居民家庭人均纯收入为2 622.2元（还包括实物收入）；农村居民平均住院费用为2 236元。这也就是说，农村居民一年的现金尚不能支付一次住院费用。我国中西部农民看不起病，死于家中的比例高达60%～80%。疾病成为我国农民致贫或返贫的主要原因。2004年，卫生部公布的《第三次国家卫生服务调查主要结果》表明：贫困地区、低收入人群、弱势人群公共卫生服务都处于较低水平。贫困地区不安全饮用水住户比例为50.3%，使用不卫生厕所的住户比例高达91.3%。

需要指出的是，不仅是农村，而且城市也存在不容忽视的问题。目前城市户籍患者平均住院费为7 600元，而城市居民年均收入为6 500元。另一资料表明，近8年来，就全国范围来讲：门诊就医费用增长了1.3倍，住院费用增长了1.5倍；平均每年门诊费用增长了13%，住院费用增长了11%。这都大大超过居民收入增长幅度！

WHO在1977年第30届世界卫生大会上，曾提出了“公元2000年人人享有卫生保健”的目标（Health for all by the year 2000）；在1978年阿拉木图宣言中又具体地提出“通过初级卫生保健达到人人享有卫生保健的目标”。我国政府对此已作出庄严的承诺，并把此目标纳入了我国的社会发展计划。

随着改革开放和社会主义现代化建设前进的步伐，依靠社会经济发展和科技进步，我国已逐步把这些承诺转变为现实。一个占世界人口将近1/5的发展中国家，基本实现“到2000年人人享有卫生保健”，“通过初级卫生保健达到人人享有卫生保健的目标”，对于全世界实现这些显示人类文明进步的目标，作出了重要的贡献。然而，我国生产力和科技、教育还比较落后，贫困人口还为数不少，人口总量继续增加，老龄人口比重上升，生态环境、自然资源和经济社会发展的矛盾日益突出等一系列问题，反映了我国人口多、底子薄、生产力发展不平衡的基本国情。

全面建设小康社会，是一个有机的整体。从指标体系来讲，全面建设小康社会与“健康素质”相关的内容主要是：

(1) 目标性指标。

● 期望寿命75～79岁

● 婴儿病死率低于6‰

● 5岁以下儿童病死率低于7.5‰

● 孕产妇病死率低于12/100000

● 残障流行率低于14.5‰

● 肥胖症成人(儿童)比例低于5%

● 精神病发病率低于0.5‰

(2) 措施性指标。

● 人均卫生总费用高于480元

● 千人临床医生数3.16～4.65人

● 千人防疫、妇幼保健医生数3～4人

● 千人心理医生、咨询师数多于0.1人

● 计划免疫五苗接种率95%～100%

● 居民医疗投保覆盖率农村为高于50%、城镇为高于80%

● 成人识字率高于85%

● 使用清洁饮用水的比例99%～100%

● 每千人口病床位数，由1999年的2.4张提高到16张，提高6.7倍，相当于日本1990年的水平，每千人口医生数，由1999年的1.7人提高到2.7人，相当于美国1998年的水平。

此外，从营养结构看，到2020年，20%最低收入人群的恩格尔系数小于

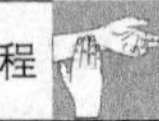

50%,蛋白质人均日摄入量大于75g,达到2000年全国平均水平。

总之,实现全面建设小康社会的目标,"还需要进行长期的艰苦奋斗";提高全民族的"健康素质",同样也"还需要进行长期的艰苦奋斗"。而承担"艰苦奋斗"的新生力量,就在一批又一批医学院校的莘莘学子中间!就在一批又一批学业有成的医德高尚、基础扎实、技能全面、具有一定创新能力的医学人才中间!

1.4 案例或数据

1.4.1 人权历史演进概述

享有充分的人权,是长期以来人类追求的理想。人权,是近代资产阶级启蒙思想家针对中世纪的神权统治和封建特权提出来的,是反对封建专制的思想武器。最早见于1628年英国议会向国王提出的《权利请愿书》中,英国议会于1679年、1689年分别通过《人身保护法》和《权利方案》,规定了一些人权保障条款。18世纪启蒙思想家卢梭等人提出"天赋人权"学说,为人权理论奠定了基础。1776年,美国的《人权宣言》第一次以政治纲领的形式提出:一切人生来都是平等的,均享有不可侵犯的天赋人权——生存、自由、追求幸福。1789年,法国大革命时期通过的《人权宣言》,直接以法律形式肯定了资产阶级的人权概念。20世纪以来,人权问题有了更深入的发展。1948年,联合国大会通过了第一部关于人权问题的国际性文件——《世界人权宣言》,提出了基本人权的具体内容。

1.4.2 "健康"、"疾病"、"患者"等概念期待新的诠释

由于基因工程、脑科学、辅助生殖技术、克隆技术、器官移植、防止衰老、临终关怀、安乐死等医学科学研究成果的相继问世,特别是人类基因组研究的不断进展,传统医学道德观念的认识面临着新的挑战。一系列人们曾似乎十分熟悉的概念,例如"健康"、"疾病"、"患者"等,其内涵需要有新的诠释。尤其需要指出的是,这不仅是局限于医学界、医务工作者的思考范围,而且是集医学科学研究专家与社会学家、心理学家、伦理学家、哲学家、管理学家、未来学家等为一体协同研究的新课题。

1.4.3 我国公民人文素质现状与分析

时下国人的素质究竟如何?为什么社会上抱怨声此起彼伏?自2003年起由中国教育部批准启动的"中国公民人文素质的现状与对策研究"历时近3年进行了专项的调查和研究。据调研数据统计分析后得知,在总分为102分的问卷访谈

中,最高得分为95.25分,最低得分为27分,相差3.5倍还要多,可见两者之间的悬殊还是十分明显的。而从平均分为70.827分来看,我国公民的人文素质的总体水平还是良好的。

值得人们关注的是,公民人文素质在全国各地的体现则是有差异的,而且这种差异表现在中西部要略强于东部。有关数据表明:西部平均得分为71.6989分;中部平均得分为71.6364分;而东部平均得分为70.2350分。需要说明的是,东部的平均分已低于全国70.827分的平均值了。虽然这样的调研并不具有完全的准确性和客观性,但引发人们的思考还是有意义的。这至少包括了两个方面的问题:

(1) 影响公民人文素质的因素与公民受教育的程度密切相关;

(2) 经济社会发展的水平与公民人文素质并不一定成正比例关系。

以上这两方面的论断,体现了历史唯物主义的基本观点,说明“发达地区的公民人文素质必然高于欠发达或不发达地区的公民人文素质”的结论是站不住脚的。西部和中西部地区由于受到地理位置、能源交通,尤其是教育科技等方面的制约,经济发展水平还比较落后,但朴实的民风、敦厚的本性,使得人文素质的初始内涵得以比较完整地保存;而开放、市场等也如同“双刃剑”,既推动了经济社会的发展,也带来了一定的负面影响,包括人文素质在内的公民整体素质都需要格外重视和加强。

因此,需要强调的是,在东部沿海经济比较发达的地区,倡导高尚的人文精神,包括提高医学生和医护人员在内的所有公民的人文素质,无论在思想认识,还是在实际部署等方面,都应得以真正的确立和落实。

1.5 思考与讨论

1.5.1 “中华骨魂”:苍生大医郭春园

郭春园是我国传统正骨四大流派之一“平乐郭氏正骨”的第五代传人,是人事部、卫生部、国家中医药管理局认定的全国500名著名老中医之一。他从医60余载,带出了197名高徒,在古稀之年又无偿献出13个祖传秘方。他集祖传秘方、正骨医术和60多年骨科经验于一身,被国内同行专家赞誉为“中华骨魂”。

郭春园名气大,但在患者面前没有架子,看病“只看病情,不看背景”。每次看门诊,他都佩戴共产党员的红标牌。为了满足更多患者想挂他号的愿望,他总是提前1小时开诊,到晚上八九点钟才结束。为了减轻患者的经济负担,郭春园把为他定的100元特诊价值挂号费降至20元,与普通专家一样。60多年来,他用精湛的医术，创下了一个又一个起死回生的奇迹，用博大的爱心赢得了许多患者的信任和赞誉。

2002 年，郭春园又做出一个惊人之举，他“违背”传统的“家训”——“平乐郭氏医术，不得乱传外人”，不要任何专利、不要一分钱，将 13 种祖传秘方、验方的专利权全部捐献给国家。他说：“秘方藏在抽屉里只能是文物，只有捐出来，让更多的医生掌握，挽救更多的生命，那才是真正的财富。”按照他献出来的祖传秘方生产的药品，年销售额已达到 800 多万元，但在这位一代名医的存折上，只有 5 万元存款，一套两房一厅的二手房才刚刚还清了按揭贷款。

多年来，许多患者为了表达对郭春园的感激之情，有的送红包，有的送烟酒或洋营养品，但他总是婉言拒绝，实在退不掉的就上交到医院财务科。在他倡导下，医院成立了“特困患者救助基金”，将医生推不去的红包集中起来，用于救助在该院治疗的特别困难的患者。

思考与讨论：您看了以上材料后，谈谈作为一名医生，“人文关怀”、“博爱”、“爱心”应该在认识上如何理解，在实践中如何体现？

1.5.2 有这样一位“院士级”的医学教育老师

中国科学院院士、北京大学神经科学研究所所长韩济生教授曾连续 12 年获得美国国立卫生研究院科研基金，他的系统理论研究成果，以及他发明的“韩氏穴位神经刺激仪”，对针灸疗法在全世界的应用起到了巨大的推动作用。

韩教授经常教育学生“教人学真，学做真人”。每年 4～6 月，尽管韩教授很忙，但每天早上，学生们在各自的信箱里，都可以见到韩教授塞进来的工作安排和经过修改过的稿子。如果第二天要外出开会，韩教授则会在前一天晚上给每个学生的信箱里塞些“指示”。他的学生都有这样的感受：不断修改和完善毕业论文的过程，是韩教授最为“刁难”他们的时候，也是他们科研能力再提高的过程。

有个学生曾拿着自己起草的出国留学的推荐信请韩教授签字。这个学生把自己学习的成绩的名次写为“top5％”。韩教授认真询问了其学习成绩后指出：“你的成绩不够 top5％，就不要写”。但学生争辩说：“有的同学还把自己写为 2％呢！”韩教授严肃地说：“科学要实事求是，你连对自己的评价都没有勇气求实，你将来所从事的科学研究能让人信服吗？”

在一次研究生的毕业典礼上，他在讲话中提问：“今天你们是学生，明天就是医师、药师，后天可能当院长。你们看病会不会拿红包？开出贵重药品和检查单是否拿回扣？对那些令人深恶痛绝的坏风气能不能从我做起加以改变？”

有一次上课，韩教授问同学：“你去取自行车时，不小心让一排 10 辆自行车像多米诺骨牌似的成片倒下，而你的车子恰好在 10 辆车的最上层，你的反应是什么?是庆幸自己的车在上层,推着就走?还是考虑到是因为自己的车首先倒下,才碰到一大片,因而愿意花时间把10辆车一一扶起?”……他关于一连串日常的“小事”的提问,给年轻学生留下了深深的思考。

思考与讨论:你看了以上材料后,谈谈医学人文精神是刻意表现,还是润物无声地渗透在日常平凡的小事中?请你和同学们一起谈谈身边周围的具有高尚医学人文精神的教师、医师的感人事迹。

综合以上两个案例,你是否认为:在医学教育和医学科学发展中,大凡医学大家,仁爱之心与高超医术有着必然的联系?

1.5.3 国内外大学“校训”的收集和分析

举例1 哈佛大学的校训:“Let Plato be your friend and Aristotle, but more let your friend be truth.”

举例2 南京医科大学校训:“博学至精,明德至善。”

思考与讨论:你知道上海交通大学医学院(原上海第二医科大学)的校训是什么吗?“二医精神”是如何概括的?你是如何理解的?

你还了解其他大学(尤其是医学院校)的校训或大学精神吗?它们之间各有什么特点?给你带来哪些启示和帮助?

1.6 参考文献和阅读书目

[1] 中共中央关于完善社会主义市场经济体制若干问题的决定[M]. 北京:人民出版社,2003年10月版.

[2] 杨东平主编. 大学之道[M]. 上海:文汇出版社,2003年8月版.

[3] 解思忠著. 中国国民素质危机[M]. 北京:中国长安出版社,2004年9月版.

[4] 顾鸣敏、胡涵锦等著. 21世纪初中国高等医学教育改革的探索与研究[M]. 上海:上海科技文献出版社,2003年10月版.

第2章

辨荣辱、促和谐：提升医德境界与改善医患关系的统一

2.1 在医学教育和医疗服务中践行社会主义荣辱观

2.1.1 “八荣八耻”：深刻的理论内涵，明确的实践价值

社会主义荣辱观，反映了社会主义基本道德规范本质要求，体现了依法治国和以德治国的有机统一，廓清了当代中国最基本的价值取向和行为准则，是以人为本、全面协调可持续科学发展观的重要组成部分，是新形势下社会主义思想道德建设的重要指导方针。树立和落实社会主义荣辱观，对于引导广大干部群众特别使青少年树立正确的道德观念，提高全民族的整体素质，促进良好社会风气的形成和发展，具有十分重要的理论意义和实践意义。它与在医学教育过程中凸现“人文关怀”、注重“爱心奉献”的基本要求，以及加强社会主义道德教育和医德教育，是内在一致的；而构建社会主义和谐社会，是我们党以马克思列宁主义、毛泽东思想、邓小平理论和“三个代表”重要思想为指导，全面贯彻落实科学发展观，从中国特色社会主义事业总体布局和全面建设小康社会全局出发提出的重大战略任务，反映了建设富强民主文明和谐的社会主义现代化国家的内在要求，体现了全党全国各族人民的共同愿望。“社会和谐是中国特色社会主义的本质属性，是国家富强、民族振兴、人民幸福的重要保证。”[1]构建社会主义和谐社会，需要整个社会这个大系统中的每一个组成部分共同树立和贯彻和谐理念，进而形成一个有机的整体。在当前全面建设小康社会、建设创新型国家、加快社会主义现代化建设的过程中，它对构建和谐校园、和谐医院，营造和睦的医患关系，有着十分重要的

① 中共中央关于构建社会主义和谐社会若干重大问题的决定[N].人民日报，2006年10月19日.

地位和作用。因此，在深化医学教育改革、提升医德境界和改善医患关系的实践中，强化社会主义荣辱观和社会主义和谐社会的理念，是十分必要和重要的。

以热爱祖国为荣、以危害祖国为耻，
以服务人民为荣、以背离人民为耻，
以崇尚科学为荣、以愚昧无知为耻，
以辛勤劳动为荣、以好逸恶劳为耻，
以团结互助为荣、以损人利己为耻，
以诚实守信为荣、以见利忘义为耻，
以遵纪守法为荣、以违法乱纪为耻，
以艰苦奋斗为荣、以骄奢淫逸为耻。

以"八荣八耻"为主要内容的社会主义荣辱观，是当代社会主义道德观念在新的历史条件下，传承历史、面向时代的重要的经验总结和理论创新。它所包含的内容，源自中华民族的优良传统和中国人民千百年来的伟大实践，既体现了历史悠久的传统美德，又反映了社会主义新时期的价值追求。社会主义荣辱观不仅把优良传统的精华发扬光大，而且还注入了当代社会主义现代化和时代精神的新鲜元素，把道德观念的历史性、现实性、时代性融为一体，具有坚实的社会基础和强大的生命力。

以"八荣八耻"为主要内容的社会主义荣辱观，通过生动朴实的对比概括，精辟地阐明了爱国主义、集体主义、社会主义的基本思想，以及社会主义基本道德规范和社会风尚的本质要求。它是中国传统美德和时代精神的有机结合，是科学的世界观、人生观和价值观的具体表现，也是我们中华民族千百年来虽历经磨难但仍得以生生不息、繁荣昌盛的精神财富。需要特别强调的是，以"八荣八耻"为主要内容的社会主义荣辱观，既包含着丰富的唯物辩证法实质和精髓，又有着明确的指导性和具体的操作性价值。

全面建设小康社会、加快社会主义现代化建设，不仅需要物质财富的不断增多，而且需要人的精神面貌和道德境界的不断升华。因此，一个具有13亿人口的社会主义大国，从传统的农业国向工业化和现代化迈进，不仅需要和依靠制度和技术的革故鼎新，而且还需要和依托高尚道德风尚的提倡和弘扬。尤其是在建立、完善社会主义市场经济过程中，要花大力气克服市场经济的"负面效应"。

在社会主义制度下，教育（包括医学教育）和医疗卫生事业，具有鲜明的"公益"性质，必须始终坚持以人民群众的根本利益为基本出发点。社会主义市场经济条件下的教育和医疗卫生事业，决不能以全盘"市场化"、"产业化"作为发展方向。一旦在这个问题上出现偏差，必将直接损害人民群众的基本权益，使得原本在社会公众心目中"人类灵魂工程师"和"白衣天使"的公认度和信誉度受到重大影响。近年来,"上学难、上学贵","看病难、看病贵",以及与此相关联的教育"乱收费"、医疗"拿回扣"等成为严重的社会问题,以至于在连续多年的全国行风评比中,教育与医疗卫生总是"占据"倒数的排序位置,不得不使人感到痛心。同时,这也表明,如同社会主义现代化一样,教育和医疗卫生事业要发展、前进,不应该是单一的"物"的指标,而是更需要"人"的现代化。建立和完善社会主义市场经济体制,创新有利于提高全民族素质的教育和医疗卫生体制和机制,都是和人自身的崇高道德理想和整个社会环境和风气的净化分不开的。

以"八荣八耻"为主要内容的社会主义荣辱观,寥寥数语,言简意赅。当前,我国进入了重要和关键的社会转型期。不可否认,现实生活中(包括医疗卫生系统)存在着一些"荣辱不分"、"是非不明"、"美丑不辨"的现象,人民群众对此深恶痛绝!在是非、善恶、美丑纠缠混杂的情况下,面对宝贵的生命和珍贵的健康,广大医学生这一未来医生的群体,理应保持头脑的一丝清晰:坚持什么、反对什么,倡导什么、抵制什么,必须做到界限明确、泾渭分明。这就是:以"八耻"为道德底线,决不允许有半点的突破;以"八荣"为精神追求,完善文明高尚的人格。明了荣辱之分,做当荣之事,拒为辱之行,努力使自己达到"四有"(有理想、有道德、有文化、有纪律)公民和"人民好医生"的完美统一。

2.1.2 社会主义荣辱观与思政教育、医学伦理道德的有机统一

2.1.2.1 社会主义市场经济条件下的"试金石":医务人员的"荣"与"辱"

在医学院校,社会主义荣辱观与思想政治教育、医学伦理学教育、"爱心奉献"教育相互关联、内在统一。在社会主义市场经济条件下,"今天的"医学生如何以社会主义荣辱观为导向,确立社会主义的道德观和医德医风,这对于"未来的"医护人员队伍整体素质,有着至关重要的作用,对于塑造和完善医护人员在现实社会中的形象,也有着至关重要的作用。

古人云:"廉耻者士人之美节,风俗者天下之大事","士人有廉耻,则天下有风俗"。士,也即当今的知识分子。他们是一个民族文明发展的载体,也是社会进步的一种体现。因而,包括医护人员在内的知识分子的道德水平和良知,对于整个社会的道德风气有着十分重要的影响。这既在一定程度上对社会风气具有引领作用,又在一定程度上反映了一个国家、一个民族道德水准的标尺。

当前,我国的经济成分、利益关系、生活方式、社会组织形式等方面都呈现出多样化的特点,随着经济全球化以及互联网发展带来的各种思想文化上的交融激荡,人们的道德观念和价值取向也不可能千篇一律,而是朝着多元方向和趋势发展。在完善社会主义市场经济体制的进程中,拜金主义、享乐主义、损公肥私、见

利忘义、诚信失范、坑蒙拐骗等一些不符合社会主义基本道德规范的现象,还有一定的市场,对社会风气和社会秩序产生了不良的影响。

在整个医疗卫生服务队伍中,违背医学道德、侵害患者利益的医务人员毕竟是少数,绝大多数辛勤工作在医疗卫生服务领域的医务工作者,是无愧于“白衣天使”这一受人崇敬称号的。近年来,正是由于个别医务人员道德败坏、乱纪违法,影响和损害了整个医疗卫生事业及医护工作者在人民心目中的社会地位和良好形象,造成了恶劣的影响。同时,这也使得工作在医疗卫生工作第一线的广大医护人员感觉到莫大的委屈,承受着巨大的心理压力。这不仅直接影响着医疗服务工作的质量,而且还影响着医护人员尤其是青年医护人员是否“坚定地”把医疗卫生工作作为一项崇高的事业来热爱和追求。因此,医护工作者和作为“准医生”的医学生学习贯彻社会主义荣辱观,必须加强主动性、自觉性和责任感、紧迫感,要从自己做起,从点滴的小事做起,当一名社会主义荣辱观的模范实践者和积极推动者,做个称职的被全社会认可的“白衣天使”和“白衣卫士”。

需要指出的是,在社会主义市场经济体制不断完善、医疗卫生体制改革不断深化的进程中,“白衣天使”不仅仅存在于人们原先概念中的“公立医院”中,而且近年来在民营或私营医院中,也涌现出一批具有良好医德风范和精湛医学技艺的好医生。再深入地讲,从当前和今后大学生就业的“多元化”来看,公立医院不可能把所有学习医学专业的毕业生“一网打尽”,将会有越来越多走出医学院校的毕业生,来到民营或私营医院从事医疗服务工作,甚至也有可能经过一定的积累(包括时间上、业务上、经济上、思想观念上等方面),自己创业开设民营或私营诊所,这同样需要自觉地把“爱心”和“责任”放在第一位,让“八荣八耻”为主要内容的社会主义荣辱观深深地扎营在内心深处,为维护“白衣天使”的美誉尽心尽职。实践表明,要使民营或私营医院摆脱“虚假广告”、“牟取暴利”、“假冒伪劣”、“坑蒙拐骗”以及雇用“医托”来诱导患者上当受骗的“代名词”的恶劣影响,关键还是在人,在于民营或私营医院的医护工作者要自尊自爱,以真诚的热心和良好的服务,树立起良好的社会舆论和公众评价。

2.1.2.2　“多元化”体制医院的共同“荣辱准则”:恪守“医生的良知和责任”

刘习明是长沙市红十字生殖医学专科医院院长。“以坚守良知为荣,以不负责任为耻”,这是作为一名医务工作者结合社会主义荣辱观的基本内容,进而提出对本职工作的要求和原则。这既是他本人行医的宗旨,也是他办长沙市红十字生殖医学专科医院的基本方针。

凭借着扎实的医学基础理论和丰富的临床经验,刘习明先后研制出“圣尔康”等系列中成药,使他在不孕不育症治疗领域独树一帜,颇有建树,深得广大患者的信任和爱戴。"视患者为亲人，精心治疗，精心护理，早日生育。"在医院大门的墙壁上，这 18 个红色大字格外醒目。刘习明和他同事们深切地体验到，民营医院和公立医院虽然体制不同，但治病救人不应只是谋生之道，而应是一种天职和强烈的社会责任。10 多年来，全国各地数千名不育不孕患者从该院痊愈出院，并生下了盼望已久的活泼可爱的子女。刘习明和他的同事们以医生特有的仁慈和医学技能的专长，为数千家庭带来了幸福与和谐。

民营医院的生存，没有国家的"皇粮"来支撑。"赢利"这个问题，不得不在作为一院之长的刘习明的脑海里盘旋。但刘习明始终认为，利润是要追求最大化的，但不能昧着良知和良心，把前来就医患者身上的钱"一扫而光"。因此，他并不只是考虑如何增加医院的"病源"，而是从患者的利益出发，只收治有治愈希望的患者，对那些确实无法治愈的，就明白告知对方，免得患者花冤枉钱。有一次刘习明在替一对多年未育的夫妇作检查时发现，丈夫因先天性缺陷已无生育的可能，于是就"开诚布公"地说明了原因，并委婉地劝走了慕名前来求诊的这对夫妇。据统计，每年将近有一半以上的患者来医院诊治时，均因暂时无法得到理想的疗效，没花一分钱就被刘院长"劝送"回去了。有人曾纳闷地问刘习明："现在医疗竞争如此激烈，有些医院为抢病源甚至不择手段，而你作为一家民营医院的院长，为什么眼看到手的利润你却不要？"刘习明的回答十分简单明了："医生的良知与责任。"

在长沙市红十字生殖医学专科医院数千个医案的背后，有着数千个感人的故事。在院长刘习明的案头，堆满了来自祖国四面八方的感谢信。例如，年轻漂亮的小刘是山东某高校的外语老师，丈夫是山东某政府机关的公务员，婚后 3 年了，小刘一直未生育。夫妇二人奔北京、赴上海，找过多家大医院，花光了 50 多万元积蓄，但最终还是不见有望怀孕生育的"迹象"，原本幸福的家庭也濒临离散。后来，小刘夫妇求助于长沙市红十字生殖医学专科医院。经过仔细的检查，刘习明因人而异、对症下药，只给小刘夫妇开了 1 000 余元的药。此后的两个月内，小刘一共来到长沙 3 次，前后总共花费不到 7 000 元便怀孕成功。在顺利生下一个男孩后，小刘夫妇给刘习明打来报喜电话，喜极而泣。

"以博爱奉献为荣，以见利忘义为耻"，这是刘习明恪守的又一条基本要求和原则。和刘习明朝夕相处的同事深有感触地说："作为医生，刘院长有一颗博爱的心。"时下在医疗领域内，"虚开处方"的做法十分流行，但刘习明对此嗤之以鼻、不屑一顾。他认为，那种不对症下药、虚开处方的医生，已丧失了作为医生最起码的职业道德。一个"真正的"医生决不会、也不应该"见利忘义"。曾有一对来就医的株洲籍夫妇，双双都是残疾人，夫妇俩靠摆烟摊为生，生活十分拮据，更为不幸的是，他们都快 40 岁了，仍未生育。当他们来到长沙市红十字生殖医学专科医院后,经检查,原来是丈夫患了死精子症,而妻子因为患有腿疾,长年只能坐在轮椅上,孕育生命的条件很不理想。给这对夫妇做检查的主治医生对刘习明说,要治好这对特殊夫妻的病,医药费起码要上万元,而他们生活又是那么的艰难窘迫,根本不可能拿得出那么多钱。面对残疾夫妇渴望的目光,刘习明果断拍板:"减免费用给他们治!"一年后,这对夫妇有了一个健康漂亮的女儿。据了解,该医院每年要为贫困患者减免医药费达数十万元之多,并启动80万元红十字医疗基金,用于帮助社会上家庭经济条件困难且遭受疾病折磨的"弱势群体"。除此以外,刘习明每年还要参加捐资助学、扶贫帮困等诸多慈善活动,用奉献爱心的实际行动回报社会。

在刘习明的带领下,长沙市红十字生殖医学专科医院无论是在管理理念上,还是在对待患者的态度上,都有着鲜明的"荣辱"界限。作为在社会主义市场经济体制建立和完善进程中诞生的一家民营医院,坚持诚信处世、真诚待人,获得了经济效益和社会效益双丰收。

2.1.3　社会主义荣辱观:关爱他人、服务社会

以"八荣八耻"为主要内容的社会主义荣辱观,博大精深、内涵丰富。结合我们医疗卫生工作实际,尤其要突出和强调"以服务人民为荣,以背离人民为耻"的要求,以此作为日常医学教育和医疗服务的基本准则。

"以服务人民为荣",是对我们党一贯要求的"全心全意为人民服务"、"始终代表中国最广大人民根本利益"以及"人民群众的生命安全和健康是第一位的"等重要论断在新的历史条件下的丰富和发展,体现了"一脉相承"和"与时俱进"的辩证关系。在医疗卫生服务的实践中,"服务人民"不是抽象的、虚拟的,而是具体的、实实在在的。"服务人民"就是要对患者"重视"、"尊重"和"关心",形成"相互平等"、"相互理解"的医患关系,营造"文明"、"和谐"的就医环境,提供"便民"、"利民"的措施和设施。

任何事物和现象都有其对立面。社会主义荣辱观深刻揭示了"荣"与"耻"的对立统一。毋庸置疑,医疗卫生服务行业也不是生存于"真空"之中,在现实的医疗卫生服务工作中,与"以服务人民为荣"相对立——"背离服务人民"的现象还时有发生。一些医护人员对待患者缺乏热情、冷漠麻木,小病大检查、小病大处方,收取"红包"、受收回扣,这些都是与"服务人民"的社会主义道德规范要求相违背的。因此,在新的形势和环境中,作为一名医护工作者,要以社会主义荣辱观来衡量个人的言行,用"以服务人民为荣"来要求自己,在"多元"中坚持"主导",在"多样"中倡导"主流",在充满各种诱惑的环境中经得住考验,面对纷繁复杂的现实作出正确的判断和选择。

"以服务人民为荣,以背离人民为耻",取决于每一位医护人员的道德理念和

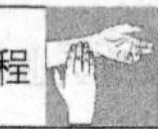

道德实践。树立社会主义荣辱观,不仅是党和政府的要求,更需要全体社会成员的自觉参与。也正因为如此,道德"自律"显得尤为重要。"慎独为入德之方",它既是道德修养的基本要求,也是道德修养的最高境界。在现实生活中,接受"红包"、收取"回扣",都不是发生在"光天化日"或"众目睽睽"的场合下,也正是在这样阴暗龌龊又无他人监督的情况下,更需要有顽强的自我克制能力,决不跨越道德失衡的防线,时刻以"人民医生"的规范和要求来约束鞭策自己,逐步达到人格上的完善,使得医德医风建设以及整个医疗卫生服务行业风气得以好转成为现实。

如同任何事物的发生发展一样,社会主义荣辱观在全社会的形成不可能一蹴而就,它是一个不断完善、不断深化的过程。就个体而言,绝不是靠"一阵子"的学习教育就能达到的,这需要靠"一辈子"的学习教育和自身努力才能逐步"修炼"完成。

翻开中华医学凝重的历史卷本,医学大家们在诊治疾病过程中奉献爱心、服务他人的生动事例举不胜举。我国老一辈医学家在艰难困苦的社会环境中,体现了自身不平凡的人生价值。例如,20 世纪 20 年代后期,我国著名医学教育家、公共卫生学家颜福庆先生和一群爱国教师,胸怀一腔热血,奋力打破外国人在中国办医学院校"一统天下"的垄断,创办了第四中山大学医学院(即原上海医科大学的前身)。在颜先生的办学理念中,十分推崇"正谊明道"。他对全校师生的要求,并不是拘泥、局限于医学的某个领域或学科,而是首先要确立起"不计功利,为人群服务"的信条。正如上医大的校歌"开门见山"所唱的那样:"人生的意义何在乎?为人群服务。服务的价值何在乎?为人群解除病苦。"这正是辛勤工作在医疗服务第一线的广大医护人员的真实写照和缩影。热爱祖国和热爱人民,在医疗服务的实践中得以融为一体。"胸怀祖国、服务人民"并不是空洞的口号,也不是高不可攀的山巅。正是具有了这种理念和追求,一代又一代医护工作者才发扬爱国主义和人道主义精神,不辞辛劳地为人民的健康事业,奉献了青春乃至一生。

全国最高科技奖获得者吴孟超同志曾经这样说过:"只有把自己的个人前途置于党、国家和人民的伟大事业之中,全心全意为人民服务,其自身才会有所发展、有所提高、有所进步、有所作为,才能成为一名受患者欢迎的好医生"。他还说过:"要把患者当作自己的亲人,痛他们之所痛,苦他们之所苦;必须捧出一颗真诚的心,伸出一双温暖的手。在社会主义社会,医务人员的技术和才能,都是党和人民培养的结果,只有忠诚地为群众服务的义务,而没有利用医疗技术牟取私利的权力;只有以维护人民健康为己任,坚持为患者着想,因病施治,合理用药,采用适宜的医疗技术,才能为群众提供安全、有效、公平、价廉的医疗卫生服务。"

"以服务人民为荣",终将受到人民的喜爱和尊敬。古今中外,医学素有"仁术"之称谓，而医生则被称之为"仁爱之士"。每一位医护人员都应该怀有"仁爱"之心，并不断提高"治病救人"之术。

在我们祖国辽阔的土地上，拥有无数个兢兢业业、救死扶伤的"楷模"——吴登云、邓练贤、钟南山、叶欣、赵雪芳、战胜军等，拥有一颗"仁者爱人"的赤诚之心，在不同时期的医疗服务的岗位上，谱写了一首首感人肺腑的光辉乐章，这是"服务人民"的生动写照，他们是我国医疗卫生服务战线"主体"和"主流"的杰出代表。

需要指出的是，我们不能"形式主义"地对待社会主义荣辱观，更不是把"八荣八耻"只是写在纸上、贴在墙上，而是要深入实际，引导广大医学生和医务人员，把对社会主义荣辱观的了解、认识，转化为自觉的工作实际，落实到日常的学习、生活中去。同时，学习宣传社会主义荣辱观，要与经常性的思想教育活动和日常的管理工作结合起来，与校园文化建设和精神文明建设结合起来。这也就是说，树立和贯彻社会主义荣辱观，必须坚持理论联系实际，达到"知"与"行"的统一——不仅要"知荣知耻"，而且还要"行荣拒耻"。就医学生"践行"社会主义荣辱观而言，不能单纯地停留在教室里、课堂上，而是要投身于社会这个大课堂，主动参加社会公益性活动，积极担任志愿者服务或义工服务，在社会实践中纯洁心灵，逐步培育起关爱他人、服务社会的自觉意识。

2.2　社会主义和谐社会与和谐医患关系

2.2.1　构建社会主义和谐社会的理论渊源

构建社会主义和谐社会，"是在中国特色社会主义道路上，中国共产党领导全体人民共同建设、共同享有的和谐社会"，是"中国特色社会主义的本质属性，是国家富强、民族振兴、人民幸福的重要保证。"[①]党的十六大报告在阐述全面建设小康社会的宏伟目标时，已经把"社会和谐"作为一个重要的指标内容，并明确指出，争取在 2020 年实现的全面建设小康社会，是在 20 世纪末基本达到小康基础上的更高水平的小康社会，具体表现在六个"更加"的内容方面，即：

- 经济更加发展
- 民主更加健全
- 科教更加进步
- 文化更加繁荣
- 社会更加和谐
- 人民生活更加殷实

---

① 中共中央关于构建社会主义和谐社会若干重大问题的决定[N]. 人民日报，2006 年 10 月 19 日.

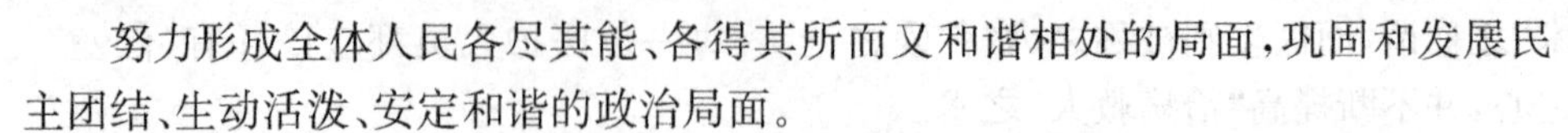

努力形成全体人民各尽其能、各得其所而又和谐相处的局面，巩固和发展民主团结、生动活泼、安定和谐的政治局面。

在党的十六届四中全会上，“不断提高构建社会主义和谐社会的能力”，被明确作为该此全会的主题——“加强党的执政能力建设”的主要任务之一。与此同时，“构建社会主义和谐社会”作为一个重要的科学命题，受到广泛的关注和重视，得到了深入的探讨和研究。

2006 年 10 月召开的党的十六届六中全会，是我们党在抓住历史机遇、加快科学发展的关键时期召开的一次具有重大意义的会议。会议专门就构建社会主义和谐社会问题进行讨论和研究，并审议和通过了《中共中央关于构建社会主义和谐社会若干重大问题的决定》，明确了构建社会主义和谐社会在中国特色社会主义事业总体布局中的重要地位和作用，并就如何建设社会主义和谐社会作出了一系列重大决策和部署。

因此，构建社会主义和谐社会，是全面建设小康社会、建设创新型国家、开创中国特色社会主义事业新局面的一项重大任务，是我国改革发展进入关键时期和社会主义现代化建设的客观要求，是进一步推进经济社会和人的全面发展的重要目标，体现了广大人民群众的根本利益和共同愿望。

从人类历史发展来看，实现社会的和谐，建设美好的社会，始终是人类孜孜以求的社会理想，也是包括中国共产党在内的马克思主义政党不懈追求的社会理想。一部浩瀚的人类文明发展史，记载着众多优秀文明的痕迹。据统计，在将近 6 000 年的人类历史进程中，出现过 20 多个文明形态。现在，全世界约有 63 种宗教，192 个国家，292 个民族，6 700 多种语言。世界上各种不同的文明成果，都具有丰富的“和谐”思想，这是世界各国人民以及不同民族世世代代、历经艰难所建立并传承下来，并为全人类所共有的、珍贵的精神财富。

我国自农耕文明时期起，先人们就把和谐社会观念、“大同社会”美好的愿景，凝练成为中华民族坚定不移、刻意追求的一个伟大目标。千百年来无数仁人志士为此而不懈奋斗，以至于献出自己宝贵的生命也在所不惜。从孔子、墨子、孟子，到洪秀全、康有为等思想家及理论学派，都对社会和谐有过不少著名的论述。人们比较熟悉的论断拈手即来：孔子所倡导的“和为贵”；墨子所提出的“兼相爱”、“爱无差等”；孟子所要求的“老吾老以及人之老，幼吾幼以及人之幼”；洪秀全创立太平天国时所设想的“无处不均匀，无人不饱暖”；康有为所描绘的“人人相亲，人人平等，天下为公”等等。社会和谐，积淀着深厚的中华民族人文底蕴。

与步入圣殿的“阳春白雪”的积累有所不同，在来自于“下里巴人”的普通人群日常生活中，社会和谐也具有十分厚实的基础和得到广泛的认同——“家和万事兴”、“天下太平”、“退一步海阔天空”、“将心比心”等，这些格言已相当普遍地被当作调解或协调人与人之间矛盾纠纷和相互关系的依据，成为超脱一般世俗偏见、提升人的素质和涵养的信条。

人们不难发现，在汉语词汇中，凡是与“和”相关的词组，往往都孕育着“和谐”的意境。在历史悠久的中华传统文化这部“宝典”中，和睦、和为贵、和气生财、和舟共济、政通人和、和而不同、和平共处等，都倡导着共筑和谐的重要价值理念。历史的长河滚滚向前，大浪淘沙，方显出英雄本色。著名学者汤因比曾说：“人类已经掌握了可以毁灭自己的高度技术文明手段，同时又处于极端对立的政治意识形态的营垒，现在最需要的精神就是中国文明的精髓——和谐”。而在地球的另一边，西方 19 世纪的空想社会主义者也对社会和谐有过美好的憧憬，成为人类文明发展进程中的重要记载。古往今来，这些观点论述虽然带有不同时代局限性的烙印，但都在一定程度上反映了这些思想家、理论家对美好生活的向往和对未来社会的勾画。

关于社会主义社会建设的理论，是马克思主义理论的重要组成部分。马克思恩格斯曾对空想社会主义者的著作和有关主张给予了充分的肯定，明确提出：“提倡社会和谐”是“它们关于未来社会的积极的主张”。同时，在深刻分析这些理论的历史局限性和缺陷的前提下，在继承前人理论成果的基础上，经典作家们创立了科学社会主义理论，揭示了未来社会也就是社会主义和共产主义社会发展的科学内涵，并指明了实现这一美好社会理想的正确途径。

历经 80 多年的风风雨雨，我们党在革命、建设、改革的长期实践中，不断探索和发展具有中国特色的社会主义社会建设理论。跨入 21 世纪新的历史发展时期后，以胡锦涛同志为总书记的党中央，坚持和发展了马克思主义关于社会主义社会建设的理论，继承和丰富了中国共产党在社会建设方面的理论与实践成果，科学地借鉴有史以来人类文明传统中有关和谐社会的精华成分，第一次把“社会主义”与“和谐社会”结合起来，提出了构建社会主义和谐社会的重大战略思想，科学系统地回答了“建设什么样的社会”、“怎样建设社会”、“为谁建设社会”的问题，深化了对社会主义本质的认识，发展了中国特色社会主义理论，有着十分重大的理论创新价值。

从世界范围看，一些国家或地区发展历程的经验和教训表明，在人均国内生产总值突破 1 000 美元之后，或人均国内生产总值达到 1 000～3 000 美元的时候，这些国家或地区的经济社会发展就进入了一个非常“关键”和“重要”的时期。学术界理论界有观点称之为“社会转型期”或“黄金发展期”，也有观点将其称之为“矛盾激化期”或“矛盾突发期”。必须引起警觉的是，目前我国正处在这样一个非常“关键”和“重要”的时期。我们应清醒地认识到，在当前和今后相当长一段时间内，我国经济社会发展将面临着许多新情况、新矛盾、新问题，而其中有些矛盾和

 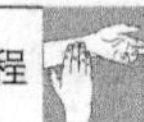

问题将会更复杂、更突出。作为重要战略机遇期的新世纪头20年间，我们要实现全面建设小康社会、建设创新型国家、构建社会主义和谐社会，就必须正确应对而不能回避这些矛盾和问题，更不能因思想上的轻视、工作上的疏忽，导致这些矛盾和问题的激化，影响社会的安定、团结、和谐。

总之，在深化改革、扩大开放的进程中，我们要以科学发展观为统领，始终坚持立党为公、执政为民，妥善协调各方面的利益关系，正确处理各种社会矛盾，"以解决人民群众最关心、最直接、最现实的利益问题为重点，着力发展社会事业"，"最大限度地增加和谐因素，最大限度地减少不和谐因素，不断促进社会和谐"，①不断实现经济社会和人的全面发展。

2.2.2 构建社会主义和谐社会的基本内涵

我们所要建设的社会主义和谐社会，是"民主法治、公平正义、诚信友爱、充满活力、安定有序、人与自然和谐相处的社会"。②这六个方面的要求和特征，相互联系、相互作用，形成了一个有机的整体。社会主义和谐社会的总体要求，虽然只有短短28个字③，但言简意赅、内涵丰富、意义重大，需要我们在具体的社会生活和工作中，加以全面的、准确的把握和体现。这六个方面的要求，既包括社会关系的和谐，也包括人与自然关系的和谐；既强调了民主与法制的统一，也强调了公平与效率的统一；既注重了活力与秩序的统一，也注重了科学与人文、人与自然的统一。这简短的28个字对社会主义和谐社会的诠释，既阐明了和谐社会的目标要求，又提出了实现这些目标的基本途径和原则要求。

以"与时俱进"的马克思主义理论品质来观照构建社会主义和谐社会的基本要求，我们深刻认识到，这一科学论断，进一步拓展和深化了社会主义现代化建设以及全面建设小康社会的内涵和外延，实现了"三位一体"向"四位一体"的转换，即：根据新的历史条件和时代要求，由原先经济建设、政治建设、文化建设"三位一体"的理念，转换为经济建设、政治建设、文化建设和社会建设"四位一体"的理念。

需要指出的是，"构建社会主义和谐社会"与"建成社会主义和谐社会"是两个不同的概念。前者表现的是"进行时态"，而后者则表现为"完成时态"。与此相关联，有两个方面的问题须作出正确的认识和判断：①构建社会主义和谐社会要求的提出，是因为目前我国社会存在着太多不和谐的问题；②构建社会主义和谐社

---

① 中共中央关于构建社会主义和谐社会若干重大问题的决定[N]. 人民日报，2006年10月19日.

② 胡锦涛. 在省部级主要领导干部提高构建社会主义和谐社会能力专题研讨班上的讲话[N]. 人民日报，2005年6月27日.

③ 注：值得关注的是，邓小平对社会主义本质的阐述，也正好是28个字。这虽然是一种巧合，但对其深刻的意蕴及重要的指导价值，都是需要全面准确把握的。

会要求的实现，表明我国已经成为一个没有矛盾的社会。之所以产生这两个问题，是因为缺乏辩证思维和科学的分析方法。

第一，以全面系统的观点看问题，当前我国社会从总体上说是和谐的。从历史与现实、时空纵横的比较中，我们可深刻地感悟到：党的坚强领导、社会主义的国体和政体及基本经济制度、13 亿人口和 56 个民族共同的理想和向心力，尤其是近 30 年改革开放以来，我国经济社会各项事业取得的举世瞩目、让世人感叹的巨大成就，奠定了和谐社会的坚实基础。因此，当前社会中尽管有些不尽如人意的矛盾和问题，但和谐是当前我国社会的主流和主要方面。构建社会主义和谐社会，是社会主义社会发展的必然要求，而并不是因为要解决目前社会上不和谐因素而采取的"权宜之计"。

第二，坚持马克思主义辩证唯物主义的基本观点看问题，矛盾是促进事物发生发展的"助推器"和"催化剂"。任何社会都不可能没有矛盾，只能是不同的历史阶段，矛盾的性质及其表现有所不同，解决的方式方法也不尽不同。当我们旗帜鲜明地判断我国社会总体上处于和谐状态的同时，并不是要否认或掩盖当前一些不利于社会和谐与稳定的因素还不同程度地存在。这些问题往往产生于经济社会发展的过程中，因此也只有依靠发展才能得以比较顺利地解决。但任何矛盾和问题的解决，都不可能是"一劳永逸"的。事物在发展，社会在前进，有些矛盾和问题解决了，新的矛盾和问题又会产生和显现出来。"人类社会总是在矛盾运动中发展进步的。构建社会主义和谐社会是一个不断化解社会矛盾的持续过程。"① 就当前来讲，比较突出和严峻的矛盾和问题主要包括：

● 一些制约经济发展的体制性、机制性障碍尚未克服

● 浪费资源、污染环境，"断了子孙粮"的事情经常发生

● 城乡贫困人口仍有一定的数量

● 涉及千家万户平常百姓的"看病难、看病贵"和"上学难、上学贵"都未妥善解决

● 不同地区、行业和人群之间的收入差距有着逐渐扩大的趋势等

矛盾是客观存在的，关键是有无解决矛盾的能力。正是基于这一点，中央及时地提出了"构建社会主义和谐社会"的科学命题，而且首先是从作为提高执政党能力的大背景来进行阐述和强调的。以上客观存在的矛盾和问题，也只有通过提高执政能力、构建社会和谐等途径和方式来逐步加以解决。十六届六中全会审议通过的《中共中央关于构建社会主义和谐社会若干重大问题的决定》，提出了构建社会主义和谐社会的基本原则，即要做到六个"必须"，即：

---

① 中共中央关于构建社会主义和谐社会若干重大问题的决定[N]. 人民日报，2006 年 10 月 19 日.

● 必须坚持以人为本

● 必须坚持科学发展

● 必须坚持改革开放

● 必须坚持民主法治

● 必须坚持正确处理改革发展稳定的关系

● 必须坚持在党的领导下全社会共同建设①

总之,在社会主义现代化建设和全面建设小康社会的征程中,我们对种种问题和矛盾非但不能视而不见、听而不闻,更不可事不关己、高高挂起,而是要以颗颗"爱心"和片片"真情",予以充分的认识和重视,坚持一切从实际出发,牢固树立和落实"以人为本"的科学发展观,常怀"忧患意识",自知"本领恐慌",不断提高缓解矛盾、解决矛盾的能力和效率,不断寻求化解矛盾的正确途径和有效方法。也正是在这个意义上说,构建社会主义和谐社会的过程,就是一个不断科学地、妥善地处理各种矛盾的过程,就是一个不断消除不和谐因素、不断增加和谐因素的过程,就是一个循序渐进地从构建社会主义和谐社会到建成社会主义和谐社会的过程。

2.2.3 在医疗服务中提升和谐理念,在改善医患关系中营造和谐氛围

2.2.3.1 构建社会主义和谐社会环境下的"和谐医患关系"

构建社会主义和谐社会,在社会主义市场经济体制下倡导"人与人"之间之间形成"和谐"的关系,是一个十分重要的内容。如果把构建社会主义和谐社会作为一个有众多领域有机组合的系统来看,那么,构建"和谐校园"、"和谐医院"等都是其中必不可少的内容。再深入地说,构建"和谐医院"同样可以看作是一个有众多内容有机组合的系统,其中把"紧张的医患关系"、"尖锐的医患关系"等目前人们相当普遍的认识评价,转化为"和谐的医患关系",正是我们在面临医疗体制和机制转型的新的社会历史条件下,更加注重人文关爱思想指导下自觉行为的体现。

如同"家和万事兴"一样,医患关系"和谐"了,医院建设发展事业的兴旺发达就有了坚实的基础和重要前提。从更为广阔的背景上看,正确处理及构建和谐的"医患关系",必将产生"双赢"和"多赢"的实效,医护人员和患者的利益都能得以维护和保障,而患者的利益得到了保障,也将产生一系列相互联系的"连锁反应":患者的家属稳定了情绪,医护人员能安心于本职工作,共同维护一方的平安,真正体现了"实现好、维护好、发展好广大人民群众的根本利益",为从整体上构建社会

① 中共中央关于构建社会主义和谐社会若干重大问题的决定[N]. 人民日报,2006年10月19日.

主义和谐社会“添砖加瓦”。

中国传统文化十分重视人与人和睦相处,待人诚恳、宽厚,互相关心、理解,与人为善、推己及人,团结、互助、友爱、求同存异,以达到人际关系的和谐。“和为贵”一词出自《论语》:“礼之用,和为贵”①,礼之运用,贵在能和,主张借礼的作用来保持人与人之间的和谐关系。孔子提出“以宽厚处世、协和人我”的理想人格,也是为了要创造和谐的人际环境。特别是孟子提出“天时不如地利,地利不如人和”②的思想,把“人和”置于天时地利之上,集中表达了对人与人和谐关系的追求。

中国传统文化中倡导和提升“和谐”的思想精华,深深影响着中华民族的思维方式、心理结构、价值选择、伦理道德和行为方式,其底蕴厚重而深远,是宝贵和重要的精神财富。同样,中国传统文化中强调的明“人伦”、求“致和”的人际关系理论也是十分深刻的。它作为一种调节社会矛盾使之达到中和状态的深刻哲理,为中华民族带来了十分珍贵的稳定和祥和。我们在构建和谐“医患关系”的过程中,并不是拘泥于医疗纠纷,仅仅对医患双方作出“明辨是非”、“分清责任”的界定,而是要举一反三、融会贯通,继承和发扬数千年来中华民族一贯崇尚和谐的文化精华,充分发掘其中蕴含的当代价值,使之成为认识、理解、考量“医患关系”的和谐文化内涵,扭转目前“进医院”如同“上战场”、医患双方“两军对垒”的状况,建立起医患双方相互信任的诚信基础,营造良好的就医环境和氛围。

目前,尽管广大医护工作者对患者付出了辛勤的劳动,但社会上对医患关系紧张、医疗纠纷不断的认知已成为思维定势,仅靠医护人员本身去“据理力争”、讨个“说法”,难免不堪一击。因此,要转变对目前的医患关系持“严峻”、“尖锐”、“一触即发”的大多数观点,除了需要媒体的正面报道以外,关键还是在于广大医护工作者在与患者的交往中,崇尚“和谐”理念,体现“和谐”精神,倡导“和谐”信念,实行与“和谐”密切相关的互助、合作、团结、稳定、有序的社会准则。简言之,也就是把“构建社会主义和谐社会”的要求,贯穿到日常的医疗服务实践之中,以“和谐”作为医疗服务、处理医患关系的基本价值取向,构建“和谐医院”,促进和谐社会的整体建设。

如上所述,构建社会主义和谐社会,并不是因为当今社会“不和谐因素”铺天盖地、漫山遍野,但也不能把和谐社会当作是没有矛盾和问题的社会。唯物辩证法认为,一切事物都是相对的。“和谐”和“不和谐”也是相对的。“医患关系”是否和谐,并不是要漠视客观存在的医患矛盾,更不是要去掩盖和抹杀这些矛盾。努

---

① 论语·学而.

② 孟子·公孙丑下.

力构建和谐的医患关系和解决医患关系中存在一定的矛盾和问题，需要两手抓；这是因为：

第一，从患者的角度讲，一方面，生病进了医院，就把自己的健康乃至生命托付给了医生。由于在医学专业知识及治疗方式诸多方面的信息"不对称"，"话语权"毋庸置疑地掌握在医生的手中。另一方面，绝大多数患者的生活条件并不富裕，因而往往需要得到"价廉物美"的医疗服务，同样是信息和专业知识的"不对称"，往往把医院或医生是看作是"万宝全书"式的，应该做到"妙手回春"、"包治百病"，并且能够"药到病除"、"立竿见影"。

第二，从医护人员的角度来讲，一方面，由于与患者相比，在医疗专业知识技能及相关信息方面占据有利地位，往往产生胜人一筹、高人一等的"优越感"；另一方面，又由于受到认识能力、实践经验以及物质条件的局限，对一些身患疑难杂症或已病入膏肓的患者，实在难以有回天之力。尤其是近年来相关法规和条例的颁布，患者自我保护意识的增强，使得一部分医护人员滋长了"明哲保身"、"不求有功，但求无过"的心态——原先即使只有1%的希望，也往往以99%的努力去治疗；而现在则哪怕有99%的希望，也不愿意去承担那1%的风险，害怕手术或治疗效果欠佳，遭受到患者及其家属的围攻和索赔。但是，在现实世界上，100%把握的事情是不存在的，更何况是医疗诊治呢？

于是，前几年不可能产生以至于不可能想象的矛盾和纠纷，就这样"不知不觉"地形成了：①单次门诊药费总额在各级医院有所控制，但患者往往并不十分理解，于是因为没有开到"好药"或"大量"的药就和医生闹得不可开交；②手术之前，患者家属同意进行手术，并对万一在手术过程中出现的不幸或遗憾表示认可，但一当进入手术，果真出现了无法避免的这样或那样的状况，患者家属或许已把自己的承诺忘记得一干二净，诘难和责怪医生就成了"家常便饭"；③从医生的角度讲，为了尽可能摆脱医疗事故与自己的"干系"，于是"小病大检查"、"一个也不能少"的现象，在目前已经成为非常普遍的现象，但这些绝大多数属于不必要的检查，无疑增加了患者经济上的开支……

构建和谐医院、和谐医患关系，是要正视这些矛盾，用适当的方式去解决这些矛盾，并在解决矛盾的基础上争取达到比较和谐的状态。在采用解决矛盾的方式方法时，并不是所有的医患矛盾和医疗纠纷都是要上法庭通过司法程序才能解决的。因此，不要激化和扩大矛盾，而是要尽最大努力"弱化"这些矛盾的强度，通过寻找和扩大共同点，取得有利于矛盾各方的最佳结果，从而促成社会关系和人们之间的团结、和谐。

在构建社会主义和谐社会过程中，我们要充分认识到：社会公平正义是社会和谐的基本条件；建设和谐文化是构建社会主义和谐社会的重要任务；加强社会管理，维护社会稳定，是构建社会主义和谐社会的必然要求。[①] 我们应努力倡导和谐理念，培育和谐精神，进一步形成全社会共同的理想信念和道德规范，夯实全党全国各族人民团结奋斗的思想道德基础。在当前社会主义市场经济体制下，构建和谐医院、和谐医患关系，特别要强调"建设和谐文化、巩固社会和谐的思想道德基础、建设社会主义核心价值体系、树立社会主义荣辱观"之间的相互关系。

在构建社会主义和谐社会的过程中，除了切实保持经济持续快速协调健康发展、发展社会主义民主、落实依法治国的基本方略、维护和实现社会公平和正义、增强全社会的创造活力、加强社会建设和管理、处理好新形势下的人民内部矛盾、加强生态环境建设和治理工作、做好保持社会稳定的工作等一系列重要任务外，"切实加强全体社会成员的思想道德建设"是一个不容忽视的重要问题。其中，积极实施公民道德建设工程，广泛开展社会公德、职业道德、家庭美德教育，在全社会倡导社会主义基本道德规范，培养良好的道德品质和文明风尚，提倡尊重人、理解人、关心人，大力提高教育、科技、文化、卫生、体育等公益事业的服务能力，增强社会服务功能，拓展社会服务领域，提高社会服务水平，意义十分重大。而对于"身兼两职"的医学院校来说，既有着承担教育的职能，又有着承担医疗的职能。因此，在"切实加强思想道德建设"的同时，必须与医学教育和医疗服务的实际结合起来，"切实加强医德医风建设"，扎实推进"和谐校园"、"和谐医院"以及"和谐的医患关系"建设，努力为构建社会主义和谐社会作出应有的贡献。

2.2.3.2　以更多的人文关怀"催化""和谐医患关系"

不同时期、不同流派的思想家、理论家在对于社会和谐的一般特征的描绘中，具有十分相似的观点，这就是都十分强调人与人之间的相互尊重、理解、帮助。就医疗服务而言，医学需要人文关怀，这也已经是一个人们普遍接受的观点。由于医学关系到人的健康和幸福，因而从来就不是"纯技术"、"纯自然科学"的学科；由于医学直接与人"打交道"，因而医学伦理道德的基本原则和要求就是医生尽力为患者服务，以一颗炽热的心去温暖、安抚那些遭遇病痛的躯体和心灵，而不是老把眼光盯在患者口袋里的钱。如果医学离开了人文关怀，那么，医学的伦理道德价值和科学价值也会随之失去根基，成为"无本之木"、"无源之水"。尤其是在当前我国社会转型或矛盾突发期间，如果医学人文关怀缺失，一个十分突出和严重的后果就是势必导致医患之间互不信任：患者总认为医生在"骗钱"；医生总觉得患者在"找茬"——医患关系"紧张"、"对立"、"激化"也就势必难以避免！

不应否认，目前医患关系的不尽如人意，已经严重地影响着和谐医院的建设

---

① 中共中央关于构建社会主义和谐社会若干重大问题的决定[N]. 人民日报，2006年10月19日.

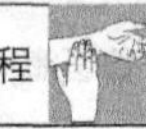

以及构建社会主义和谐社会的进程。细心的人们无不遗憾地感受到：当前医生从穿上白大褂的一瞬间起，心头就蒙受着巨大的心理压力；患者从一踏进医院的一瞬间起，就时时处处抱着防范之心。如此的医患关系，缺乏了"和谐"的基本前提和条件。

进一步说，在现实的医疗服务过程中，医生不得不"一心多用"——一边替患者治病，一边还必须思考与个人切身利益密切相关的种种问题，诸如自己对患者病情的诊断是否准确，万一出现"误诊"是否会留下什么"把柄"？为患者开出处方中的药物虽是"对症下药"，但对于同时出现的不良反应，患者及家属能否接受？为患者确定的一般通用的治疗方案（措施），出现并发症是否会产生医疗纠纷？疾病的判断和治疗措施的实施是否全都留下了法律依据，以便今后打起官司来不至于被动？等等。这些反映了医生在治疗过程中的"过度"防卫心理，必将"分散"了对患者病情、病因的了解和分析，是不利于医疗诊治和对患者关心体贴的。而对于患者而言，总是带着怀疑的心态来"审视"医生，处处提防医生的"一举一动"。虽然真正熟悉并掌握医学专业知识和诊治手段的患者并不多，但一般患者一看见医生下方、开药，就会在心里嘀咕：是不是"别有用心"，"想方设法"拿"回扣"？医院这一本该最为和睦相处、最有先决条件和基础实现和谐的地方，却令医患双方都"戒备森严"、在"一级战备"状态中屡屡告诫自己：害人之心不可有，防人之心不可无。

当前"剑拔弩张"般的医患关系，使得在一些医院里随处可见患者就诊时忙于记录、要求把病史记录复印带回家，进而成为一道特有的"风景线"，其目的主要是为了保留相关的"证据"，防范今后可能发生的医疗纠纷。一旦陷入医疗纠纷后，由于医学专业和医疗手段等方面的地位不相称，患者只能处于"弱势"地位，这又迫使其本人或家属不得不"半路出家"，自学成为半个"医生"，"备战备荒"。

以下的案例，具有一定的典型意义，比较集中地反映了由于医患关系紧张而萌发的"新生事物"——"患者就诊自带录音笔、小型摄像机，有备无患；发生医疗纠纷或医疗事故后，患者苦读医学书籍，无师自通、自学成材"。①

邹某的母亲在家中不慎滑倒受伤，经无锡市某医院诊断为右股骨粗隆间骨折。在治疗过程中，该患者的病情非但没有好转，反而出现恶化的趋势。邹某不满医院的种种解释，携带母亲的病史记录到处请教，并以常人难以想像的毅力，刻苦自学了 17 本医学专著，写成 18 万字的《看病记录》。凭借所掌握的有关医学知识以及翔实的资料，邹某以医疗事故和诊治措施不当将医院告上了法庭，并占据了主动，最终赢得了诉讼，获得了医院支付的 6 万元赔偿。但邹某的母亲由于病情加重所蒙受的痛苦、邹某为此自学医学专著及撰写《看病记录》所花费的时间和

① 令人心酸的"自卫患者"[N]．报刊文摘（信息集锦），2005 年 11 月 30 日．

精力,又如何用金钱来弥补呢?类似邹某这样的患者家属,为了“预防”医生为在治疗中出了问题找出种种医学专业术语或诊治技术理由为自己“开脱”,甚至为了“预防”个别医务人员改动病历、以便在法庭上举证时能回避对自身不利的证据,患者及其家属不得不“全副武装”,采取种种尽可能想到的“自卫”措施。

历史的车轮已跨入21世纪,人类文明及相处关系竟然到了如此“白热化”的境地;宽敞明亮、现代化装备的就医环境,其医患关系却造成让人“窒息”的尴尬后果,想起来真的令人心酸不已。

医患之间的互不信任状况,在量上日益增多,在质上越发提升,最终酿成“对簿公堂”的医患纠纷。一些不文明、不理智的举动也就接踵而来。患者及其家属大打出手,影响医院正常的医疗秩序,甚至出现医生被患者及亲属所纠集起来的人迫害致死的惨剧。正是由于这些新情况、新问题的出现,一些医院从“保护”医护人员的角度考虑,推出不少“新举措”。比如,医生上班请保镖护送、医院内请警察驻点、医生查病房请法律顾问,等等。所有这些“治标不治本”的新举措,非但不利于医患关系的改善,反而增加了人们就医的不安全感,造成了人为的“恐慌”,不仅不利于“和谐医院”的建设,而且更不利于构建社会主义和谐社会目标的实现。

需要指出的是,构建社会主义和谐社会,改善目前紧张的医患关系,必须建立起相互尊重和信任的诚信体系。在深化医疗体制改革的进程中,应建立专门的医事法庭,促进医疗纠纷得以公正、合理的解决,同时还要形成对医疗机构责任行为的约束力。从更宏观的方面说,医患关系不仅与医护人员及患者的道德修养有关,而且与一定历史时期社会的医疗资源配置有关。因此,需要继续加大政府的投入,建立合理的医疗保障制度,健全医疗卫生法律体系,加强医院管理,完善服务模式,进一步加强医患之间的相互沟通,更加注重医疗服务中的人文关怀。

2.3　从“看病难、看病贵”到“看得起病、看得上病、看得好病”

2.3.1　“奔小康,盼健康”:着力解决“看病难、看病贵”问题

“奔小康,盼健康”——人民群众对物质文化生活的需要是“动态”、“发展”的;是“不断变化”、“逐步提升”的。当温饱问题基本解决以后,“身心健康”便成为21世纪中国人普遍的议题和由衷的向往。“没有人民的健康,就没有全面的小康”。但对于解决有着13亿人口并且其中将近80%是农民的健康问题,不能不说是一个“世界级”的大课题和大难题。近年来,经济在发展,社会在变化,各种体制机制不断完善,新形势下的新问题相继“浮出水面”。其中,与提高各民族人民健康水准密切相关的“看病难、看病贵”问题,已经成为了一个社会“热点”话题和“焦点”

话题，党和政府予以了高度的关注。

党的十六届六中全会强调，构建社会主义和谐社会，必须"加强医疗卫生服务，提高人民健康水平。坚持公共医疗卫生的公益性质，深化医疗卫生体制改革，强化政府责任，严格监督管理，建设覆盖城乡居民的基本卫生保健制度，为群众提供安全、有效、方便、价廉的公共卫生和基本医疗服务"，进一步讲，就是要"健全医疗卫生服务体系，重点加强农村三级卫生服务网络和以社区卫生服务为基础的新型城市卫生服务体系建设，落实经费保障措施。实施区域卫生发展规划，整合城乡医疗卫生资源，建立城乡医院对口支援，大医院和社区卫生机构双向转诊，高中级卫生技术人员定期到基层服务制度，加强农村医疗卫生人才培养。"[①]

因此，结合医疗服务的实际，"辨荣辱"、"促和谐"，不仅思想上要提高认识，而且关键还是要落实到具体工作中。坚持以服务人民为荣，营造和谐的医患关系，切实解决好"看病难、看病贵"问题，尤其是要做好以下两方面的工作：

- 农村：认真实行新型农村合作医疗制度，真正使广大农民看病不再犯愁
- 城市：大力发展社区医疗卫生服务，真正使广大城镇居民看病不再担忧

"冰冻三尺，非一日之寒"。我们是在一个经济文化十分贫穷落后的半殖民地、半封建国度的基础上进行社会主义事业建设的。新中国成立50多年以来，特别是改革开放的20多年以来，我国的医疗卫生事业如同经济政治文化建设一样，取得了重大的成就。以国际上通行的"人均期望寿命"、"婴儿死亡率"和"孕产妇死亡率"这三个指标来看，2005年的统计分别达到：71.8岁、25.5‰、50.2/10万，已达到比较高的发展中国家的水平。[②] 但我们也必须清醒地认识到，目前我国的医疗服务体系还不能适应广大人民群众健康需求，"看病难、看病贵"作为一个社会问题，依然十分突出。对此，患者及其家属的意见也比较强烈。其缘由主要是：

——医疗资源总体上明显不足，配置也不均衡。我国人口约占世界的25%，但医疗卫生资源仅占2%；我国医疗资源的80%集中在城市，而城市中又有80%的资源集中在大医院里，而与此形成强烈反差的是，大多数农村的医疗条件还仅停留在"老三件"的水平：血压计、听诊器、温度计。

——医疗保障体系不健全，自费就医的比例相当高。有60%以上的居民没有任何医疗保障，而在农村，因病致贫、因贫返贫占贫困人口的1/3。

——公立医疗机构运行机制中"市场化"倾向较为突出，导致"公益性"淡化。近年来，公立医院人均门诊和住院费用平均每年增长13%和11%，这个比例大大高于居民人均收入增长的幅度。更需要指出的是，正是由于医院对于经济利益追

① 中共中央关于构建社会主义和谐社会若干重大问题的决定[N]. 人民日报，2006年10月19日.
② 参考数据：印度这三项指标分别为61岁、30‰、410/10万。

求的负面效应,既加剧了“看病难、看病贵”的事实状况,也影响和损害了医务人员和卫生行业的社会形象,并就此“一蹶不振”、“每况愈下”。

——药品和医用器材生产领域、流通领域秩序混乱,并且价格过高。“卖药的比吃药的多”,药品生产、批发、零售企业多如牛毛,且不少环节违规操作、层层加价,最终全由老百姓“埋单”,使得患者苦不堪言……

对于这些客观存在的问题,我们必须予以高度的重视,采取合适的方式方法逐步加以解决。这也就是说,在改革和发展过程中出现的问题,要以改革和发展的思路和措施加以解决,既不能急于求成、一蹴而就,也不能听之任之,放任自流。

历史和现实一再表明:社会主义现代化建设,不能脱离现实的国情,要“走自己的路”。同样,发展我国医疗卫生事业、解决目前我国医疗服务体系中的问题,也必须从现实的国情和实际条件出发:①坚持走适合我国国情的发展之路,不能盲目照搬外国的模式。②坚持卫生事业为人民健康服务的宗旨和公益性质,医疗卫生机构不能变相成为单纯追求经济利益的场所。③政府必须承担公共卫生和维护居民初级卫生保健权益的责任。在坚持这三个基本原则的前提下,在我国社会生产力和综合国力的不断增强的基础上,建立起比较完善的医疗卫生服务体系。

医疗卫生服务是社会生活中的特殊服务,既不能简单地全盘推向市场,全部让人民群众承担,也不能由政府全部包揽下来、完全由国家投入资金,而是应实行以政府为主导,适当发挥市场机制的作用,即:①要着力于健全医疗保障体系,为群众提供质优价廉的医疗服务。②加快公共卫生体系建设,改变“重治疗、轻预防”的思维模式。③加强卫生服务监督,注重医疗价格监管,保证医疗秩序和服务质量。

“看病难、看病贵”,不容小觑。作为责任政府,着眼于逐步解决群众“看病难、看病贵”问题,主要抓好三个方面的工作:一是加快农村医疗卫生服务体系建设;二是大力发展城市社区卫生服务;三是深化医疗卫生体制改革,深入整顿和规范医疗服务、药品生产流通秩序。

医疗卫生工作涉及千家万户,与人民的身体健康和生命安全密切相关。构建社会主义和谐社会,医疗卫生行业及广大医务工作者肩负着既繁重,又特殊的职责。营造和谐的医患关系,是逐步解决“看病难、看病贵”这一社会问题必要的前提条件,同时又是构建和谐社会的重要组成部分。

有疾病和医疗服务,也就有了医患关系,这是一个十分普通和简单的道理。正是在这个意义上说,医患关系这个原本不该是问题的问题,现在却成为一个受到全社会关注的问题,值得人们深思。从解除病痛、增进健康来说,医务人员和患者是“同一条战壕里的战友”,有着共同的目标,并不存在根本对立的利益矛盾和

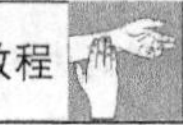

冲突。因此,医患关系就其本意或本质来讲,应该是和谐的。就医务人员来说,“视患者为亲人”并不是一句空话和套话,他们完全有可能做到尊重患者、理解患者、关爱患者。正因为医务人员和患者的共同目标都是为了战胜疾病、减少痛苦、保障健康和生命安全,医患双方更应该建立互相信任、互相尊重、互相理解、互相帮助的和谐关系。

和谐的医患关系,如暂且不拘泥于从文字上下个定义的话,通常来说,也就是体现社会主义基本道德准则和规范、体现人们在日常生活中十分熟悉的同志间、朋友间,以及亲人之间的关系。患者有恙到医院就诊,体现着自身缺乏相关的知识和没有足够的能力来摆脱病痛的“求助”、“求援”的心态和期望,这本身就是一种相信医生、相信医院的表现。作为医院和医务人员,理应忠实地为他们服务:以温馨的环境、优质的技能、和蔼的话语,尽可能低价的收费,减轻患者的身心痛苦。一般来讲,得到如此的医疗服务,绝大多数患者对医务人员是会抱有感激之情的,医患两方面的关系,也将是融洽、和谐的。反之,如果患者就诊时,医院管理混乱,缺乏严密的规章制度,而遇到的接诊医生又服务态度差、医技水平低,且医疗费用高、医疗效果也不显著,这就势必在医患之间形成了一条难以弥合的“鸿沟”。医生和患者之间缺乏感情交流,可能会增加患者的生理、心理,以及经济上的负担。当然,从患者及其家属角度来说,就诊时缺乏基本的人文涵养和社会公德,对医院或医生提出一些不切合实际的要求,稍不称心,就破口大骂,甚至围攻、伤害医务人员,扰乱医院的正常工作秩序,这样的医患关系给医院和医务人员势必带来很大的压力,医生首先是濒于“招架”,难以“全身心”地从事医疗服务。

医患关系必须从“医”和“患”两个方面进行综合的考虑:“医”和“患”两个方面都应该做出努力,“医”和“患”两个方面都具有各自的责任和义务。在当前医院门诊量大、患者自由就诊、医生工作负担重的客观条件下,改善紧张的医患关系,更需要加强医患之间的沟通,在有限的时间里加强医患之间的心灵沟通和感情交流,双方取得对方的理解和谅解。总体来说,处理好医患关系是“双向”的:医务人员要尊重患者,帮助患者选择既保证医疗质量又能够减少费用支出的治疗方法;患者也应该尊重医生,遵守医院的规章制度,积极配合医生,经过双方共同的努力,取得良好的诊治效果。

进一步讲,如能从“高标准”和“严要求”角度,来认识在努力解决“看病难、看病贵”基础上建立和谐的医患关系,那么,为了充分体现社会主义医疗卫生服务事业的公益性质,加之由于在医学专业知识技能和医学相关信息等方面具有的优势,医疗机构和医务人员处于“主导”、“主动”地位是不容怀疑的。也正因为如此,我们的医疗机构和广大医务人员,必须始终坚持为人民健康服务的宗旨,切实维护患者以及广大人民群众的利益,不断提高诊治水平和治疗质量,完善医患沟通及相关的投诉处理制度,广泛听取患者及其家属对医疗服务的意见,并努力改进工作。在新的历史条件下,尤其是要加强医务人员尊重和维护患者知情权和选择权的服务意识,体恤患者的痛苦,同情患者的困难,尊重患者的意愿,努力让患者获得价廉质优的治疗效果。同时,也需要采取有效的途径和方式,使我们的患者对医务人员产生信任感,认识到医疗活动"高技术、高风险"的特点,进而能够体谅和理解医院及医务人员所付出的努力和艰辛。

现实生活中的医疗服务实践活动并不如人们想像的那么简单。当前,之所以"看病难、看病贵"的现象较为普遍地存在,并形成一个影响较大的社会问题,在很大程度上是与缺乏和谐的医患关系有关的。医患关系紧张、医疗纠纷增加,其原因是多方面的。其中,医患之间缺乏信任、缺乏沟通、缺乏相互理解,相互之间都不能做到将心比心、换位思考,这是一个主要的因素。广大医务工作者劳动强度高,工作压力大,这是有目共睹的,广大患者及其家属也是能够理解的。但如果医务工作者在服务患者付出辛勤工作的同时,再以热情的态度、亲切的话语,更多地与患者交流(而不是目前存在的患者排了好长的队,等了好多的时间,主诉还未说完、医生的处方已写就的普遍现象),医疗卫生行业在全社会的认可和排名就会不断靠前,"白衣天使"在人民群众心目中的良好印象和称赞美誉,就不可能仅仅停留在 2003 年春夏抗击非典那一阵子,"看病难、看病贵"的反响和意见就不至于那么强烈和突出了。

"以人为本"的科学发展观,明确揭示了发展的实质和基本的途径,揭示了为什么发展、怎样发展的根本问题;揭示了发展依靠谁、发展为了谁的出发点和归结点。在近年来我国医疗卫生服务事业的发展进程中,人民群众所要看到的是:能否享受到经济社会发展的成果;党风政风医风建设是否取得了成效,政府和医院的管理水平是否有所提高,社会是否公平与和谐。因此,相对于广大人民群众而言,衡量医疗卫生工作成效的一把很重要的尺度,就是看我们的医务人员能否以服务人民为荣、全心全意为患者服务,能否真正和患者心连心、维护人民群众的健康权益。正是从这一点上说,医务人员的平凡工作,蕴涵着不平凡的意义:我们在患者身上花费的每一个心思、每一个努力,都是在为国分忧、为民解愁;帮助患者解除病痛、恢复健康,也就间接地稳定了一方的平安,增添了社会和谐的气氛。

从逐步解决"看病难、看病贵"问题的角度来认识营造和谐的医患关系,我们应结合医疗服务的实际,把坚持"以人为本"这一科学发展观的实质和核心,有机地转化为坚持"以患者为本",像华益慰、吴孟超、韦加宁、钟南山等众多医务界的先进人物那样,具有热爱人民、爱岗敬业,工作负责、精益求精,勇于探索、开拓创新,心系群众、无私奉献的高尚品德和优良作风,牢固树立全心全意地为患者服务的观念,从患者的病情出发,从患者实际的经济承受能力出发,坚持医疗卫生服务

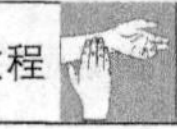

的公益性质，既要为患者减轻或解除病痛，又要想方设法尽可能地为群众减轻经济上的负担。

这也是说，要养成"以维护人民健康为己任"的思想品德风尚，在日常的医疗服务实践中，加强医患之间的沟通，时时处处替患者着想，以普通群众能够理解的话语词句来讲解治疗的基本思路和方案，因病施治、合理用药。要在注重疗效的前提下，经分析比较后采用适宜的医疗技术，为患者提供安全、有效、公平、价廉的医疗卫生服务。只要我们像对待自己的亲人那样善待患者，加强沟通，为患者着想，提供温馨、细心、爱心和耐心的服务，就必然会赢得患者的尊重和认同，建立起和谐的医患关系。因此，提高医疗服务质量，改善医患关系，对于解决"看病难、看病贵"的问题，有着十分重要的意义和作用。抓住了营造和谐的医患关系这个"牛鼻子"，不仅有利于"看病难、看病贵"问题的解决，而且有利于构建社会主义和谐社会这个大目标的实现。

2.3.2 新型农村合作医疗：努力使农民看病不再愁

2.3.2.1 安全、廉价的初级卫生保健服务：新型农村合作医疗的试点及初步成效

对于我国国情的描述，人们最耳熟能详的，莫过于"10 亿人口，8 亿农民"！虽然现在情况有所改变，我们的人口已达到 13 亿了，而且还有许多农村的青壮年来到城市寻求工作成为农民工，但总体上说，我国绝大多数的人口还是农民。长期以来，农村经济基础的底子十分薄弱，这就更加使得加强农村医疗卫生建设工作显得尤为重要和紧迫。

此外，中国人口占世界的 22%，但医疗卫生资源仅占世界的 2%，其中还有不少资源的水平不高，公众不能享受到优质的医疗卫生服务。更进一步讲，在医疗"资源短缺"的基础上，又存在医疗"资源分布不均"的问题，即 80%的医疗资源集中在城市，只有 20%在农村，而且农村医疗资源又普遍年龄老化、专业水平低。国家卫生部在 2003 年组织的第三次国家卫生服务调查结果显示：有 79.1%的农村人口没有任何医疗保障；有 48.9%的群众有病应就诊而不去就诊；有 29.6%的人应住院而不住院，其中主要是农民因经济原因难以及时就医；一些地区农村"因病致贫"、"因病返贫"的居民占贫困人口的三分之二。

我国的卫生政策开门见山就是"以农村为重点"。但仅仅制订政策是不够的，还需要一系列相应的具体措施和步骤相配合。毋庸置疑，农村是我国医疗卫生工作的"重中之重"。在农村，"看病难、看病贵"的问题，表现得尤为突出，更需要加以关注和解决。

依据这些严峻的数据，同时与解决“三农”问题密切相联系，近年来，党和政府对农村医疗卫生工作予以了高度的重视，先后颁布了一系列重要的条例和措施。其中，最主要的，就是 2003 年 1 月由国务院办公厅颁布的《关于建立新型农村合作医疗制度的意见》。这项制度在总结历史经验的基础上，适应了新的历史条件变化，由农民自愿、自主参加，基本上做到了：以大病统筹为主，适当兼顾小病；农民个人筹资一小部分，国家和地方政府补贴一大部分，用这些钱建立由县统筹的合作医疗基金，农民可以凭医疗证按比例从基金中报销医药费。

新型农村合作医疗的“新”，最大的特点就在于是中央和地方财政同时予以资金支持，背后有政府撑腰（而不是一般舆论所谓政府在医疗卫生方面的“缺位”、“退位”和“错位”），因而，新型农村合作医疗自诞生之日起就资金充裕、人气高涨。

概括地说，新型农村合作医疗制度，具有“五个坚持”的特点，即：

● 坚持“自愿、互助、公开、服务”的原则

● 坚持农民以家庭为单位自愿参加，不搞强迫命令

● 坚持合作医疗制度的“互助共济”性质，动员农民共同抵御疾病风险

● 坚持“公开、公正、公平”，规范操作，加强监管

● 坚持便民利民，真正让农民受益

从 2006 年起，国家和地方政府的补贴标准又提高了一倍，进一步加大了对农村合作医疗制度支持的力度。需要说明的是，对于农村中的特困户、五保户交不起合作医疗费或者农民无法承担自付医疗费用的情况，国家通过医疗求助制度，给予政策优惠和补贴。经过 3 年多来的发展，新型农村合作医疗制度的试点工作已取得了一定的成绩，也受到了广大农民的称赞和欢迎。

建立新型农村合作医疗制度，是从我国基本国情出发，解决农民“看病难、看病贵”问题的一项重大举措，对于提高农民健康水平，缓解农民“因病致贫”、“因病返贫”，统筹城乡发展，实现全面建设小康社会目标，都具有重要的作用和意义。到“十一五”期末，也就是在 2010 年左右，我国农村卫生改革与发展的总体目标，是要努力达到“三个适应”，即：建立起适应社会主义市场经济体制、适应我国经济发展水平、适应人民健康需求和承受能力的比较完善的医疗卫生服务体系。

新型农村合作医疗工作，目前还处于“试点”阶段。目前我国参加新型农村合作医疗的人口为 3.96 亿，占全国农业人口的 44.7%，已接近农村人口一半。而扩大这项“试点”并最终实现全国范围内的“全覆盖”，是今后几年工作的重点。

据初步规划，2006 年，全国新型农村合作医疗“试点”县（市、区）的数量，要达到全国县（市、区）总数的 40%左右；2007 年，该比例将扩大到 60%左右；2008 年，要在全国范围内基本推行；2010 年，实现新型农村合作医疗制度基本覆盖农村居民的目标。

此外,从我国社会生产力发展不尽平衡的实际情况出发,东部地区将在规范管理的基础上,对新型农村合作医疗"试点"工作,可加快推进的速度,有条件的地区还可以探索多种形式的农村医疗保障办法。

需要强调的是,逐步解决"看病难、看病贵"问题,必须发挥中央和地方政府两方面的积极性。在目前的状况下,"躺"在国家身上、全部靠中央政府投入是不符合实际的,必须充分借助和发挥地方政府的资源和作用。

从全国来讲,上海虽然是著名的大城市,但也有将近300万左右的农村人口。这些农村居民由于地处较为偏远,而且分布又较为分散,因此,在就医保健等方面显得十分不便。位于上海东北角的宝山区政府,想村民所想、急村民所急,在加强社区卫生服务网络建设的同时,定期安排免费巡回医疗车,深入乡村、送医上门,使当地农民在家门口就能方便地看上病。2006年上半年,宝山区政府出资160多万元,购置改装了巡回医疗车,并每年拨款20余万元,专门用于为农民免费检查、免费治疗,对于常见病、多发病的治疗药物,一律免费配送。巡回医疗车连接区内36个社区卫生服务站点,每日巡回一村,遍及全区7个镇,为10万户农民及当地外来务工人员提供医疗服务,筑起了一道生命"防护线"。在巡回医疗车上,专门配备了来自区级医院的专科医师,为村民们进行医疗咨询、体检以及根据有关病情配发治疗药品。尤其值得关注的是,目前宝山已全部实现"户籍制"医疗卫生服务模式,巡回医疗车所作的相关体检或诊治报告将转到户籍医生处,记录在村民个人健康档案中,以便长期跟踪随访。根据有关规划,到2006年的年底,上海市所辖10个市郊区(县)共114所社区卫生服务中心将全部完成标准化建设,"六位一体"式社区卫生服务覆盖率将达100%。

实践表明:郊区医疗卫生服务半径较大,用巡回流动的形式来方便农户就医、提升服务质量,尤其对于偏远地区的农村医疗服务,是具有一定借鉴意义并值得推广的。

党和政府对农民的健康问题历来非常关心,在新型农村合作医疗"试点"过程中,为了提高和扩大农民的受益水平和范围,引导农民积极踊跃地参加,从2006年起,中央财政和地方财政对中西部地区(除市区以外)参加新型农村合作医疗的农民,加大了支持力度。需要说明的是,地方财政增加的合作医疗补助经费,主要由省级财政承担,原则上不由省、市、县按比例平均分摊,不增加困难县的财政负担,并且,农民个人缴费的标准暂不提高。

建立新型农村合作医疗制度的另外一个重点,就是加强农村医疗卫生基础设施建设,健全县、乡、村三级农村医疗卫生服务体系和网络建设。"十一五"期间,除了加强县、乡医疗卫生机构能力建设,还将对中西部贫困地区传染病、地方病重疫区的村卫生室建设给予适当支持。各级政府将集中力量在每个乡镇办好一所公立卫生院，并由县级政府统一管理。有条件的地方将根据实际情况，通过整合现有卫生资源，建立农村社区卫生服务机构，更好地承担农村疾病预防控制、基本医疗、健康教育等公共卫生工作。需要指出的是，加强农村医疗卫生基础设施建设，还要结合乡、镇机构改革，明确乡、村级公共卫生工作职责并落实到位；各级政府要按照“明确职责”、“合理负担”的原则，建立和完善农村卫生经费保障机制。

为进一步完善我国农村的卫生服务体系，“十一五”期间，将建立合作医疗定点医疗机构的“准入”和“退出”制度，引入竞争机制；要制定合作医疗基本药品和诊疗目录，严格规定目录外药品和诊疗费用占总医药费用的比例，并实行患者审核签字制；要严格控制定点医疗机构平均住院费用、门诊费用和药品收入所占比例的上涨幅度。

在积极推进新型农村合作医疗制度的同时，本着“为农民提供安全、廉价的初级卫生保健服务”的理念，党和政府还为解决农村“看病难、看病贵”问题做了大量的工作。其中包括：①由中央政府和地方政府共同筹资，逐步改善农村医疗卫生条件。②着手建立农村医药价格管理体系和医疗管理规范体系。③加强农村卫生人才的培养，组织城市医生对口支援农村。④进一步加强农村重大传染病防治和疫情防控网络等。

作为 2006 年上海市的实事工程之一，“年内完成郊区 300 所村卫生室标准化建设”工程已顺利完成。上海 10 个郊区（县）已有 190 所乡村卫生院完成了扩建或新建，到 2008 年底，“完成全市 1 000 所乡村卫生室该扩建工程”的目标有望提前完成。上海近 300 万农民将在自己的家门口和宽敞明亮的就诊环境中，享受包括：医疗、预防、保健、康复、健康咨询和计划生育在内的“六位一体”的服务。这充分体现了上海在解决把“看病难、看病贵”转化为让农民“看得起病”、“看得上病”、“看得好病”问题上的努力。

发展农村医疗卫生事业，不断提高广大农民身体健康的水平，解决农村人口“看病难、看病贵”问题，是一项长期而艰巨的任务。我们不仅要在“硬件”上增大投入，而且更要在“软件”方面，特别是医务人员在增强和提高服务意识和服务质量上不断有所提高。常言道：“事在人为”，历史和现实一再证实：“关键是人”！对此，中国医师协会会长、著名医学家殷大奎认为：当前“看病难、看病贵”矛盾突出，医患关系出现问题，成因很复杂；但无论什么原因，从事医生这个职业，就应该有无私奉献的精神；医务人员应时常扪心自问：医学的目的是什么？我们的服务意识到底怎么样？以病人为中心的观念到底树立得牢不牢？对医疗安全是不是足够重视？因此，殷大奎明确指出，医务人员在缓解“看病难、看病贵”等社会关心的热点问题上，有义不容辞的责任。走进中南海的村医马文芳，在这方面为我们作出了光辉的榜样！

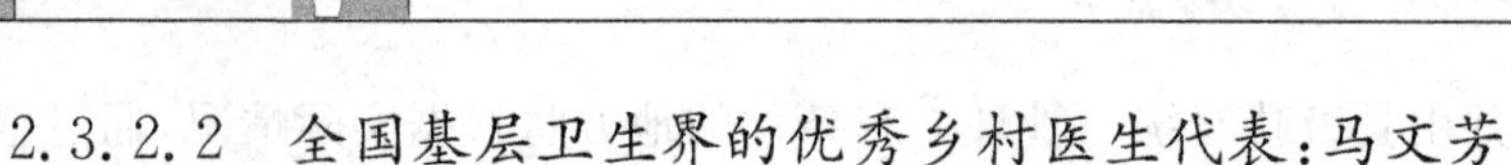

2.3.2.2 全国基层卫生界的优秀乡村医生代表:马文芳

北京,中南海小礼堂。在一次由温家宝总理主持的向社会各界人士征求提交十届全国人大四次会议审议的《政府工作报告》和《国民经济和社会发展第十一个五年规划纲要(草案)》意见的座谈会上,唯一一位来自全国基层卫生界的乡村医生代表,以朴实的言语、详实的数据,提出了当前农民"看病难、看病贵",乡镇卫生院生存困难,以及乡村医生生存更困难等实际问题。他,就是来自河南省通许县大岗李乡苏刘庄村的马文芳。

——这是一名"普通"的乡村医生,一名"普通"的共产党员,扎根乡村,悬壶桑梓30多年;

——这又是一名"极不普通"的乡村医生,一名"极不普通"的共产党员,30多年如一日,扶困济贫,播撒爱心。

对马文芳来说,10岁那年中秋节前后的日日夜夜,是他终身难忘的日子,疼爱他的母亲和活泼可爱的弟弟都被伤寒夺去了性命。马文芳在母亲和弟弟的坟前发誓:"妈妈,弟弟,将来我一定要当一名医生,当一名好医生……"17岁时的马文芳,被推荐进了县里举办的医疗卫生学习班。他刻苦用功,从没拉下一节课,从没休过一次星期天。"功夫不负有心人",第二年,他以优秀的成绩和基本的临床技能,如愿以偿地成为村里的赤脚医生。从此,他背起药箱,走村串户,义无反顾地为乡亲们解除病痛。这一"背"、一"走",就是30多个365天!

寒来暑往、冬去春来,日复一日、年复一年。马文芳奔走在田间地头,为乡亲们行医治病。长年累月,他的医疗水平和治疗效果在实践中也与日俱增。20世纪80年代,马文芳用多年省吃俭用的钱,盖起了两层简易小楼当作诊所,并起名为"爱心诊所",寓意要用爱心奉献一生,报答有恩于他的父老乡亲。

马文芳所在的苏刘庄村,地处偏僻,经济不发达。多年来,全村300多名儿童的预防接种往往因交通不便和家境贫困而得不到落实。马文芳看着那些可爱的孩子,想起了早年夭折的弟弟,"我是一名乡村医生,是一名共产党员,决不能让弟弟的悲剧重演!"他拿定主意,自掏腰包,不厌其烦,不辞辛劳,一家一家上门,一个一个统计,为孩子们预防接种。在"爱心诊所"的防疫室,马文芳还为全村儿童建立了计划免疫档案,自制的统计表,装订成册——姓名、年龄、家庭住址、接种疫苗种类、时间等都条分缕析,一目了然。他为全村所有的儿童都发放了接种卡,一年9次为他们打防疫针,分文不收,而这一项费用,每年就要花去4 000多元。有一次,马文芳竟然将给儿子办喜事的钱也"挪用"了,先给村里的孩子们搞预防接种。

除了免费为全村儿童打预防针,马文芳还坚持每年为全村40岁以上的中老年人免费体检一至两次,给每家每户建立健康档案,做到一户一档,一人一页。对住观察床的患者，检查费、注射费、手术费优惠20%～30%。30多年来，在通许县大岗李乡苏刘庄村，不管是谁病了，无论天多晚、路多远，无论寒冬酷暑、风雨交加，群众“有求”，马文芳“必应”。

在突如其来的SARS肆虐之时，马文芳主动“请缨”，义务为全村群众防疫。村里经费紧张，他二话没说，拿出3 000多元钱，买来隔离衣、消毒液以及宣传材料。马文芳每天领着诊所医护人员，对村里的学校、饭店等场所一天两次消毒，对20多名返乡人员进行隔离、体检。在村口，他设立了非典防治服务站，对过往车辆消毒，给相关人员测量体温。在昼夜抗击“非典”的日子里，由于满脑子装着村里的父老乡亲，他甚至顾不上亲自去诊治年逾80多岁的老父亲，从而延误了治疗，以至于老父亲因气管炎感染引发肺源性心脏病，不久离开了人世。这是唯一使马文芳深感内疚和悲痛的事情。

大岗李乡敬老院里，安置着30多位老人，马文芳心里惦记着他们每个人。“我和老人们无亲无故，但就想通过自己的一点力量，让他们在幸福中安度晚年。”每逢双月15日，他必到敬老院，为老人义务看病、检查身体，无论刮风下雨、天寒地冻，从未间断过。逢年过节，他还经常送去很多礼物。马文芳心里不仅装着敬老院的老人，而且还时时牵挂着为新中国成立做出贡献的革命功臣。为了让这些老前辈们能安度晚年、过上幸福生活，他为村里的8名伤残军人一一建立了健康档案，坚持义务为他们体检看病，10多年来，风雨无阻，雷打不动。曾有位伤残军人无儿无女，还患上了脑血栓，生活不能自理，马文芳就把他接到自己的“爱心诊所”，这一住就是4年多。在1 000多个日日夜夜里，马文芳每天除给老人擦屎端尿，打针换药、洗衣喂饭外，还坚持每个星期为老人洗一次澡。有一次，老人拉肚子，马文芳扶着老人去方便，不小心被溅了一身。老军人十分内疚，一个劲地自责。马文芳眼含泪水对老人说：“您为国家和人民，扛枪打仗不怕牺牲，还落下一身的病，我照顾您几年又算什么呢！”随着岁月的流淌，这些伤残军人已相继辞世，但他们生前送给“爱心诊所”的一块镜匾，依然高挂在墙上：“爱心诊所献爱心，不忘革命老军人，感谢诊所赤诚意，一片丹心为人民”。这短短28个字，凝聚着爱的祝福，向人们述说着美好的情愫。

马文芳关爱老人的一份真情，延续着中华民族悠久的历史文化，他曾满怀深情地说道：“现在大多数人生活好了、富裕了，可我们不能撇下上了年岁、无儿无女的老人们。尊老敬贤是中华民族的传统美德，我们有责任率先示范，将这种传统美德发扬光大。”

马文芳关爱孩子、尊敬老人，除此之外，他还十分关心和爱护青年人。马文芳总是认为：爱是有生命的，爱能延伸、爱能成长，付出的爱心一定能够生长出新的爱意。他非常盼望农村和全国乡村的医疗服务水平能够不断提高，因此他决定资

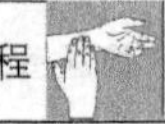

助一些学医的贫困大学生，让他们在爱的滋润下成长，从而能在将来治病救人、回报社会。他通过有关渠道找到郑州大学医学院，表示愿意资助3名贫困大学生每月的生活费，直到他们完成学业。几年过去了，物质的“资助”已经升华为浓浓的“亲情”。马文芳夫妇与这些大学生建立了深厚的感情，青年学子们经常来看望马文芳夫妇，给那小屋带来了欢乐和笑声，也表达着当代大学生知恩感恩的美好情怀。

30多年的风风雨雨，30多年的艰难曲折，马文芳有着许多自己立下的“规矩”。例如，不管每月能挣多少，必须从中拿出“一半”用于服务乡亲。而他和已结婚的大儿子直至今日，仍然住在几间半旧的平房内。再例如，他要求自己必须遵守“穷人富人一样对待，忙时闲时一样尽心，有钱无钱一样看病”。他时刻提醒自己：“绝不能让钱蒙住眼！”数十年如一日，马文芳始终坚持践行这些自己制订的“规矩”。而这些自发却有着强制性的“规矩”，正是源于马文芳作为一名乡村医生热爱村里每一位乡亲的拳拳之心。岁月如水，爱心似歌。这就是马文芳：

——一位忠实践行“当一名好医生，不辜负父老乡亲的期望”诺言的农家子弟；

——一位“胸怀大爱”的普通乡村医生；

——一名“奉献农村”的优秀共产党员。[①]

2.3.3 大力发展社区医疗卫生服务：努力使城镇居民看病不再忧

2.3.3.1 社区卫生服务：城镇居民“第一道”健康“保障线”

既然“看病难、看病贵”成为一个普遍的社会问题，并且作为一个需要加以高度重视和亟待解决的问题写入了政府的工作报告，那么也就是说，不仅在农村，而且在城市也同样存在人民大众难以得到优质廉价的医疗卫生服务问题。

然而，与此形成强烈反差的是，如今我国很多城市大医院的发展呈现出“超常规”的态势，不少医院的规模堪称“巨无霸”。超过千张床位数的医院现在是越来越多，并且为了得到“全国第一”乃至“亚洲第一”的“排行榜”称号，一些大城市的三级甲等医院的床位数甚至达到了六七千张。但与此同时，一些二级医院却在萎缩，围绕城市居民居住地点建立的社区医院(社区医疗服务中心)更是少人问津。另一方面，目前居民就诊的“开放性”也带来了“随意性”的负面效应。许多患有常见病和多发病及已确诊慢性病的居民，尽管不需要作复杂的检查和周密的诊断，只是配些常用药或维持量的药，由于在心理上总是“信任”大医院，对社区医院“不放心”，因而形成大医院“人满为患”而社区医疗服务中心却是“门可罗雀”的普遍现象。

当然，大医院诊疗水平相对来说比较高，这是毋庸置疑的；而把社区医院的诊

---

① 走进中南海的村医：马文芳[N]. 光明日报，2006年6月26日.

疗水平说成是“红药水+紫药水”,这也不符合事实。从总体上说,社区医院或社区医疗服务中心需要加大投入和建设力度是当前十分紧迫和重要的任务。有关数据表明:目前,全国社区医疗服务中心与城镇医疗机构相比,总数占 8.9%,卫生技术人员数只占 2.7%,政府补助经费仅为 1%。社区医院或社区医疗卫生服务中心的“硬件”和“软件”现状,与城市经济社会的发展很不相匹配,概括说来表现为以下 4 个方面:①社区卫生服务覆盖面小且功能不全;②医护人员数量不足且素质急需提高;③服务设施和设备匮乏且落后;④服务质量难以取得广大居民群众信任且缺乏主动性和创造性。

党和政府对于城镇“看病难、看病贵”的问题十分重视和关注,已从全面建设小康社会、构建社会主义和谐社会以及维护广大人民群众根本利益的高度来认识这个事关城镇居民身心健康的问题。胡锦涛同志曾明确指出,发展社区卫生服务,对于解决群众“看病难、看病贵”问题,为群众提供廉价、便捷的医疗保健服务,提高全社会疾病预防控制水平,具有重大意义。他还进一步提出要求,各级党委和政府,要坚持以人为本,加强领导,明确责任,狠抓落实,积极发展这项利国利民的事业,以造福人民群众。温家宝同志也提出,各级政府和有关部门要认真贯彻《国务院关于发展城市社区卫生服务的指导意见》,把发展社区卫生服务作为深化城市医疗卫生体制改革的重要环节,加强领导,加大投入,改革机制,完善管理,不断改善社区卫生服务条件和水平,保障群众身体健康,促进经济社会协调发展。

从现实的条件和环境来说,目前要解决城镇居民“看病难、看病贵”问题,大力发展社区医疗卫生服务无疑是主要的途径和重要的方式方法。社区医疗服务具有贴近居民、看病方便、收费低廉等优势,既有利于分流患者、缓解大医院的看病压力;又有利于降低卫生服务成本、减轻城市居民的医疗费用负担。更进一步说,加强社区医疗服务,还有利于城市居民在得到医疗卫生服务的同时,享受到社会主义社会促进和谐、强调公平、注重保障的发展成果。

近年来,深化改革城市医疗卫生服务体系,积极发展社区卫生服务,逐步形成功能合理、方便群众的卫生服务网络,成效是明显的。以上海市为例,在实现社区卫生服务中心综合改革以后,社区卫生服务中心患者门诊次均费用下降了 14.2%,检查项目费用下降了 39.5%。

按照中央的要求,有关部门就如何发展城市社区卫生服务工作作出了具体部署,开始着力构建以社区卫生服务为基础的新型城市医疗卫生服务体系。这主要包括:

其一,合理调整和配置社区卫生资源。新增的城市卫生投入,要重点用于发展社区卫生服务。既要将现有的一批小医院转型或改造为社区卫生服务机构,又要引导社会力量兴办社区卫生服务机构。在强化社区卫生服务机构激励机制的

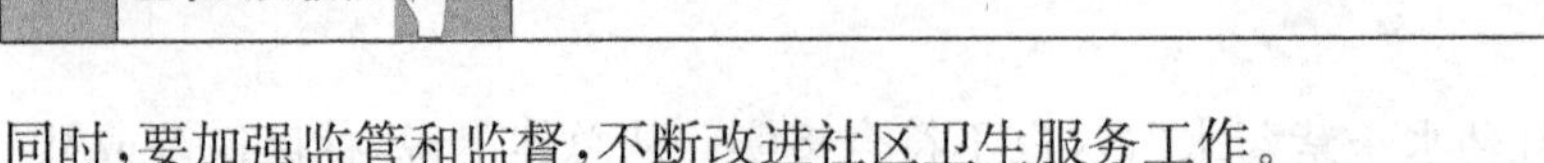

同时，要加强监管和监督，不断改进社区卫生服务工作。

其二，确定符合条件的社区卫生服务机构作为城镇职工基本医疗保险定点医疗机构。要建立和完善相关的配套政策，建立社区卫生服务机构与大中型医院"合理分工"、"密切协作"、"相互支持"的机制。另外，还要进一步鼓励药品生产经营企业，定点为社区卫生服务机构生产和供应合格、价廉的常用药品。

其三，积极推进城市医疗卫生体制改革试点工作，改变"以药补医"或"以药养医"的状况。要完善医疗机构经济补偿机制和药品价格管理机制，抑制医药费用过快增长，进一步加强医院管理，严格收费管理，改善医疗服务。

其四，加强职业道德教育，不断提高医务人员的整体素质和能力。要认真查处收受红包、拿回扣、开单提成和乱收费等违法违纪问题，建立教育、制度、监督三者并重、惩防并举的弘扬高尚医德医风的长效机制。

在此基础上，到2010年在全国各城市达到以街道办事处为单位，社区卫生服务中心覆盖率达到95%，90%以上的居民步行10～15分钟就可以到达社区卫生服务中心(站)，平均每万名城市居民至少拥有两名全科医师……

2.3.3.2 "为社区居民的健康服务，是我义不容辞的责任！"

解决社区居民"看病难、看病贵"问题，既要靠国家政策的导向，也要靠政府增加投入，更需要的是社区卫生服务中心广大医护工作者的辛勤付出！"选择了医生这个职业，就是选择了责任；为社区居民的健康服务，是我义不容辞的责任。"为了这句朴实无华的承诺，全国"五一劳动奖章"获得者、上海市闸北区临汾社区卫生服务中心院长庞连智，在社区卫生战线上一干就是30多年。社区居民的健康需求，是他永远的牵挂，也是他始终不渝的工作追求。

为了让社区居民在家门口就能得到便捷、周到的医疗服务，庞连智克服资金、房源、人员等各种困难，想方设法在临汾社区先后设立了6个100多平方米的社区卫生服务站，为一些卧床不起、生活不能自理的患者建立了家庭病床，并向居民公布每个服务站点、家庭病床医生和护士的手机号码。庞院长强调社区卫生服务要遍及社区所辖的每一个角落，因而社区卫生服务必须实行"网格化"管理，确保社区居民在"第一时间"就能够得到所需的医疗服务。临汾社区有位老妈妈患脑出血行走不便，社区医生就坚持上门为她针灸、推拿、配汤药，使得她的症状得到了好转。这位老妈妈逢人便夸奖这些社区医生："他们五年多来风雨无阻，没有一天失约，热心为我治病，我从心里说，我们需要的就是这么负责的社区医生。"

当前到医院看病，"三长一短"(即挂号、等候就诊、收费拿药时间长，看病时间短)是患者的烦心事。对于这个"共性"的"老大难"问题，庞连智大胆地对沿用了几十年的传统就医流程进行了"剖析"和"改造"。在多次明察暗访、实地调查研究的过程中，庞连智发现患者就医的大部分时间用在了排队等候上，真正与医生交流的时间很少。于是，他发动全院医护员工一起动脑筋，想办法寻找改进方式。起初，大多数人对此信心不足，总觉得要解决这样普遍性问题，可能性不大。庞连智不拘泥于现状，鼓励大家大胆思考："能否像超市买东西一样，最后一次性结账，减少患者排队的次数和时间呢？"熟悉庞连智的人都知道，只要是对患者有益的事情，再难他也要办。果然，执著为患者利益着想的庞连智专门引进了一名软件开发人才，并一起参与软件的设计构想，从内容、程序到技术操作，都做了充分的考虑。经过 6 个月的自行研制和反复修改，HIS 系统软件终于使临汾医院实现了"超市化一站式收费"的目标。这样，患者的平均就诊时间由原来的 2 小时缩短为 30 分钟左右，极大地方便了患者，患者也无不为医院的变化而感到高兴。

"社区是我家，大家爱护她"。为社区居民的健康服务，不仅是缓解或解除了患者的症状，而且也逐步改变了"看病难、看病贵"的现象，使得老百姓"气顺心畅"，为保持社会稳定、构建和谐社会起到了积极的作用。就上海市而言，根据其"特大型城市"的特点，将进一步完善社区医疗卫生服务中心的站点布局，使居民更为方便就医。同时，要深化改革，转换机制，"切断"服务收入与医生分配之间的"利益链"，真正体现以病人为中心以及社会主义和谐社会建设过程中社区医疗卫生服务中心的"公益性"。为了提高社区医疗卫生服务中心的质量，让老百姓称心、放心，上海还准备在对社区医生进行全科医生培训的同时，采取积极有效的措施，让二、三级医院的医生"下沉"到社区，同时推出"社区首席医生制度"，让高年资的医生"坐镇"、"压台"，严格把好医疗服务质量关。

当然，大力发展城市社区医疗卫生服务，完善社区医疗卫生服务功能，不是仅仅完全由各社区医疗卫生服务中心来担当的，而是需要依靠全社会的力量，齐心协力，共同把城市居民的卫生保健工作做好。这就是说，二级以上医院也应该和社区医疗卫生服务中心形成"联盟"，搞好城市居民的医疗卫生服务工作。据有关数据统计，至 2006 年底左右，上海市 70 所二级以上医院中，80％都建立了便民中心。其中，挂号收费通柜服务全面实行率达 62.7％，电子叫号系统全面使用率达 42.8％，专家门诊预约制度实行率达 91.4％，便民服务中心建立实行率达 77.2％。这反映了各级医院积极贯彻落实"便捷就医、温馨服务"的要求，在方便患者、服务创新方面取得了一定的实效。

为了优化患者就医环境，提供温馨、便捷医疗服务，一些医院打破旧的模式，创立新的服务机制，推出"日间手术"、"一门式专家整合门诊"、"代患者邮寄化验结果、特殊患者上门采血"等多项便民措施。全市各级医院在优化就医环境中共推出了 3 000 余条方便患者的举措。概括起来讲，主要体现在以下几个方面：

——优化就医流程，简化服务环节，方便患者就医，减少奔波往返，积极推广

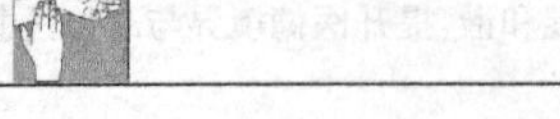

挂号收费通柜服务、电子叫号系统、自助挂号收费系统的实施。

——进一步明晰指示标识系统，公示服务信息，改进各项检查化验工作流程，加强门急诊导医、导诊工作。

——确保门急诊工作力量，合理安排专家门诊时间，减少患者候诊时间。推进专家门诊预约制度。

——为患者提供各种便民利民服务，努力营造温馨就医环境，在市、区二级甲等以上医疗机构积极推进便民服务中心建设。

——推广“于井子护理小组”人性化护理法，激励医务人员用温馨、关怀式服务接待患者。

——加强与患者的交流沟通，主动征询患者意见，及时化解医患矛盾，构建和谐医患关系。

此外，一些医院还积极试行“常见病标准化流程”，在综合改革过程中，医生为患者“精打细算”，核算好经济账。实践表明：解决“看病难、看病贵”问题，医生要有真诚的爱心，不但要关心患者的病情，而且还要站在患者的角度，进行经济核算，使患者真正感受到医生“更加贴心了”。

例如，治疗消化道溃疡的药物，有奥美拉唑（洛赛克）、雷尼替丁等好几种。从治疗的效果上看，这几种药物基本相同，但在价格上却差别较大。同样一个疗程，如果用洛赛克，需要 176 元，而雷尼替丁却只需要 4.4 元。上海松江区中心医院的医生，就会十分耐心地向患者进行分析解释，在征得患者谅解的前提下，选用价格低、疗效好的药物。

2.3.4 人人享有基本卫生保健服务：中国特色医疗卫生改革发展的“系统工程”

“看病难、看病贵”作为当前突出的社会问题，我们不能简单地就事论事寻求解决方案，而是要从维护、发展人民群众根本利益出发，从体制和机制上加以探索，要统筹兼顾，作为系统工程来努力实践。这也就是胡锦涛同志在 2006 年 10 月 23 日中共中央政治局第三十五次集体学习时强调的那样，要高度关注和不断提高人民群众健康水平，建设覆盖城乡居民的基本卫生保健制度。[①]

医疗卫生事业是造福人民的事业，关系广大人民群众的切身利益，关系千家万户的幸福安康，也关系经济社会协调发展，关系国家和民族的未来。因此，必须把发展医疗卫生事业、提高人民群众健康水平放在更加重要的位置，走中国特色医疗卫生改革发展道路，加快医疗卫生事业改革发展步伐，努力满足人民群众日

---

① 胡锦涛强调建设覆盖城乡居民的基本卫生保健制度[N]. 人民日报，2006 年 10 月 24 日.

益增长的医疗卫生服务需求。

人人享有基本卫生保健服务、人民群众健康水平不断提高,是人民生活质量改善的重要标志,是全面建设小康社会、推进社会主义现代化建设的重要目标。在经济发展的基础上不断提高人民群众健康水平,是实现人民共享改革发展成果的重要体现,是促进社会和谐的重要举措,是党和政府义不容辞的责任。

当前,不断推进医疗卫生事业的发展,必须坚持公共医疗卫生的公益性质,深化医疗卫生体制改革,强化政府责任,严格监督管理,建设覆盖城乡居民的基本卫生保健制度,为群众提供安全、有效、方便、价廉的公共卫生和基本医疗服务。

"人人享有基本卫生保健服务",是我国政府向世人作出的庄严承诺。因此,着力解决人民群众"看病难、看病贵"问题,努力缩小城乡之间、地区之间、不同收入群众之间医疗卫生服务差距,加快完善有利于人民群众及时就医、安全用药、合理负担的医疗卫生制度体系,不断提高医疗卫生服务的水平和质量。在新的历史条件下,进一步完善公共卫生和医疗服务体系,有着更为深远的意义。因此,要坚持从我国的国情出发,坚持党和国家的卫生方针政策,坚持预防为主、防治结合,以农村和城市社区为重点,坚持中西医并重,提高疾病预防控制、公共卫生监督、突发公共卫生事件应急处置能力,重点支持公共卫生、农村卫生、城市社区卫生事业发展,加大对中西部地区医疗卫生事业发展支持力度,整合城乡医疗卫生资源,健全多层次的医疗保障体系。

与妥善解决"三农"问题相结合,加快发展农村医疗卫生事业,必须巩固和完善农村医疗卫生服务网络,改善农村医疗卫生条件,加强农村卫生人才队伍建设,着力解决部分农村缺医少药的状况。

同时,要大力发展城市社区医疗卫生服务,完善社区医疗卫生服务功能。要深化医疗卫生管理体制、公立医疗机构运行机制、医疗保障制度、医药市场监管机制、财政经费保障机制等方面的改革,强化公立医院公共服务职能,建立国家基本药物制度,整顿药品生产和流通秩序,降低药品虚高价格,保证群众基本用药。

医疗卫生工作,决不能局限于医疗卫生界,而是要当作关心群众、促进社会和谐的大事,摆上重要议事日程,不断加强和改善领导。各级政府要把医疗卫生事业发展列入经济社会发展规划,确定发展目标和重点,并采取切实有效的措施保证规划的落实。要切实履行卫生监督执法职能,依法严厉打击各种危害人民群众身体健康和生命安全的违法行为。

推进医疗卫生事业发展,与提高医务工作者的整体素质有着密切的关系。因此,要积极推动医德医风建设,深入开展社会主义荣辱观教育,使广大医疗卫生工作者恪守服务宗旨、增强服务意识、提高服务质量,维护医疗卫生行业的良好形象。要关心和爱护广大医疗卫生工作者,热情帮助他们解决工作、学习、生活中的实际困

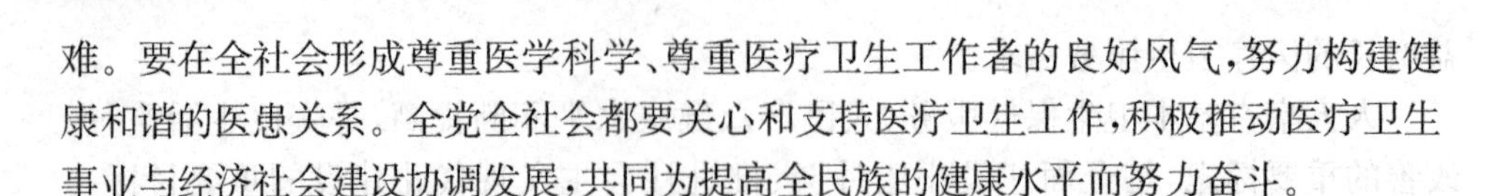

难。要在全社会形成尊重医学科学、尊重医疗卫生工作者的良好风气，努力构建健康和谐的医患关系。全党全社会都要关心和支持医疗卫生工作，积极推动医疗卫生事业与经济社会建设协调发展，共同为提高全民族的健康水平而努力奋斗。

2.4 案例或数据

2.4.1 "把患者当亲人，把医术当艺术"：集"荣辱"与"和谐"于一身的医学大家

多年来，在我国成千上万个医务工作者中，涌现出无数个以真挚的爱心对待患者的杰出人物。在起死回生、减轻病痛的本职工作中，他们"把患者当亲人，把医术当艺术"，诠释了体现社会文明进步的荣与辱，维护了"白衣天使"的美好形象，构造了和谐的医患关系，受到了全社会的称赞。令我们感到遗憾的是，由于篇幅有限，不能把所有收集并整理的那感人肺腑的"人"和"事"都一一展现在大家的面前——请读音以这些名字及简略描绘为"索引"，进一步广泛收集和了解他们以及更多"白衣天使"的人生历程，"走近大家"，与这些名医大家或普通医护人员"近距离接触"，在"面对面"和"无缝衔接"之中，领悟到作为一名医务工作者那一颗颗对事业真诚热爱的心。在坚持社会主义荣辱观的同时，营造和谐的医患关系；在努力掌握医学知识和医疗技能的同时，在自己的心灵中塑造起关爱他人的崇高品格。

◆ **手外科医生韦加宁**："全国五一劳动奖章"、医务界最高荣誉奖"白求恩奖章"获得者。1972年，与他人合作成功地完成了世界第一例同体断足移植手术；1975年，首创我国第一例同体拇指移植手术。

韦加宁是被称之为"五星级"的医生，即不仅仅是患者有效的治疗者，而且还是患者有效的沟通者、咨询者、协调者、理财者和健康管理者。韦大夫看病很特别：边画图边给患者讲解，再复杂的手术经韦大夫一解释，外行人就全明白了。韦大夫就诊时还有一个特别的地方：整天都不喝水。因为在他看来，喝水就一定得上厕所，就会"耽误患者看病时间"。

韦加宁经常说，伤手的人大多是普通劳动者，受伤后经济上就更困难。为了不让患者等候就诊的时间太长，他中午往往不吃饭不休息，上午出门诊，经常要忙到下午三四点钟，曾好几次因劳累过度，虚脱昏倒，但稍有恢复后，他又忘我地工作起来。他经常说："治病救人是我们的天职，患者找到我们，是对我们极大的信任，绝不能让患者感到失望。"

对患者予以关爱，就会以满腔热忱来服务于患者，千方百计为患者着想。广东汕头的一位电工，双手被高压电烧伤，情况十分严重。当地医生准备给伤者双手截肢，当与韦加宁取得联系后，韦加宁四下广东七次手术，终于保住了患者的双

手。在手的功能中，拇指最重要，如果能把患者的拇指功能恢复了，那么他就能生活自理了。韦加宁为了给患者重建拇指，用“脚趾搬家”的方法，把患者的大脚趾移植到他残缺的手上，使他们不仅能生活自理，有的还能继续工作。他还用再造一个“新虎口”的办法，使已经被伤残成“小棒槌”的残肢重新产生了功能，使伤者能够自己吃饭、上厕所。

2002 年 5 月，韦加宁被诊断为晚期胃癌。他十分乐观和豁达地说：“与其数着天花板想一些生死的问题，还不如抓紧时间干些自己想干的事情。”重病期间，他一边输液，一边趴在医院的小餐桌上，用顽强的毅力，一丝不苟地绘制《韦加宁手外科手术图谱》。他要通过这本书，把自己 40 多年临床实践的宝贵经验留给后人。当得知 2008 年残奥会北京需要一批经国际认证的康复医师时，作为一名著名的手外科医生，他深知康复对于手外科的患者特别重要，因此他不顾病痛的折磨，仔细地和前来看望他的同事们一起商量与国外合作举办康复医师培训班的计划。2003 年 4 月 9 日，他画完了手术图谱的最后一幅画，终于艰难地完成了这部 893 页并附有 2 831 幅图谱的巨著。3 天后的凌晨 4 点 07 分去世，终年 65 岁。

坚实的理论基础、刻苦的钻研精神、认真细致的工作作风和多年的临床实践，练就了韦加宁娴熟精湛的手术技艺。韦加宁从医 42 年间，共完成了 5 万多例手术。这也就是说，他平均每周要做 20 多台手术，每天起码也要做 4～5 台手术。这些数字是高强度劳动的凝结，没有乐于拼搏、甘于奉献的精神，是难以做到的。遇到高难度的手术，他一连干上十几个小时或 20 个小时以上；遇上重大的抢救任务，他连番上阵，手术一个接一个。42 年间，他还撰写了 40 多篇论文，参加了 23 部骨科、手外科专著的编写工作，在书稿和病历中绘制了数以万计的手术图谱。他为全国各地带教了 400 多名手外科专业进修医生，其中 2 人晋升为将军，6 人担任了院长，绝大多数已成为科主任及学科带头人。

韦加宁始终为工作忙碌着，在患者面前，他留给人们的永远是一张亲切和善的笑脸。这里所体现的智慧、悟性、责任心与意志力，是一种令人敬畏的人格魅力和力量。韦加宁廉洁行医，从不收“红包”。在积水潭医院有这样的一道“风景线”：韦加宁在前边奔跑，后面有人紧紧追赶——那是他在躲患者的“红包”。每当人们看到这样的场景，都会向韦加宁投去敬佩的目光……

◆ **妇产科专家林巧稚**：1955 年被选聘为新中国成立后的第一批中国科学院院士(学部委员)。“她终身未婚，却拥有最丰盛的爱；她没有子女，却是最富有的母亲；她是东西方文化交融陶冶出的杰出女性；她是母亲和婴儿的守护神。”人们往往习惯于把穿着白大褂的医生以及护士称为“白衣天使”，然而，在现实生活中，真要成为名副其实的“白衣天使”，并不像套上白大褂那么简单和容易。林巧稚有着精湛的医术，有着崇高的医德，更有着那炽热的仁爱之心，她是真正的“白衣天

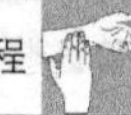

使”!

林巧稚的仁爱之心，在年轻时就已养成。1929年6月12日，林巧稚获得了协和医院的毕业证书和美国纽约州立大学的博士学位证书，她还获得了这一届协和毕业生的最高荣誉——“文海奖”，奖金400元——相当于一个相当于一个助理住院医生一年的工资。在确定“文海奖”得主的时候，校委会曾有过小小的争执。有一位男同学与林巧稚“旗鼓相当”，而在学业方面，她比他仅高出1.5分。有人提出：从长远发展的利益考虑，男生今后对协和的贡献必定超过女学生。但也有不同的声音：林巧稚几年来课余为公益活动尽了许多义务，她为人热诚、有爱心，这是从医者的根本，更何况她在热心公益的同时，学习还很突出。后者的话得到了更多人的赞同。最终，该届“文海奖”授予了林巧稚。

对于别人的不幸，林巧稚从来不会无动于衷。作为妇产科医生，最让她心痛的事情莫过于一个母亲没有正常的孕育环境。林巧稚半个多世纪的行医历程，正是实践希波克拉底誓言的生动写照：无论至于何处，遇男或女，贵人及奴婢，为病家谋利益，为病家谋幸福。每当她出诊时，随身所带的包里，不仅有医疗器械，而且在包的夹层里面，总是放着一些钱，以备不时之需，除了诊疗疾病以外，还要不时地以自己的绵薄微力来周济穷人。

在林巧稚她那羸弱的身材里，有着鲜明的爱憎。对于诊治患者，她完全不顾个人的安危——这安危，既有涉及自身“躯体”上的，也有牵涉到个人“政治”方面的。“文革”动乱期间，林巧稚见被打成“黑帮”的彭真的女儿患有“子宫功能性出血”疾病，就毫不犹豫地把她接到家里，并想方设法安排住院进行治疗。当时医院里就有人以此为把柄，“批判”林巧稚治病不讲阶级性，有严重的政治立场问题和阶级感情问题。面对这样的诘难，林巧稚非常平淡而镇静地回答：“给一个人下政治上的结论，这不是医生应该做的事情。给患者看病不能贴标签和带偏见。我是一个医生，医生有医生的道德，我怎能见死不救！”在那样恶劣的社会环境下，林巧稚的言行是何等的不易！

心中装有患者，一生为着祖国的医疗事业。林巧稚在病重期间，依然展现着这崇高的品质和道德。高血压、心脏病、脑血栓同时并发，使得林巧稚经常处于昏迷之中，但当清醒过来时，她不止一次地要求停止为她用药：“不要再抢救了，那些药，留给别的患者用吧……”更为感人的是，她十分艰难地集中起那已经不听指挥的思维神经、语言表达神经，以顽强的毅力断断续续地说出了埋藏心头多年的“心事”：“……我从不愿意走后门。但有些事想走邓大姐[①]的……后门，请她关心一下建立……妇产科研究中心……的事情。”

① 即邓颖超同志。

在告别人生的最后几个夜晚，林巧稚的特护病房里，经常会响起一阵阵急促的呼喊声："快！快！拿产钳来！产钳……"为了让她安静下来，护士们任意地拿起身边的一件东西递到她的手里。这时，林大夫会把手中握的东西抓得很紧很紧，仿佛又回到了伴随着她风雨几十载的手术台，仿佛又把一个新的生命带到了人世间。

当82个寒暑春秋划上完美的句号，在血压骤然下降、呼吸停止、心脏不再搏动的临终之时，林巧稚的神情十分安详，就像不过是值了一个长长的夜班以后，慢慢地进入了梦乡。她留下的遗嘱是：三万元积蓄捐献给医院的托儿所，遗体供医院作医学解剖用，骨灰撒在故乡鼓浪屿的海上……

◆ **心血管病内科专家方圻**：北京协和医院内科学教授、名誉院长，中华医学会常务理事，世界卫生组织心血管疾病专门委员会委员，英国皇家心脏病学会通讯委员。全国"五一劳动奖章"、我国医疗卫生工作者最高荣誉"白求恩奖章"获得者。他专长于心血管内科疾病，所从事的心脏导管检查及血液动力学研究，对我国先天性心脏病的诊断及手术治疗水平的提高起到推动作用，在国内最早开展针对风湿性心脏病的血液动力学研究，为以后的血液动力学监测奠定了基础。方圻还从事党和国家领导人的医疗保健工作，为治疗毛泽东、周恩来、陈毅、叶剑英、聂荣臻等领导人的疾病作出了很大贡献。现为中央保健委员会专家组副组长，还多次到印度尼西亚、越南、朝鲜、老挝等友好国家执行医疗保健任务。从医60多年来，对我国医疗卫生保健事业作出了卓越贡献。周恩来曾高度评价方大夫的工作，称"方圻同志是模范共产党员"；而方圻对自己60多年从医经历和亲历过一场场"生死争夺战"的回顾总结是："治好患者是我最大的欣慰。"

童年时期的方圻，看到可爱的弟弟一岁起就遭受血友病的磨难，时常全身出血，而一家老小却爱莫能助，心头催生了立志当一名医生的医学梦。18岁那年，方圻考入燕京大学医预系，实现了自己的梦想。但学医、从医给方圻影响最深的是，"我对患者的感情经历了三次变化"，方圻如是说。

第一次：大学生活让方圻的医学梦清晰起来，他爱医学，也爱他的老师们。尤其是在协和教导了他40年的张孝骞先生，张先生给他留下了受用一辈子的座右铭——凡事要"亲临患者"，诊断要"如履薄冰"。在做住院医生时，每当有不懂的地方去请教，张先生都要问："亲自看过患者了吗？对他的病史了解多少？"然后一点一点地对着病历追问细节，直到方圻发现有哪些问题没有注意到，有哪些检查还得做为止。同时，方圻一直以当一名"正派的医生"来要求自己，因为"我们有传统的道德"，那就是："一是天职，二是责任感"。新中国成立之前，医院也有医生开处方药房给"回扣"的事。回想起此事，方圻十分"较真"地说："虽然这钱很值钱，我也很需要钱，但我怎么能拿呢？所以我都给退回去了"。

第二次:“通过‘吾日三省吾身’,我开始爱患者了”。作为年轻好学的医生,方圻和其他青年医生一样,都想在医学领域中掌握更多的知识和本领。但在医疗实践中,医生中往往会出现对于常见病漫不经心的态度。看似这样的小事,却触动了方圻的灵魂:“医生和患者,究竟是谁为谁服务?是我为患者服务,不管是什么病都全心全意去治;还是患者为我服务,我能从他身上学到东西就情绪高涨,学不到就漠不关心?”方圻慢慢发现,自己以前所谓的“正派的大夫”,主要是出于对患者的同情和怜悯,有“恩赐”观念,还谈不上对患者的热爱,对患者在感情上还有亲疏之分。“有一次来了个患者,是当时很有名的明星,我给他看病,感觉非常高兴,飘飘然的。后来一想,这有什么值得高兴的?不一样是在尽医生的本分吗?我给那么多人看过病,工人啊,农民啊,怎么就没有这种感觉?”“还有,知识分子讲自己的病情很清楚,农村老太太却讲不出什么,我就喜欢和知识分子接近。可是现在想想,正是这个老太太,她需要你更多的帮助和解释的时候,你反而不耐心了。此后,我每遇见这种患者,都在心里提醒自己注意态度。”打那以后,方圻养成了一个习惯,每天晚上都要静静回想白天诊治患者的情景,扪心自问:“我今天有什么做得不够的地方?”通过几年如一日的“三省吾身”——“我开始爱患者了。”

第三次:“我和患者的感情加深了,我的悲喜和他们交织在一起。”文化大革命期间,医生和护士们纷纷撇下病房去“闹革命”了,方圻看在眼里、急在心里,他主动要求来管理病房。在和患者相处的日子里,方圻和患者更亲近了,感情也加深了。有时候一走出病房就会想,这个患者发烧没有?那个患者会不会再犯心脏病?心里总是惦记着他们,放不下。由于出自内心对患者诚挚的关爱,方圻对当今医疗界的“红包”现象“很不理解”,医生和患者之间的感情是金钱换不来的,因而他认为:“患者给你红包,你就能心安理得地伸手?这是对医学的亵渎!”对于患者的“意思意思”和“表示表示”,他总是再三谢绝。如患者坚持要送钱给物,他就会一反平时和蔼的“常态”,板起脸大声说:“快拿走,你们把我当成什么人了!”一下子把患者给懵住了,只得把东西收回。60多年救死扶伤的生涯,方圻见过太多的死亡。“遇见治不了的患者,那种痛苦赶着我往前走,非找到新的办法不可”,“这些感受让我明白了一个道理——‘为人民服务’有别于旧道德。传统的医德告诉你要‘怎么做’,不告诉你‘为什么’;但党的教育让我明白为什么要这样做,把这种精神升华了,我的悲喜和患者始终交织在一起。”①

2.4.2 “万名医师支援农村卫生工程”

党和政府在解决农村“看病难、看病贵”问题上,不仅仅是提出要求,也不只是

① 方圻:和患者悲喜交织[N].光明日报,2006年1月15日.

停留在口头和文件上，而是制订了具体的措施，狠抓落实、力求取得实效。“加强农村卫生人才的培养，组织城市医生对口支援农村”——由卫生部、财政部、国家中医药管理局共同组织实施的“万名医师支援农村卫生工程”，于 2005 年 6 月底正式启动，计划在 3 年内组织城市 1 万余名医师到县医院开展医疗服务和技术培训工作。据统计，2005 年已安排支援中西部地区 592 个国家扶贫开发工作重点县县医院，支援西藏 4 所县医院和新疆生产建设兵团 4 所团场医院，共计 600 所医院。中西部各省、自治区、直辖市卫生厅局，组织本区域内三级医院向本省国家扶贫开发工作重点县县医院派驻 5 名副主任医师以上人员或高年资主治医师。需要特别指出的是，为了使该项制度经常化、规范化，卫生部还进一步明确规定：①城市卫生技术人员晋升高级技术职称前，必须到农村卫生机构累计工作 1 年。②高等医学院校毕业生取得执业资格证书后，必须到农村服务 1 年。[①]

2.5　思考与讨论

1. 如何理解医疗卫生事业在全面建设小康社会、基本实现现代化进程中的地位和作用？

2. 如何认识社会主义荣辱观和高尚医德医风之间的相互关系？

3. 建立和谐医患关系对于构建社会主义和谐社会具有什么意义？

4. 请实地调研，了解目前“看病难、看病贵”的具体表现，并从中归纳梳理主要原因并提出解决这一社会问题的设想和建议。

2.6　参考文献和阅读书目

[1] 中共中央关于构建社会主义和谐社会若干重大问题的决定[N]. 2006 年 10 月 19 日各大报刊.

[2] 胡锦涛. 牢固树立社会主义荣辱观[M]. 2006，9.

[3] 国务院关于发展城市社区卫生服务的指导意见[OL]. 中国政府网 2006 年 2 月 24 日.

[4] 关于建立新型农村合作医疗制度的意见. 国办发\[2003\]3 号，2003 年 1 月 10 日.

[5] 高强. 发展医疗卫生事业，为构建社会主义和谐社会做贡献[OL]. 卫生部网站 2005 年 8 月 3 日等.

---

① 万名医师支援农村卫生工程[N]. 光明日报，2006 年 9 月 25 日.

第 3 章

“大爱”:医学大家高尚人格与精湛医技交融的基础

3.1 “健康所系,性命相托”:做一个“值得托付生命的人”

“芸芸众生,谁不爱生? 爱生之极,进而爱群。”①古人曾曰:“才不近仙者不可为医”。当一名医生,尤其是要当一名好医生,高尚的爱心和精湛的医技两者不可缺一。在新中国成立以来由党中央召开的第一次全国卫生工作会议上,党中央、国务院对全国卫生工作者的辛勤劳动予以充分的肯定并表示崇高的敬意。作为第三代中央领导集体的核心,时任中共中央总书记、国家主席、中央军委主席的江泽民同志还饱含激情地说道,姜泗长、吴孟超、赵雪芳、方圻等一批白求恩式的好医生,至今仍在医疗卫生这个神圣的岗位上尽心尽责地奉献着自己的聪明才智,他们是广大卫生工作者的杰出代表和楷模。在现代医学科学技术快速发展的背景下,步入医学神圣殿堂的医学生,在锤炼和塑造成为医学大家的学习过程中,要接好前辈手中的“接力棒”,融真诚的爱心和高超的技能为一体,是必不可少的。

3.1.1 “胸中装着患者,心里想着患者”:医学大师内心的崇高品格

2006 年夏日,一个光辉闪烁的名字,在中华大地上遍地传颂。他就是用爱心仁术解除了无数患者的痛苦,被百姓称为“值得托付生命的人”——华益慰!

“健康所系,性命相托”,每个医学生在立志成为医护工作者时,都在这八个大字面前庄严地作过宣誓。但真正成为“值得托付生命的人”,不仅受到人民大众的赞扬,而且更应对作为医护人员所蕴涵的爱心和医技统一的价值理念有深刻认识。

---

① (秋瑾语). 王涵等编. 名人名言录[M]. 上海:上海人民出版社,1981 年版. 第 6 页.

在56年的从医生涯中,华益慰医生高尚的医德、高超的医术,既延续发扬了古今中外医者的传统美德,又体现了医护人员的时代特征和社会主义医德的价值理念,展示了“精诚大医”的人生境界。

——他一贯认为:患者只有病情轻重之分,没有高低贵贱之别;

——他处处为患者着想:从患者的利益出发,不让患者多花一分钱;

——他一生廉洁行医,对事业极端负责:清清白白做人,坦坦荡荡做事,从来不收一个红包,不拿一次药品回扣。

从小就有“医乃仁术”情怀的华益慰,中学毕业时因品学兼优而被保荐到协和医学院学习。1953年,20岁的他转入第四军医大学,从此成为穿军装的“白衣战士”。义无反顾的事业追求,锤炼了他“吃大苦、耐大劳”的勇气和毅力。哪里有艰苦的工作,哪里就有华医生的身影。他曾担任10年野战医疗所长;20世纪60年代初期,他推迟婚期参加了援藏医疗团;海城、唐山大地震时,他一直战斗在余震频频的抗震一线。

华益慰在国内外科界享有较高的知名度,但他从不刻意追求名誉、头衔,也不过于“看重”论文和奖项的数额。他一生最大的科研医疗成果,是他精心救治的几千名患者,更是他先后带教过的210多名学生。当年的学生、如今各医疗单位的业务骨干,始终铭记着华医生的治学严谨和他的高尚人格,深深领悟到:华医生的一生,就是书写了大写“人”的“人生论文”,是最好的“医德范本”。

华医生心中只有患者,唯独没有他自己。作为一名经验丰富的医学专家,他对自己身患重症及其后果了如指掌。但一旦穿上白大褂,走进手术室,望着遭受病痛折磨渴望早日康复的患者,他又精神抖擞,把个人的一切抛在了脑后。在被确诊为胃癌晚期的前一天,他还为患者做了甲状腺肿物切除术。手术像往常一样,依然是那样地精确和细腻。8天后,他又进了手术室,但这次不是他为患者做手术,而是由其他医生为他做了全胃切除术。

“胸中装着患者,心里想着患者,一生一世造福患者!”躺在病榻上的华医生,疾病缠身,体质十分虚弱,但他一再叮嘱医护人员,不要再使用高级药品、再做昂贵的检查了,应该把这些用到更需要治疗和抢救的患者身上。一生以一颗“平常心”待人处世的他,立下寥寥数语的遗嘱:不发讣告、不作遗体告别、不保留骨灰、自愿作遗体解剖,对疾病的诊断和医学研究有价值的标本可以保留,供后人借鉴,查出发病机制。

得到过多项荣誉和奖励的华医生,没有留下什么豪言壮语,但他以一个医生特有的严谨和对他人的关爱,给了我们这样的至理名言:“做一台手术,留一个精品;治一名患者,交一个朋友。”如果允许我们作一个“机械”的理解和“简单”的体验,那么,华医生这句话的前半段强调了对掌握医学技能的要求;而后半句话则阐

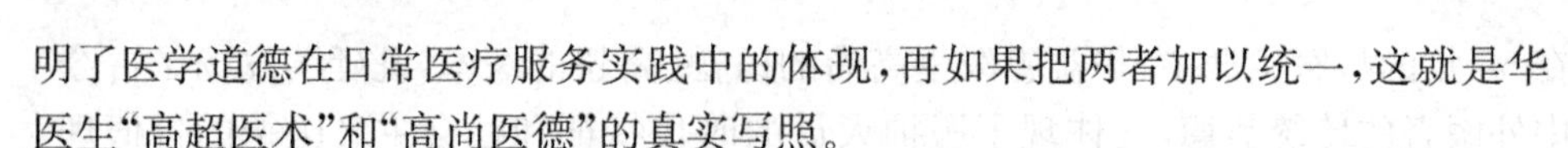

明了医学道德在日常医疗服务实践中的体现，再如果把两者加以统一，这就是华医生“高超医术”和“高尚医德”的真实写照。

医德高尚的华医生，是一位“一辈子没做过一件对不起患者的事”的好医生。这使人联想起多年前一段非常熟悉的话语：一个人做点好事并不难，难的是一辈子做好事不做坏事。华医生说过：“廉洁是医生的本分。贪财图利，乘人之危，根本不配当医生。”

华医生医术精湛，享有“华一刀”的美誉，慕名前来求医的患者络绎不绝。有位患者患小肠癌，华医生三次为她做手术，每次都非常成功。临出院时，这位患者将1000元钱放在华医生的办公桌上以表谢意，随后马上转身出门，华医生追之不及。在以后的日子里，华医生想方设法寻找这位患者，但都没能找到，他便以患者的名字，将钱存进了银行。不知不觉之中，这张存折在华益慰的办公室一放就是9年。最后由华医生的老伴费尽周折才找到了那位患者，并把存折亲手交还给他。这位患者被华医生的感人事迹深深打动，按捺不住激动的心情表示：“我要把这个存折交给组织，让它成为教育医务人员的一个教材。”

细微深处见真情。56年——已是漫漫半个多世纪。华医生每次在给患者做检查前，都将听诊器放进自己的内衣里或放在手心里焐热；冬天手凉，他必先把手搓热，然后再接触患者，这已成为他的习惯。许多患者深切地说，“看到华大夫，我们就心里踏实了，能遇到这么好的医生是我们患者的福分。”华医生不仅身患颈椎病、腰椎病，而且还患有陈旧性压缩性椎体骨折和呼吸暂停综合征。1998年退休后，华医生还坚持每周出门诊，常常是下班时间到了，还有患者在排队候诊，他总是坚持把患者看完才休息。一位年过七旬的外科老专家，椎体早就骨折，每周还要坚持做两三台大手术。这种常人难以想象的奇迹，在华医生的身上得到了验证，凭借着对患者真切的热爱和驾轻就熟的技能，逐一把一台台手术做完。

华医生把毕生的精力和情感都献给了祖国医疗卫生事业，献给了来自神州大地四面八方的患者；他把全部的心血和爱，都献给了患者和救死扶伤的圣洁事业。他一生中挽救了无以计数的生命，解除或减轻了患者的病痛，使他们的健康素质和幸福指数得到了提高，得到了民众由衷的认可和爱戴。作为人民的好军医，党和人民不会忘记他。当华医生不幸身患重症的消息一传开，就牵动了成千上万认识和不认识他的普通百姓以及党和国家领导人的心。

2006年6月24日，中共中央总书记、国家主席、中央军委主席胡锦涛在一份介绍华益慰事迹的内部材料上作出批示：“感谢他为我军医疗卫生事业所做的贡献，他的高尚医德和高超医术值得全军广大医务工作者学习。”他还委托中央军委的同志代为看望。2006年7月18日，胡锦涛从国外访问刚回到北京就关切询问华益慰的病情，当得知华医生病情加重时，又立刻委托中央军委的同志再次前去看望。2006年7月21日下午,一直牵挂着华医生病情的胡锦涛,专程来到北京军区总医院,把一个由素洁的百合和红色的康乃馨插成的花篮,放在华益慰的病床前,亲切地对说:“华老,知道您的病情,我心里一直惦记着”,“我代表所有被您救治过的患者向您表示衷心的感谢。我们会永远铭记您为党、为人民军队、为广大人民群众所做的贡献。”

华益慰作为一名军人,是一名听党指挥的好兵;作为一名医生,是一名能为患者解除痛苦的好医生。在日常的医疗服务工作中,看似没有做出惊天动地的大事,但他在平凡的岗位上,却作出了不平凡的业绩,尽到了自己的职责。正如胡锦涛同志概括的那样,“华老是一个好党员、好医生、好军人”,“他为我们党、为人民军队争了光、添了彩,为我军医疗卫生事业做出了突出贡献”;“他在五十多年的军医生涯中,忠诚实践党和人民军队的根本宗旨,以高尚医德和高超医术,救治了众多的患者,也温暖了千万人的心,赢得了广大群众的衷心赞誉,被称为‘值得托付生命的人’。华益慰同志不愧是共产党员的优秀楷模,是广大医务工作者的杰出代表。”①

3.1.2 “对患者极端负责”:工作上精益求精、技术上刻苦钻研

2006年1月9日,庄严的人民大会堂,全国医药卫生界优秀代表、我国肝脏外科的主要创始人和开拓者、中国科学院院士、中国人民解放军第二军医大学东方肝胆外科医院院长、东方肝胆外科研究所所长吴孟超,一身戎装站在光荣的领奖台上,从胡锦涛总书记手里接过“2005年度国家最高科学技术奖”证书。

作为吴孟超的导师,享有“中国近代外科之父”美誉的我国外科界年高德劭的裘法祖院士,是这样评价他的弟子:

——医德高尚、医术高超;

——勤于学习、善于实践、勇于探索、敢于创新;

——在超越中创新,在创新中超越。

“没有金刚钻,别揽瓷器活”。为患者解除病痛,仅仅有一颗关爱他人的赤诚之心是远远不够的,还需要有真才实学,有一手“绝活”和“绝招”。这也就是说,要当一名好医生,承担起救死扶伤、治病救人的重任,必须在医疗服务实践中,把临床和科研紧密结合。在临床实践中,发现、凝练、聚焦科研选题和科研方向,把科研的成果运用于临床实践,支撑和提高诊疗水平和质量,进而达到解除和减轻患者病痛,延续患者生命,提高生活质量的医疗效果和人道关怀。

---

① 党和人民不会忘记——胡锦涛看望人民的好军医华益慰侧记[N].文汇报,2006年7月28日第1版.

20世纪50年代，从世界医学科学和医疗水平上看，肝脏外科是一个薄弱环节，我国在这方面还是空白，而中国却又是肝脏疾病的高发地区。当时吴孟超就下定决心，立了军令状："卧薪尝胆、勇闯禁区"！开始肝脏解剖的研究，并提出了肝脏临床解剖新见解，奠定了我国肝脏外科的基础。当他有一次听到一名外国专家断言，中国的肝脏外科起码落后国外二三十年时，他就更坚定了献身中国肝胆外科事业的志向。到了20世纪60年代，他突破肝脏手术的禁区，成功进行了以中肝叶切除术为代表的一系列标志性手术，创立了肝脏外科的关键理论和技术体系，开辟了肝癌基础与临床研究的新领域。他率先提出"肝癌复发再手术"的观点，延长了许多肝癌患者的生命。几十年如一日，吴孟超夜以继日，刻苦钻研，殚尽竭力，勇于创新，攻克了一个又一个医学难题。在繁忙的临床诊断和手术之余，吴孟超还深刻地认识到，要从根本上提高恶性肿瘤的防治水平，必须依赖基础研究的进步。因此，他建立了国内第一个肝癌专业性基础研究实验室。不久，又组建了国际上规模最大的肝癌研究基地——第二军医大学东方肝胆外科医院和研究所，不仅把对肝癌的研究深入到分子水平和生物治疗领域，而且还培养了大批高水平的专业人才。

半个多世纪以来，融临床医师和医学科技工作者于一身的吴孟超，为13600多名患者解除了病痛，发表了近800篇学术论文，主编《黄家驷外科学》等专著15部，荣获国家、军队、省部级科技奖励20余项，还获得中央军委授予的"模范医学专家"称号、国际肝胆胰协会授予的"杰出成就奖"。由吴孟超领导的研究小组创新性地利用肝癌细胞与激活的B淋巴细胞进行融合，形成了细胞融合瘤苗。这是世界上第一支肝癌疫苗！《科学》杂志立即在显要位置登载了这一震惊世界的发明。国际著名肝脏外科学家、国际肝胆胰协会前主席如此评价说："吴教授对肝癌的基础研究和临床工作在中国和国际都处于领先地位，他的成就令全球同行所瞩目和敬佩。"在这些统计数据和研究成果的背后，体现了吴孟超爱党、爱祖国、爱人民的高尚情怀；蕴涵着为祖国争光，为民族争气，为人民服务的人生理想；凝聚着对患者的关爱之情和对医学创新的不懈追求，是一名"白衣战士"忠于人民健康事业的真实写照。

50多年的岁月流逝，积淀着吴孟超丰厚的人生感悟。他曾饱含深情地说过，作为一名医生，最重要的是要学会做人，医德往往比医术更重要，而敬业精神至关重要。

何谓"敬业精神"？吴孟超的解读是：

——要忠于职守、热爱本职工作、兢兢业业地为人民服务；

——是要以病人为中心，全心全意为患者解除痛苦；

——是要对工作精益求精，对技术刻苦钻研，对患者极端负责；

——是要淡泊名利，甘于奉献。

他还就“如何当一名受患者欢迎的好医生”，袒露了自己的心扉：只有把自己的个人前途置于党、国家和人民的伟大事业之中，全心全意为人民服务，才会有所发展、有所提高、有所进步、有所作为，才能成为一名受患者欢迎的好医生。

吴孟超一再强调：敬业精神和职业道德密切关联。职业道德是敬业精神的具体体现，爱心是医生的基本道德规范。他以身作则，身体力行：把患者当作自己的亲人，痛他们之所痛，苦他们之所苦；捧出一颗真诚的心，伸出一双温暖的手。在吴孟超的眼里，患者只有“病情轻重”之分，没有“高低贵贱”之别。来就诊的患者中，有农民，有华侨，有下岗工人，有学生，他们或贫苦或富有，或平凡或显赫，可吴孟超从不问他们的身份。他经常说的一句话是：“医本仁术。医学是一门以心灵温暖心灵的科学，医生之于患者，其首要不在于手术做得如何流光溢彩，而在于如何向患者奉献天使般的温情。”

针对“看病难、看病贵”成为一个社会问题，医患关系紧张、医疗纠纷增多，少数医务人员服务态度生硬、不负责任、收受红包回扣、追求个人利益的现状，吴孟超深感痛心。他多次谈到，当一名医生，必须坚持医疗行业的职业操守，不能让物欲玷污“大医精诚”和“白衣天使”的良好社会形象。他认为，医生看病要重在“多看”、“多问”、“多听”、“多做”，为患者选择既便宜又能解决病痛的办法。他还严厉告诫自己的学生和年轻医生：“看病收红包，就会玷污医生神圣的称号。”

增强医生的敬业精神，不能不深刻认识到由于医学科学和医疗服务的特殊性，因而也就具有和其他学科相比所特有的风险性。这是因为医疗服务直接作用人的生命和健康，“人命关天”，容不得半点的疏忽和大意。由于人体医学的极端复杂性以及人的实践能力的局限性，人类还不能完全战胜各类疾病，“包治百病”只能是一种美好的祈望，“生老病死”是自然规律，“疑难杂症”则将延续相当长的历史时期。另一方面，随着新的医疗服务条例的颁布，患者的维权意识不断增强，一些医务人员为了“明哲保身”，在危急病症面前“退居二线”，不愿动脑筋、想办法，努力抢救患者；也有些医生担心日后卷入没完没了的医疗纠纷，于是就采取“事不关己、高高挂起”的态度，让患者做了很多不必要的检查。

面对这些现实，吴孟超认为，“救治患者如果怕担风险，那么患者只能在医生的摇头与沉默中抱憾离开人世。”他在多种场合中说，真正的医生应该尽心尽力为患者服务。哪怕有1%的希望，都要做100%的努力去争取。如果医生首先考虑自己的得失，就不是好医生。只要是真正做到了科学、合理，工作都做到家了，就不应该怕以后会发生什么医疗纠纷。作为一个有崇高敬业精神的人，应当对技术精益求精，应当不怕任何艰难险阻，为社会、为人民作出更大贡献。吴孟超不仅是这样说的，而且还是这样做的。多年来，在医学高峰中的攀登所取得的巨大成就，

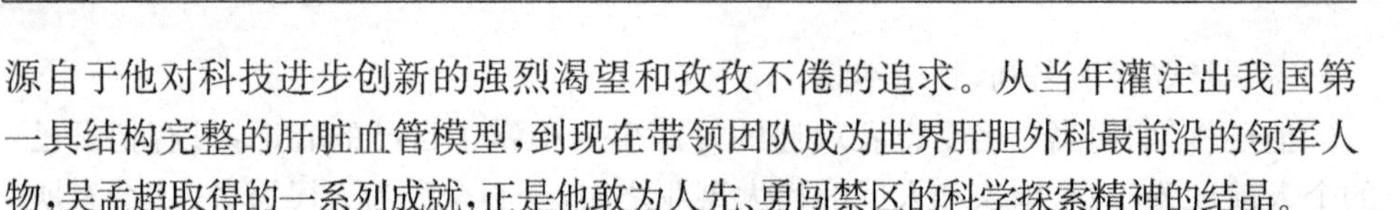

源自于他对科技进步创新的强烈渴望和孜孜不倦的追求。从当年灌注出我国第一具结构完整的肝脏血管模型，到现在带领团队成为世界肝胆外科最前沿的领军人物，吴孟超取得的一系列成就，正是他敢为人先、勇闯禁区的科学探索精神的结晶。

实践——认识——再实践——再认识，循环往复，以至无穷，这是人类科学发展的客观轨迹。医学的进步同样是一个不断探索和发展的过程。现在采用的医疗技术、方式手段都是无数医学前辈甘冒风险、孜孜以求、辛勤努力、不断钻研的结果。历史在前进，社会在发展，医学和临床实践中还有许多未知的领域等待我们去探索，有许多疑难疾病等待我们去攻克，这是医务工作者神圣的历史责任。医务工作者应向吴孟超那样，以执著的敬业精神，刻苦钻研、勇于创新，不断攀登医学高峰。

现已年过八旬的吴孟超，仍然奋战在医疗、科研、教学的第一线。80 多年艰难卓越的人生历程，凝聚着他热爱人民、爱岗敬业、极端负责、精益求精、勇于探索、开拓创新、心系群众、无私奉献的高尚品德和优良作风。吴孟超曾包含深情地说过："我这一生有三条路走对了：回国、参军、入党。如果不是在自己的祖国，我也许会很有钱，但不会有我的事业；如果不是在人民军队，我可能会当个医生，但不会有我的今天；如果不是在党组织，我可能会做个好人，但不会成为无产阶级先锋队的一分子。"

常言道：人生七十古来稀。80 多岁的吴孟超仍然是"老当益壮"，坚持上手术台，亲自操刀，清除那些影响和危害患者身上的毒瘤。"八点半上手术，小手术就做两三台，大手术就做一台，从手术台上下来就差不多一两点钟了。"在他眼里，"夕阳"和"黄昏"并不是"同义词"。"但得夕阳无限好，何须惆怅近黄昏"！"只要拿得动刀，我就会站在手术台上，直到我倒下的那一天。"他还曾这样描绘自己有朝一日离开心爱的工作岗位："希望自己倒在手术台上，那会是最幸福的"。面对 500 万元"国家最高科学技术奖"的奖金，吴孟超一分钱也没有放在自己的口袋里，而是全部投入到科研事业和人才培养上。他对党和国家给予的崇高荣誉，首先想到的是要感谢支持他的每位患者。尤其是作为一名肝胆外科专家，吴孟超表示：愿始终与患者"肝胆相照"，为肝胆外科事业奋斗终生。

3.1.3 "爱心"无限：遍及广袤共和国土地上的"白衣天使"

常言道，生活在现实社会中的每一个人，免不了食用"五谷杂粮"，这也就难免隔三差五地会有头疼脑热，不得不和医院、医生打交道。因而，医护人员要呵护包括自己在内的所有社会成员，对所有患者应一视同仁，付出真诚的爱心。集"仁爱"与"仁术"于一身的"白衣天使"，不仅是国内外享有一定"知名度"、获得各种荣誉、胸佩数枚奖章的专家教授，而且也是忍辱负重、甘受寂寞和贫困，为社会民众默默无闻尽心服务的“草民医生”;不仅需要有城市里三级甲等这样大医院的高年资医师,也需要奔波在乡间小道走村访户的农村医师;不仅要刻苦钻研、自主创新、攻克医学科学难关,采撷重大发明成果,而且也要快速便利有效地治疗常见病和多发病。正是有这样一支多层次、宽领域但又关爱患者、关爱他人、关爱社会的医疗工作者队伍,才使得实现提高全民族健康素质的目标,有了坚实的基础和有力的保障。

3.1.3.1 博爱:关爱患者、关爱社会

一个内心充满爱的人,在生活中必将会时时处处将爱撒向人间。“白衣天使”是爱的使者,关爱着患者,关爱着社会。包著琼——这位再普通不过的山区农村护士,展现在世人面前的,却是那“大山里的美丽心灵”。[①]

包著琼是闽东山区屏南县医院的护士,十几年来穿着打补丁的鞋与袜子,睡着打补丁的床单。她把平常省吃俭用的钱一分一毛地积累下来,源源不断地接济给需要帮助的人。多年来,她先后救济了100多位患者,资助了39名贫困学生继续升学,为他人和社会公益事业捐款累计超过了20万元,被人们称为“白衣天使”中的“爱心天使”。

包著琼把患者的痛苦当作自己的痛苦,用自己滚烫的心去温暖每一位患者。患者住进医院,第一个迎上前去为他们清洗血迹污垢的总是她;山区百姓贫穷,她总是毫不犹豫地为缺钱的乡亲垫付医药费。她总是说:“人的生命最珍贵,这点钱算不了什么。”许多无助的患者,因为她及时的援助而获得了新生,而她自己和家庭并不富裕:丈夫下岗,上有年迈父亲,下有两个女儿。在她的眼里,每位患者都是她的亲人。曾有一位40多岁女精神分裂症患者,在寒风刺骨的冬天游荡在街上,包著琼将她带到自己的家中,为她整理长满虱子的脏乱头发,把自己的衣服给她换上,还带她到县医院看病,每天给她喂药、做饭。晚上,因为怕她会乱跑,包著琼就与她同床睡觉。经过一段时间的精心照顾,这位患者终于得到了康复。

包著琼生有一副“菩萨心肠”,她经常说:“我最不忍心看到别人流泪,特别是孩子流泪。”她对需要帮助的孩子总是满腔热忱。包著琼曾在寒冬腊月把一个躲在偏僻角落里瑟瑟发抖的小男孩带到家里,从此,这个流落街头的少年有了自己真正的“家”。想不到这个小男孩还患有先天性心脏病,病情发作时经常昏倒在地。包著琼到处筹措借款,送他到医院治疗,到省城里的大医院住院进行手术。手术进行得十分顺利,孩子终于转危为安,而包著琼却累得整整瘦了十几斤。让包著琼感到欣慰的是,这个恢复了健康的孩子学习非常认真,后来考上了大学,并

---

① 包著琼:大山里的美丽心灵[N].光明日报,2006年7月18日.

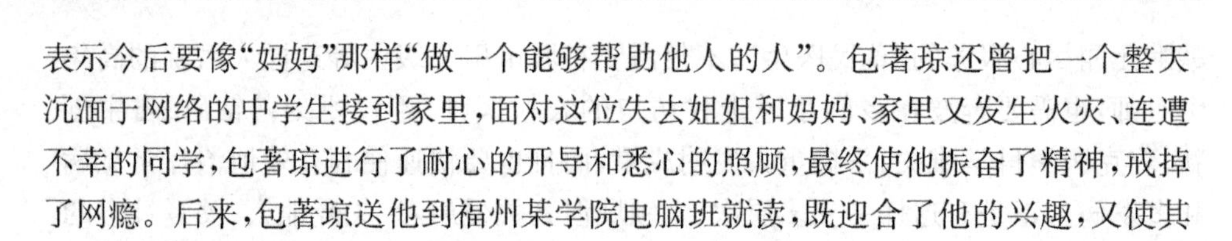

表示今后要像“妈妈”那样“做一个能够帮助他人的人”。包著琼还曾把一个整天沉湎于网络的中学生接到家里，面对这位失去姐姐和妈妈、家里又发生火灾、连遭不幸的同学，包著琼进行了耐心的开导和悉心的照顾，最终使他振奋了精神，戒掉了网瘾。后来，包著琼送他到福州某学院电脑班就读，既迎合了他的兴趣，又使其掌握了一门自食其力的技能和本领。

如今，包著琼家里还抚养着5个被她领养的“孩子”，他们有的失去双亲，有的是单亲或特困家庭。她还陆续资助了15名特困中学生、4名贫困大学生，其中一个孤女的生活费用全部由包著琼支付。常年的奉献、操劳，使得包著琼过早地双鬓染霜，但她依然以自己美丽的心灵，默默地关照着患者、关爱着孩子……

3.1.3.2 “患者至上，真诚关爱”：万紫千红春满园

一花独放不是春，万紫千红春满园。给予患者以真诚的服务，仅仅依靠一两个医务人员的爱心绽放是远远不够的，而是要让整个医院医务工作者的爱心竞相迸发，要让全社会的医务工作者的爱心充分涌动。

“患者至上，真诚关爱”，以这样的理念与价值观为办院思想的广东省中医院，全院上下，齐心协力，把对患者的爱心付诸于每一个医疗环节上，近年来实现了跨越式的发展，在全国同行中取得4个“第一”，即：床位数第一、全年收治患者数第一、手术台次数第一、全年门诊量第一。

正是以“患者至上，真诚关爱”为导向，广东省中医院坚持“一切以病人为中心”，在三个方面狠下工夫，即：①看病满意，②看病便宜，③看病容易。

● **看病满意**——为患者考虑每一细节。该院医护人员都自觉地遵守一条不成文的“规矩”，即：如果与患者发生矛盾时，无论事情的缘由和经过如何，都应以“礼”相待，主动把“对”“让”给患者，平息患者的怨气，决不能与患者争吵。此外，该院领导把患者的投诉看作是给医院“送礼物”，要求医务员工在“第一时间”内解决问题，并防止同类问题再次发生。例如：有位患者投诉说，医院手推车的轮子是不锈钢的，护士推着走时声音太嘈杂，影响患者休息。于是，医院马上就把手推车的车轮全部换成塑胶的。还有，不少患者挂完号后因不知什么时候能看得上，一般都不敢离开，有时候诊的时间很长。于是，该院在挂号条上注明大约应诊的时间段，也允许患者根据自己的需要选择适合的时间段就诊。

● **看病便宜**——为患者节省每一分钱。一天深夜，有位70多岁的老太突发心脏病被送进医院，在一分钱未交的情况下，直接上了手术台。经诊断医生发现，在疗效基本相同的情况下，手术可以有两种选择：一是用3个支架，这样手术简便，但费用相对较高；二是用2个支架，手术要费时费力，但可为患者省下两三万元手术费。将心比心，医生毫不犹豫地选择了后者，并获得了良好的治疗效果。

该院开通的“绿色通道”:如遇半夜突发急性心肌梗死的患者入院,能确保在 90 分钟内就做手术开通血管,至今已成功救治患者 30 余例,无一例死亡。该院通过中西医结合方法治疗,使患者平均住院天数下降到 10 天,其中无并发症的患者一般在 7 天内就能出院,使平均住院时间下降了 1/3,减轻了患者的经济负担。

该院医务员工的中共党员的比例高达 42.9%,虽然抵制收受红包、不接纳患者及其家属赠送的礼品已成为该院职工的习惯和自觉,但他们仍然满腔热忱地为患者服务。在 2003 年抗击非典的艰难时期,以叶欣护士长为代表的党员医务人员,总是战斗在最前线。那句“这里危险,让我来”的经典话语,感染、鼓舞、带动了一大批医务人员义无反顾地与非典进行艰苦卓绝的抗争,取得了最后的胜利。

● **看病容易**——看名中医也不难。有道是“看病难,看名医更难”。这已是目前“司空见惯”的现象,这也是绝大多数患者迫切希望解决的问题。为了满足患者的愿望,医院就需要足够数量的“名医”。为此,该院推出了“名师带徒”工程,在各学科遴选优秀业务骨干进行重点培养,让他们不仅跟本院的名中医学习,而且还“跨地区拜师”,聘请了 38 位全国最著名的老中医来该院带 68 位徒弟。此外,该院还成立了“名医工作室”,将著名老中医的学术成就、专题讲座、中医临床带教的全过程录音录像,建立了囊括全国 100 多位“名老中医”毕生精粹的智能型数据库系统。尤其是为了克服传统“师徒授受、独立传承”的师承模式所带来的“一徒一师,难有突破”、“派系之争”、“门户之见”的弊端,医院在各位著名老中医的推动下,形成了“集体带、带集体”模式,取得了良好的效应。经过几年来的努力,目前该院已涌现出一批 40 来岁的科主任、学科带头人,他们崇高的医德和良好的医术,受到了患者的信任,较好地解决了患者看名医难的问题,同时也使得医院的整体水平不断跨上新的台阶。

3.1.3.3 将“爱”进行到底

“一个人做点好事并不难,难的是一辈子做好事而不做坏事”。这曾经令人十分熟悉的警句,对今天的年轻学子来说,可能有些“陌生”了。如果把这段言简意赅、意味深长的论断,联系到我们的医疗服务,那就是:一个医护人员有点爱心并不难,难的是一辈子奉献爱心而不昧良心。

“志愿者服务”是我们社会主义社会精神文明建设的生动体现,是促进良好社会风气形成的实践载体。当人们谈论起“志愿者”三个字时,往往会和青年人联想到一起,但在上海医疗界,有一群被称之为“最可爱的上海老人”的人,他们中最“小”的,也已五十出头,最“大”的,则已至“古来稀”的七十之界。他们中的很多人,本已“功成名就”,完全可以享受天伦之乐,或凭借社会知名度和一技之长,换取更多的物质利益。但他们就是“洁身自好”,不为各种高薪和利益所动,把退休

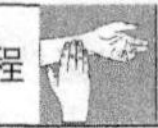

看作是工作场所的“转移”，不惮漫漫长途，齐心协力，组成了“上海老年志愿者医疗服务队”①，来到了被称之为“九月天山风似刀”的塞外，以周到的服务和高超的医技，向边疆少数民族兄弟献上一片真诚的爱心。

2003年至2004年，上海市有71位具有副高以上职称的老年医务志愿者，远离上海这一国际大都市舒适的生活，来到新疆阿克苏地区和博尔塔拉蒙古自治州的9个县市的13个医院和4所学校，进行志愿服务。2005年5月，又一批老人精神抖擞、英姿焕发地加入到这对口支援的“银龄工程”的队伍中。使人感到肃然起敬的是，这支“银龄工程”的志愿者队伍，并不是上级指令，也非单位或组织派送——完完全全是出于“自愿”！在这里，“志愿”＝“自愿”，“志愿者”＝“自愿者”！理想、信念、勇敢，甚至是浪漫、天真……都汇集在一起，构筑成把一生献给医疗卫生事业的“爱心”的一个“缩影”。

人们常常把老人比作为“夕阳”，但我们的老年医疗志愿者们意气风发、斗志昂扬，他们把自己当作是“晚霞”，更看作是“朝霞”！虽说是“好汉不提当年勇”，但在诊疗间或手术台，我们这些可敬的老人，似乎又回到了青年时期的从前——诊断是如此的准确、手术是如此的完美。

一个断了12根肋骨的维吾尔族汉子，当他的妻子由于绝望也“毅然”要求放弃治疗时，却在骨科大夫王延雄医生坚定的手术刀下，重新又活过来了。当王医生即将离开这所边境医院时，他自己花钱制作了一批床单，床单上除了留下“沪银龄”三个方块字以外，还有三个拼音字母：“W・Y・X”。可以说，他以另一种方式接近了那里的患者，你能从中感受到他的全部的热情——从中还似乎可浮现他隐约的童心和和顽皮。

老年医疗志愿者到了边疆，受到当地各族人民的欢迎。当他们逢年过节回上海探亲时，边疆乡亲们的眼里充满着再次相见的期盼。对此，冯志明医生深有感触。起先，“银龄工程”的任务本已完成，他准备打装行李、告别边疆，可当地的人民深情地挽留他，那就再干上一年！——他对自己说就像很多志愿者表示的那样：既然自己是受欢迎的，还能要求什么?！而自己亲身经历的难忘岁月，也使得冯医生深刻领悟到缺医少药的艰难，感受到作为一名医生的社会价值。他曾说道，很多人只知道开颅手术是个风险项目，却不知道生命的诞生也是个艰难的过程。生死就在一线之间，最大的喜剧与最大悲剧可能同时上演！冯医生倾诉着自己的心灵感受，包括心灵的颤音——大概正是这样的忧思给他以力量，他似乎总能在各种常人难以想象的恶劣条件下化险为夷、转危为安。在边疆、在要塞，慕名而来的患者越来越多，可以说紧张与快乐其实同源。

---

① 上海老年志愿者医疗服务[N]. 解放日报，2006年5月19日.

现在,“上海老年志愿者医疗服务队”已成为上海的一张“名片”,再现了暮年壮志的风采。可将荀子的话来一番“改头换面”,用以勉励所有医务工作者:勿以善小(勿以年龄大小、勿以路途远近)而不为,“惟贤惟德,可以服人”。医护人员的“爱”,将延续人的一生!

3.2 警钟长鸣,引以为戒:不愿再发生的那人、那事……

我国古代先哲曾曰:“人之初,性本善”。然而社会生活中既有光明,也不可避免地存在着黑暗。这倒也正是体现了唯物辩证法所揭示的对立统一观点,是在任何事物的发生发展过程中的客观规律。在此,我们暂不深入探讨人性之本的起因究竟是由“善”还是由“恶”的定位,也不对以上两个针锋相对的观点作孰优孰劣的评判。我们只是紧紧围绕医学人文的主题,从“大医精诚”、医者乃“仁者”与“仁术”相统一的视角,在倡导爱心的同时,对于现实社会中存在的人性麻木、在医疗服务中缺乏对患者的关爱,以至于为了一些蝇头小利而不顾民众健康和性命的现象作一剖析,让医学生在接受“正面”教育的同时,了解“反面”实例的教训,引以为戒,增强自身“免疫力”,从而更为全面地养成关爱患者、服务社会的良好品质。

3.2.1 当爱心丧失以后

人们不曾忘记,在不久以前国内一所非常著名、令人心想神往和精英汇集的高等学府,竟然有这样一位学生,有意识地将硫酸喷向动物园的两头黑熊,以至于这两个可怜的“国家级”宝贝因灼烧而身负重伤。事发之后,这位学生还为他的所作所为进行种种“辩解”:说是为了进行某项“科学研究”、探求科学的“奥秘”,从而“真实地”了解一下硫酸撒在黑熊身上,将会产生什么样的化学以及生理等方面的反应。这种恬不知耻的强词夺理,尤其是黑熊被硫酸喷洒后惨不忍睹的症状,引起了全社会的无比愤慨!具有正义感的大学生立即进行了严厉的反驳,纷纷在网上发表各自的见解:

——“科学技术本身无所谓什么‘善’、‘恶’之分,但是运用科学技术的人的品质,是分‘善’和‘恶’的。硫酸喷洒黑熊事件,充分表明了人性的丧失”;

——“科学是把‘双刃剑’,关键是要看掌握在什么样的人的手中。如果都以硫酸喷洒黑熊的方式,不择手段地进行所谓的‘科学研究’,那首先是对科学的不尊重,其次是对动物的不尊重”;

……

的确,如同原子能、核电能等逐一问世那样,这一系列科学技术发展成果既可以造福于人民,也可能转化成原子弹、核武器,能在一刹那间使生灵涂炭!因此,不同历史条件下科学技术在具体实践过程中的运用结果，不仅有事实评判，而且还有价值评判。每一个正直的、有良知的科学家，当然包括医学家，都应该在科学研究或医疗服务实践中，明确所从事的研究和实践，不能违背"人性化"的基本要求。

依旧是在这所著名高校，相距可怜的黑熊被硫酸喷洒后不到两年，又有一位学生——这次已不是本科生而是一名博士生——因涉嫌故意伤害罪而被拘捕！此人以排名班级前4名的骄人成绩，被"保送"为该校公共管理学院管理科学与工程的博士生，还曾被评为该校研究生院的"优秀团干部"。然而，就是这样一位"品学兼优"的高层次人才，仅仅为了家里翻修房屋时遮挡了邻居的采光、邻居前来讨个说法这样在旁人看来完全可以协商解决的事情，他却意气用事，不问青红皂白，抄起一根2米左右长、碗口那么粗的圆木，敲打在邻居的头顶上。而就这一击，要了一条人命。可以想象，当他举起木棍的时候，什么"人与人之间的相互尊重"、"对待他人就如同对待自己亲人"、"敬畏生命关爱人生"等等一切，都被抛在了脑后。平时给人温文尔雅的感觉，有着文化涵养的"面具"，在"关键"时刻，却来了个彻底大暴露。同样，也就是这一眨眼的瞬间，让原本"前程锦绣"的优秀博士生，葬送了自己的前途。可见，尊重他人、关爱他人，不能只是口号和标语，而应该融化在个体的言行之中。日常生活中的琐碎小事，就是一份"试卷"！

人们也不曾忘记，第二次世界大战时期，德国医生门格尔在纳粹集中营里残忍地实施"活体"解剖的试验，致使数以千百计的无辜生命就在这样的"医学实验"中白白葬送了。这种人哪里还有丝毫"白衣天使"的美誉可言？简直是令人作呕的"死亡天使"！这个丧尽天良、让人闻风丧胆的医学界的败类，之所以如此胆大妄为、无恶不作，是因为他的所作所为得到了"元首"的首肯，而且还美其名曰地打着为了"收集实验数据"、"推动医学的进步"的旗号……这哪里还有以"救死扶伤"为天职的医生的基本道德底线，哪里还像是"人"说的话吗？

3.2.2 决不让"白大褂"再受到玷污

"草菅人命"这个成语，人们都不会陌生。就其本意而言，并不直接涉及到经济社会制度以及统治和被统治的关系。当一名医生缺乏对人的生命尊重和爱心，在医疗诊治实践中漫不经心、疏忽草率，诸如"草菅人命"的不幸事件，就在所难免。曾有这样一个案例：毕业于安徽某卫生学校的丁某，二十岁出头，还未到"而立之年"，只身来到地处上海偏远地区的金山漕泾镇，开设了私人诊所。有一次在为患者治病时，丁某没有详细询问病情以及患者的过敏史，就盲目地采用葡萄糖静脉滴注，随后又在乳酸纳林格注射液中加入林可霉素。没多久，患者就感到全身不适，随即转送到其他医院，后因抢救无效，于当日下午死亡。经鉴定，王某系因林可霉素过敏性休克致死。这一惨痛事件虽然是个案，但所反映的问题说明了作为一名医护人员，不仅需要认真的工作态度和作风，以及治病救人的知识和能力，而且更需要具备善待他人生命的起码的道德品质及内心自觉。

“尊重生命，关爱患者”，不仅需要每一个个体主体的医护人员切实把内心深处的诚挚“外化”为日常的医疗服务实践，而且每一个医疗服务机构也必须以人民群众的根本利益作为出发点和归宿，把人民群众的健康安危放在首位，这样才不会发生“草菅人命”的悲剧。在经济社会转型、深化医疗体制改革的进程中，“人员分流”和“诊所承包”是十分必要的举措，但分流并不意味着可以忽视对人民群众最基本的医疗服务理念。如果草率行事，“一分了之”、“一包了之”，不讲医德医风不仅违背了医疗体制改革的初衷，而且也背离了医疗服务本应以“仁爱”和“仁术”相统一的基本要求。下面就是医疗体制改革中的一个悲剧。

26 岁的小伙子宋某因患感冒，到离家较近的安徽省某县城中心医院第六诊所就医。所谓的诊所只不过是两间看似废品回收站的平房，里边杂乱地摆放着各种药瓶试剂，置放了几张钢丝床，床上的棉被颜色发暗、肮脏不堪。尤其让人感到惊讶和愤慨的是，该诊所听任一名根本没有医师资质的人员给患者宋某诊治、开药、输液。在输液过程中，不幸的事情发生了：宋某出现了不良反应，后送县人民医院经抢救无效死亡。

据调查，该中心医院在医疗体制改革进程中，采取分包诊所的办法，减员分流医院过多的医护人员。遗憾的是，医院的医护人员是分流下去了，但管理却没跟上，医疗事故和医疗纠纷接踵而来。更使人感到震惊的是，仅这么一个中心医院，其外包门诊竟然多达 10 多个，在方圆不足一平方公里的小县城城区，外包门诊加上民营私人诊所合起来竟有 20 多个，其中的医护人员鱼龙混杂，医疗水平和医德风范参差不齐，部分医护人员头脑里光是想如何把老百姓口袋里的钱掏出来，什么“治病救人、奉献爱心”，全被扔到了脑后。这个县城里的居民不仅被遍地开张的诊所搞得“眼花缭乱”，而且老是担心，万一生了病，究竟去哪家诊所看病才放心，总觉得没有安全感。

从理论上说，改革不会是一帆风顺的，也是要付出成本的。但医疗体制的改革与其他领域改革的一个非常突出的特点和基本要求，就是不仅“群众利益无小事”，而且群众生命健康更不是小事。因此，决不能让患者来承担医院改革的风险和成本，医院改革更不能以牺牲患者的生命为代价。实行人员分流和诊所承包，其本身并没有什么错误，但关键是医疗机构和行政主管部门要在分流和承包以后，继续加强监督和管理，加强对医护人员的培训和教育。倘若分流和承包以后就一刀两断，对依然打着中心医院品牌的分设诊所不闻不问，听之任之，放任自流，把风险和成本推向社会、转嫁到人民群众身上，这无疑是对患者健康和生命的漠视和对医疗机构基本要求的背叛。

需要予以提醒或强调的是，当人们都在为不久前闹得沸沸扬扬的东北某个大医院“天价药”诧异、不时提防过高的药品价格的时候，多个“心眼”来关注手术消耗材料的费用是否在“正常范围内”，同样是值得警惕的。某报曾以“用多少全凭医生良心，手术耗材成医疗费新‘黑洞’”为题，反映了这个很容易被忽略的问题。

该篇报道说，陈某因肺癌接受了一次肺叶切除手术。术后，护士给陈某的家属送来了一张3万多元的手术费用清单。其中大部分费用花在医疗耗材上。其中最贵的一项耗材费要数4 000多元的“钛夹”，医生在这次手术中用了20多个，每个200多元。据介绍，钛夹是目前比较先进的一种止血工具，但实际的作用和以前医生用线没什么不同，都是为了止血，可是两者之间的价格却有天壤之别。当记者在作进一步的调查时还发现，手术中使用钛夹，与目前治疗冠心病最盛行的介入手术中的耗材费用相比，还只是“小巫见大巫”，后者里面的“猫腻”更让人看不懂，老百姓不知花费了多少冤枉钱。从事医疗器械销售的业内人士向该记者透露，医生在不同的手术中，到底该用多少手术耗材，目前还没有统一的标准，其中的“弹性”很大，更没有有效的监管。因此，“可以说手术耗材究竟要花去多少，只能由医生凭着良心用”。这也就是说，当医生良心的“天平”一旦失衡，“榨干”患者钱财的邪念就会滋生；而医生的人性和良知未被泯灭，能多为患者作些考虑，就能避免一些不必要的开支。

3.2.3 架构起敬重所有生命体的“仁爱”自觉

医护人员的爱心，应该是发自内心的真诚，而不是故弄玄虚，弄虚作假；而更为宽泛地说，医护人员的爱心，应该是理性的自觉，其对象遍及所有的生命体。每位医学生跨入医学院校大门以后，都将在接二连三的实验课上，遇到为学生长知识、增能力、强素质而“舍生忘死”的动物们，因此，向为实验而“献身”的动物“兄弟伙伴”们默哀致敬，就成为当前人类文明进步的显著标志，也成为许多医学院校解剖等实验课程的“序幕”。

据了解，在日本、英国等国的不少大学，向实验动物默哀致敬、甚至为它们立碑纪念，已成为“惯例”。我国的武汉大学不久前建立了实验动物“慰灵碑”，用以纪念在抗非典疫苗和药物实验中为人类健康献身的38只恒河猴；南京医科大学也专门立碑，纪念在医学解剖实验中死去的数百万只动物。[①] 扬州大学动科学院还就此制订了相应的规章制度，在该学院举行的专业技能比武前，不论是选手，还

① 需要特别指出的是，南京医科大学的解剖实验室进门之处，首先是医学伦理学的纪念馆。许多实物和图片，记录着志愿捐献遗体的市民的姓名，使同学们着手解剖实验之初，尊重生命的自觉理念油然而生。

是前来参加活动的评委老师,以及其他作为观众的师生员工,都会全体起立,向静卧在手术盘里即将被解剖的动物默哀致敬。天津医科大学每年举行向动物遗体默哀的活动,成为该学校的一个重要办学特色和医学人才培养的一个重要举措。

身临这样肃穆的氛围环境中,参加默哀的学生深有感触地说:"生命属于人类和动物都只有一次。我们不仅要爱惜自己的生命,也要爱惜动物的生命。"尊重生命(不局限于人的生命),不仅是医学界的要求和职责,而且应该是全社会的风尚和习俗。回想起曾轰动国内媒体和网络的"虐猫事件",那位女子用高跟鞋那坚硬锋利的底端,猛踩一只无助的小猫的画面,将久久留在人们的心中难以抹去——既为那可怜的小猫深感惋惜,也为那近似变态的女子的行为而痛感可悲!

让我们回到医学教育:在德国的图宾根大学,该校医德教育的主题之一,就是"感谢死者"![①] 因为在这所学校里,每一届学生所实验学习的尸体都不是重复使用的,而是完整、全"新"的。那么,已使用过的、为临床医学专业教学服务的尸体是如何处理的呢? 多年来,该学校有一整套规范的制度:在解剖学考试结束的第二天,由学校出面,在市大教堂组织一场集体追悼仪式。除该校解剖系的所有教职员工、学习解剖学课程的全体学生以外,还有许多死者家属亲友。更有一个引人注目的群体,他们要么歪坐在轮椅上,要么自己拄着拐杖,颤颤巍巍步履蹒跚地走进教堂——这是打算自愿捐献遗体的人们,这些看似普普通通的人们,大多已经年迈体弱,或已患了某种不治之症,即将撒手人寰,但他们都志愿将自己的遗体捐献,希望通过医学教育和医学研究来攻克这些疑难杂症,解脱人们的病痛。参加集体追悼仪式的每个人都衣着庄重、神情严肃,在大学合唱团深沉的男女和声衬托下,静静就座。

追悼仪式一般由图宾根市的主教主持。首先,大学校长和解剖系主任代表校方感谢志愿捐体者和他们的家属以无私的奉献来支持解剖学的教学和研究,以及为医学人才培养所作出的重大贡献。接着是死者家属发言,称终于了却了死者生前最后的愿望,使他们得以安心地升入天堂。最为感人的场景是,所有医学生每人手持一支点燃了的蜡烛,静静地等待台上主教的念祷。当主教每念完一个志愿捐献遗体者的名字,就有一位学生在低沉、缓慢的音乐声中,将火苗摇曳的蜡烛献到台前。

经历过这样震撼心灵的仪式,医学生们受到了一次终身难忘的"洗礼":"我们从内心深处真诚感谢和尊敬诸位志愿捐献遗体者家属,在亲人逝世后不久再次抽出宝贵时间来出席这次仪式。真诚感谢每一位死者,也许我们不记得你们的名字,但我们一辈子都会记住,你们的躯体成为我们跨入医学之门的第一级台阶。

---

① 德国的医德教育:感谢死者[N]. 报刊文摘,2006年8月25日.

正是有了你们的无私奉献,才使得我们这些后辈和学子受益终身。我们由衷地祝愿你们安息! ……”

追悼会上还会播放一部短片。镜头的开始,是几位年轻的医学生围在一个解剖教学台边,认真地学习人体解剖。然后通过“蒙太奇”手法,马上跳跃20年、30年,那些当年的医学生,现已经成为有关专业领域里出类拔萃的著名专家——他们各人的学科背景、研究领域、成长的道路各不相同,但他们今天所取得的出色成就,都离不开当年解剖课的基础知识和基本技能。他们由衷地感谢那些不知姓名的遗体捐献者——感谢死者,就是尊重生命! 感谢死者,就应奉献爱心!

以上的真实案例充分表明:关爱之心,是要靠平时修炼养成,进而成为一种人生的品格。如果仅仅是挂在嘴上,写在纸上,而没有入耳、入脑、入心,那就会在日常的生活实践中“失控”,就难以把握自己。尽管伤天害理、泯灭人性的人与事毕竟是少数或绝少数,但作为一名医学生或今后的医生,如果不以此敲响警钟,不在思想上引起高度的重视和警觉,平时在日常生活中如果连对动物一丁点儿的“爱心”、“怜悯心”都没有,今后在医疗服务过程中如何会视患者为亲人,还奢谈什么“关爱”和“博爱”呢?

更进一步讲,医护人员的“爱心”与“责任心”紧紧相连。在医疗服务中,对患者的“关爱”,蕴涵着“白衣卫士”的职责;而对人民大众生命健康的“责任”,势必渗透在救死扶伤的具体实践中。因而,自身工作的职责要求,赋予医护人员多一份仁爱。如果说,对包括动物在内的生命体、尤其是担当临床医学教育教学实验对象的动物有一份敬重的话,那么,千万不能忽略或遗忘的是,对于产妇腹中尚未出世或即将降临人世间的生命体,同样应予以呵护和关爱。下面是一个反面案例,用以引起医学生们的警觉和从中获得某些教训。

2005年6月某一天的上午,一位已过预产期的小生命依然没有出世,于是这位“准妈妈”在“准爸爸”的陪同下,来到某市中心医院进行常规检查。接诊的妇产科医生说:“打缩宫素就能顺产。”于是他们立马办理了住院待产手续。随后,医生让护士注射了缩宫素,产妇的阵痛一直延续到第二天的清晨。到了下午,医生再次让护士注射了加大剂量的缩宫素。不久,产妇开始出血,在床上呻吟了两个多小时,痛苦不堪。陪伴在旁的亲属连忙向床位主管医生告知症状,而该医生却正忙着收拾提包准备下班,她对着产妇家属大声喝道:“她什么时候生,我比你清楚,我现在先要回家做饭了。”家属苦苦哀求:“医生,你先去看看她吧,她真的要生了”。“那等我买菜回来再说吧!”医生扔下这句话,头也不回便挎着包下楼扬长而去。40多分钟后,该医生出现在医院楼下。但令人感到惊诧的是,这位医生依然没有到病房来观察产妇的情况,而是在医生办公室里削土豆。产妇亲属急忙说:“大夫,患者已经疼得不行了”。医生却振振有辞、“答非所问”:“今天晚上我家里有客人要招待。”亲属“愣”了片刻,“急中生智”地赔着笑脸对医生说:“那您去看患者,我来帮你择菜。”医生这才来到病房。到此时,产妇的疼痛已达6个小时,几乎耗尽了全身的力气。

到了晚上8时多,医生通知家属将产妇转到手术室。10时许,透过玻璃窗口,“准爸爸”看到医生从妻子的身体里取出了婴儿,心中窃喜:终于成为“真爸爸”了。11时刚过,数名医生陆续走出手术室,每位医生都平静地告诉他:“母子平安,你再等等。”把“高人一等”的医生的话永远当作是“圣旨”,患者及其家属除了“照办”还是“照办”。老实巴交的他,果真在手术间外“n”次的“等等”、“再等等”,不知不觉地等到了次日凌晨。突然间,他发现整个医院内竟然空无一人,就急忙冲进手术室,只看见妻子竟然赤身露体地躺在手术台上,氧气罩戴在嘴上,腹部的刀口居然没有缝合,刚来到人世间的小生命不知身处何方!好不容易在氧气瓶后面,看到了刚出世的婴儿躺在一张小床上,身上只盖着一小块棉片,脸色煞白、奄奄一息,一丁点儿的哭声都没有。毫无做父亲的喜悦,他只能强忍着悲愤,大声呼叫:“谁来救救我的孩子?谁来救救我的妻子?”见医院里没有一点动静,就赶快拨打120求助。120救护车赶到后,经医生全力抢救,孩子总算保住了性命,但因出生后未进行正常的护理,已患上多种疾病,隐患多多,而产妇连自己的亲生骨肉都没有见到一面,就已离开了人世。

事后,据有关部门调查,当晚几位医生接生婴儿后,见产妇大出血出现死亡征兆,惊慌失措,为了逃避责任,竟反锁手术室大门,先后“胜利大逃亡”。此事虽作为“一级甲等医疗事故”,医院赔付了17.2万元。[①] 但一条人命,以及永久挥之不去的心头遗恨,是用金钱所能换取的吗?面对产妇术后大出血和刚刚来到人世间的婴儿,这些医生居然一个个逃之夭夭!在最可宝贵的生命面前,他们究竟泯灭了什么?——难道不正是一个医务人员必须具有的爱心和关怀吗?!

3.3 “爱心”与“正义”的交织

3.3.1 患者的利益高于一切:从“白衣天使”到“白衣卫士”

医护人员的爱心,不仅需要自觉的责任感,而且也需要强烈的正义感。“人是需要一点精神的”!在日常的医疗服务中,对于玷污“白衣天使”的言行,每位医护工作者应以“大爱”之心和“大爱”之情,敢于挺身而出,不计个人得失,维护患者的利益。

“巾帼无须让眉”。自1997年起,上海有一位普通的地区医院女医生,以医生

---

① 产妇术后大出血,医生居然锁门逃跑!面对生命,他们泯灭了什么?[N].工人日报,2005年11月7日.

 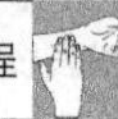

的良知和对患者的真诚，坚持不懈地举报，并经有关部门查处多项假劣医疗器械和治疗方法，为维护广大人民群众的利益及营造和睦的社会风气，作出了常人难以想象的努力和辛劳。这多项假劣医疗器械和治疗方法包括：光量子透射液体治疗仪、石英玻璃输液器、鼻激光头、光纤针、半导体假冒的氦氖激光血管内照射治疗仪、血管内激光和药物同步治疗、伤骨愈膜和静输氧等。[①] 她就是陈晓兰，一位现已早过"不惑之年"、也已步入"知天命"多年的女医生。

在陈晓兰多年艰辛举报的生涯中，为了获取有力的证据，她无奈地使自己成为"受害者"。事情缘由于1998年，经她不断反映，她原来工作的医院被有关部门勒令停止使用"激光针"。但经过仔细的调查，陈晓兰了解到仅上海一地，还有很多医院仍在使用激光针。为此，她又找上级部门反映，结果被告知：只有受害者才可以去投诉，你陈晓兰不是受害者，也就没有"资格"投诉。为了打击坑害患者的假冒伪劣医疗器械，陈晓兰决定自己先成为受害者，于是就一连在当地的四家医院打了四针"激光针"。在这个特殊"患者"努力下，1999年4月，有关部门作出了禁止使用"光量子仪"和石英玻璃输液器的决定。

使用假劣器械，不仅使患者得不到有效的治疗，而且也造成了巨额社会医保资金的流失。以上海取缔约1 000台"光量子仪"为例，如果以每台每天10人次计算，那么全市一天就要花掉社会医保费用40万元。陈晓兰的"打假"，在一定程度上阻止了社会医保资金的浪费，但她对患者、社会作出的贡献，却被一些"同行"、甚至某些"领导"看作是"另类"，非但没得到支持和保护，反而受到了打击报复，工作也无法得到落实，心理上承受着巨大的压力。她因不断举报，尤其是举报本单位的假劣医疗器械问题，使得医院"减少"了收入，来自各方面的打击迫使她难以在原单位正常工作，人身安全也受到威胁，最终无奈只得被迫"下岗"。

当调换了另一家医院重新"上岗"后，陈晓兰凭借着多年医生的职业素养，并没有吸取"教训"，依然关注着侵犯患者利益的那些改头换面相继亮相的假劣医疗器械。2002年，在反映一种"激光仪"问题期间，刚满50岁的陈晓兰从院方领导那儿得知：她原有的干部编制废除，必须作为工人编制退休。[②] 院方还告之，她的"四金"问题没有解决，还不能办理作为医生的退休手续。后来经有关部门调查，陈晓兰从未停止扣缴相关保障费用，但她的"四金"却被"强制封存"了。

陈晓兰的医疗器械打假道路曲折坎坷，不仅躯体心理遭受磨难，而且在经济上也付出了重大的代价，而这全部是由她个人所承担下来的。多年来，为了制止

---

① 我是医生，我不能容忍！——记上海女医生陈晓兰9年医疗打假路[N]. 文汇报，2006年4月21日.

② 按有关规定，属于干部编制的女同志应在55岁退休，而属于工人编制的则50岁就得退休。

医院使用假劣医疗器械,陈晓兰为了调查搜集证据和反映情况,花费了几万元的积蓄。仅近两年,她因举报和反映问题,往返京、沪两地多达 17 次。由于经济拮据,这位失去正常的经济生活来源的“打假医生”,有时只能依靠亲友们的接济而艰难度日。当旁人见她为了打假,心身憔悴、生活没有保障,免不了问她是否值得时,这位性格直爽、坚贞不屈的女医生十分坚定而又非常精练地回答:“我是医生,我不能容忍!”

“我是医生,我不能容忍!”寥寥数语,充满着的是一位医护工作者的正义感和顽强毅力,洋溢着的是一位长期从事医疗服务的医生对患者朴实的挚爱和热情。陈晓兰的付出,终于得到了社会的认可和应有的回报。2005 年底,陈晓兰收到了国家食品药品监督管理局寄来的挂号信,答复她:国家已依法查处她一年前举报山东一厂家生产的医用自动输气器(又叫静输氧)。这是她多年来举报的第 8 种假劣医械被证实、查处。2006 年 4 月,上海市食品药品监管局增聘陈晓兰为食品药品安全社会监督信息员。据悉,市食品药品监管局正在制定统一的举报奖励制度,明确经费来源及奖励发放原则,鼓励市民群众积极举报投诉食品药品安全问题。

医药领域“打假”素有“南陈北肖”之称,指的就是,南方有陈晓兰、北方有肖启伟这两位铁骨铮铮的“白衣卫士”。①

肖启伟是原四川省的一个县级医院的医生。他大义凌然,为人正直,坚持 8 年以“实名”举报医药“回扣”。肖医生的正义举动,引起了四川省委、省政府的高度重视,掀起了一场席卷全省的“反腐风暴”。据初步统计,有 128 人被查办,涉案金额近千万元。然而,肖医生本人,却因举报损害了某些人及单位领导的利益,曾一度被迫失去工作,到头来只得远走他乡,前往山东去打工。但肖医生心里想着患者,尽管受到委屈和不公正的待遇,但他和上海的陈晓兰医生一样,报假对自己的言行无怨无悔。

3.3.2 敬礼:食品药品监管的“健康守护神”

当爱充满内心,愿自己作为人民群众性命和健康神圣的“守护神”,就会把维护人民群众的健康利益看作比自己的生命还要重要的崇高事业。我们不仅需要在急诊间、手术台使患者起死回生的临床医生,而且也需要忠实履行食品药品监管职责,保障人民群众饮食用药安全,与“苏丹红”、“毒奶粉”等作坚决斗争的“白衣战士”②甘肃省陇西县食品药品监督管理局党支部书记、局长李勇,时刻把人民

① 卫生部长问计揭黑医生[N].报刊文摘,2006 年 5 月 5 日.

② 他把事业看得比生命还重要——追记甘肃省陇西县食品药品监督管理局局长李勇[N].光明日报,2006 年 7 月 30 日.

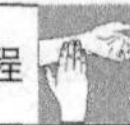

群众的利益放在心上，一身正气、两袖清风；大智大勇、忘我工作。他从未耽误过一点工作，唯独耽误了自己的生命。在病痛长期的折磨下，在他44岁短暂而又光辉的人生道路中。他用顽强的意志透支着虚弱的身体，用执著的奉献精神和卓越的人格魅力，同影响和危害人民群众生命健康的所作所为，进行了坚决的斗争。

陇西曾享有“西北药都”的盛誉，但中药材市场的经营管理极为混乱：就地晾晒、家庭作坊式加工、露天存储、无证经营，尤其是为了迎合客商牟取不义、不法之财，在加工党参时用洗衣粉搓洗、硫磺熏蒸等现象相当普遍。李勇看在眼里，急在心上。一方面，他带领全局职工，连续工作两个半月，检查了全县所有的600个药店、诊所，建立了监管相对人的第一手资料；另一方面，他在县委、县政府的统一领导下，主动协调公安、工商、质检等部门，对全县的中药材、中药饮片市场进行了“拉网式”的整治。

影响了销路，切断了财路，势必引起某些商家的痛恨。一次，当地人张某因经营过期药品被依法查处，但他不但拒绝接受处罚，反而口出狂言：“谁要和老子过不去，小心白刀子进，红刀子出。”李勇拿着缴罚款说道：“老张，今天就是把我杀了，你被罚的钱一分也不能少。馍馍坏了也闹人，何况是药品呐？”张某见李勇态度坚决，硬的不行就来软的。他说“你老哥就高抬贵手，放我一马算了，何必那么认真呐？”李勇斩钉截铁地回答：“车能让道、船能让行，可这处罚不能让！若是叫你执法，你能违反原则不要政策吗？”一席动之以情、晓之以理的话语，话说得这位平时“天不怕，地不怕”的铁汉子心服口服。从那以后，张某不但依法经营，而且还举报他人违法经营的事。专项整治工作使得陇西县中药材加工中的违法违规行为得到了有效遏制，也扭转了当时药品市场混乱的局面。目前看着一批接一批“地道的”党参远销全国各地，大家倍加怀念为此付出无数的心血的李书记、李局长。

在很多人看来，监管着全县600多家药品生产和经营企业的药监局局长，肯定是个“肥缺”。可是，李勇当了4年局长，住的还是妻子刚进城时在城郊盖的平房。他去世前从他身上脱下的一件粉红色腈纶线衣，还是他22年前结婚时买的。他外出时经常穿的一件普通西装，价格并不贵，下班回家马上脱下挂起来，一穿就是十几年。

李勇曾说过：“我手中的权力是我的责任，不是我的敛财工具。”一次，一个不具备经销药品资格的单位想搞药品展销，托熟人向李勇说情，希望给予通融。熟人把展销单位的人带到李勇家里，他不但没有领熟人的情，而且二话没说，就把他们连人带礼一起请出家门。李勇手中虽然握着权，但他从不“以权谋私”，也从不给亲朋好友办事。李勇的妻子从农村搬进县城，想让他在县医院找一个打扫卫生或是洗衣服的工作，他明确表态不能答应，妻子只好到附近的砖瓦厂当临时工，靠抱砖瓦的体力活来挣点钱，补贴家用。他的亲外甥拿到汽车驾照已好几年，多次找舅舅给他到药厂或医院找个开车的差事，但他次次都回绝了。外甥不罢休，就搬出李勇的姐姐,到他家连吵带闹,可到头来李勇还是一直没给那外甥办。

超“负荷”的辛勤工作,使得李勇体弱多病,但他一直坚持加班加点地工作,经常是早上输液,下午上班,用4年的时间干了整整5年的事。直至病情加重到省城做“食管静脉套扎手术”的前一天,他还对前来看望他的同志说:“不要管我个人的事,我能坚持住。你们把单位的事操心好。”手术后,按照医生的要求,必须休息静养至少3个月以上,但李勇在家中休息了7天,就急着去单位上班。同志们看着他拖着极度虚弱的身子还在工作,就安排小车接送他上下班,但他坚决不同意:“现在汽油价涨了,车能不跑就不跑吧,我走走能行。”

在李勇生命中最后的日子里,在李勇生命中最后3个多小时的弥留之际,他念念不忘的,是自己钟爱的药监事业。他用微弱的声音向到医院看望他的领导说:“我还能挺一挺,再工作两三年。”

食品药品监督管理是社会公共行政的重要组成部分。公共行政需要公平正义,需要讲究法制和效率。李勇为食品药品监督管理系统广大干部职工树立了榜样。“民以食为天,食以安全为要”。李勇用自己的执著和正义,用自己对党和人民高度负责的精神,为我们树起了一座庄严的丰碑。李勇的事迹生动地说明,他在日常的工作中,忠实地履行着自己的神圣职责,履行着一个共产党人、人民公仆的崇高使命,体现着执政为民、情系百姓的崇高理念。

保障群众饮食用药安全,是食品药品监督工作中心任务。食品药品监督部门要勇于承担职责,敢于管理、勤于管理、善于管理,为人民“站好岗、放好哨”,管出一片“明亮干净”的市场。在现实生活中,食品药品监督系统有一些人就经不住金钱诱惑,走上了违法犯罪的道路。李勇的行动证明:“心底无私天地宽”。只要执法者真正摆正自己的位置,牢固树立“群众利益无小事”的观念,就能过好诱惑关,为人民执好法、用好权,真正当好一名人民健康和性命的“守护神”。

3.3.3 理性的归纳:筑起“爱心”的铁壁铜墙

加强和改进医护人员不断具有大爱之心的教育,其本身是一种人性教育,它以个体的心性完善为最高目标。历史雄辩地证明:一个国家、一个民族,如果没有掌握先进的科学技术,就会影响综合国力的增强,日渐衰弱、落后,一打就垮;而一个国家、一个民族,如果没有人文精神作为全体人民的精神支柱,就会精神空虚、缺乏前进的动力,则将不打自垮!注重对医学生的爱心教育,是对培养人文精神、致力于人的道德精神价值领域的一切教育的高度抽象,它既关系着人的文化涵养,也关系着人的品格的养成:

——涉及到人的涵养的“深”与“浅”。在现代社会中,一个人的内心涵养,主要靠人文文化来滋润和催化,其中主要包括:言行的文野、度量的大小、见识的远近、待人的厚薄等。无论是从改善或缓解较为激烈的医患矛盾冲突，还是在全社会营造相互尊重和理解的风气，都需要每个社会成员（包括所有医护人员）拥有较为深厚的文化底蕴和涵养。

——涉及到到人格的“高”与“低”。人格是现代文明社会中做人的基础。医学大家之所以受到人们的尊敬，从本质上说，是因为他们都拥有高尚的人格。这种人格的力量，不是概念性的、口号式的，而是渗透在他们日常的医疗服务实践中。因此，做事体现了做人的价值取向，做事更需要用做人的基本目标要求来引导。从这个意义上说，人格决定着一个人发展的基本方向。爱心是崇高人格的结晶，医疗服务的忙与闲、诊治手段的难与易，都是一块块“试金石”，检测着医护人员的人格品行，以及对待患者是否真正具有真挚的爱心。

——涉及到人们思维能力的“智”与“愚”。随着医学模式的转变，之所以国际医学教育最低标准备受青睐，之所以循证医学成为现代医学教育培养计划和课程设置中的重要内容，都反映了高素质医学人才科学的临床思维面对人民群众健康和性命无论如何强调都不为过的实际意义。因此，医护人员的“大智慧”，来自于医疗实践的不断深入，更来自于始终把患者的病情和人民群众的健康放在心头。

我们不得不比较遗憾地看到这样本不愿意看到的现实：由于对教育这个属于“源头”的问题，没有真正放到与整个社会发展和人的全面进步结合起来的地位，对于人的培养教育具有“隐性”特征缺乏正确的把握，一些原以为不是问题的问题，日积月累，到头来则真正成了“大问题”，尤其是当代青年学生中比较普遍地存在着理想信念模糊、价值取向扭曲、诚信意识淡薄、社会责任感缺乏、艰苦奋斗精神淡化、团结协作观念较差、心理素质欠佳等问题，已日益显露出对下一代整体素质的影响。所有这些问题的解决不得不从加强和改进我们的人文教育入手！对于医学专业的学生来说，还要要凸现出“个性”的特征，着重加强思想道德和人文精神中的人文关怀和养成博爱之心的教育！

3.4 参考文献

[1] 希波克拉底. 希波克拉底誓言. 参见医学伦理学（附录）[M]. 北京：人民卫生出版社，2003 年第 2 版.

[2] 公民道德建设实施纲要[M]. 北京：人民出版社 2001 年版.

第4章

回眸与展望:高等医学教育及医学人文教育

4.1 国内外高等医学教育及医学人文教育的历史回眸

4.1.1 国外高等医学教育及医学人文教育概要

大学之所以谓之高等教育,是因为它是传播高水平知识和培育心智完善的成人的场所。高等教育跨越人类所掌握知识的纵深,涉及当今人类所纷争或知之甚少的众多领域。因此,高等教育的发展与一个国家、一个文明的兴衰紧密相关。

医学是认识、保持和增进人体健康,预防和治疗疾病,促进机体康复的科学知识体系和实践活动[①]。高等医学教育就是通过向医学生传授医药科学知识和实际应用能力,造就一代又一代高级医药专门人才。高等医学教育有着悠久的历史,它随着社会文明的进步而进步,随着医学科学的发展而发展,并在不同历史时期不断被赋予新的内涵。了解医学教育和医学人文教育的发展历程,就能"以史为鉴",吸取前人的经验和教训,促进医学教育和医学人文教育的进一步发展。

国外医学教育起始于古希腊和古罗马时代,经过中世纪的摧残和文艺复兴时期的振兴,医学教育及医学人文教育逐步走上健康发展的轨道。到20世纪中叶,西方医学教育已形成了现代医学教育的体系。以下通过历史回顾的方式,就医学教育和医学人文教育的演变及未来发展趋势作一简要介绍。

4.1.1.1 国外古代医学教育及医学人文教育的历史回顾

国外古代医学教育(主要指西方医学教育)萌芽于古希腊。古希腊医学教育很

---

① 中国百科大词典[M]. 北京:大百科出版社,2005年版.

重视文化陶冶，着重于培养人的审美求知精神，其课程在智、体、德、美方面的相互配合，达到了比较和谐的程度。在知识传授方面，古希腊人以“七艺”（文法、修辞、逻辑、算术、几何、天文、音乐）为基础，同时学习医学知识。到公元前6世纪末，医学教育开始转向经验与经典著作相结合的教学。随后，出现了医生进行经验交流和传授医学知识的所谓“学校”。

在古希腊的科斯岛上，西方“医学之父”——希波克拉底（Hippocrates，公元前460～377年）亲自为他的弟子授课，讲解他创立的医学学说。他还为后人留下了经典的医学著作——《希波克拉底文集》，对古代医学教育产生了深刻的影响。该文集既论述了医生的道德修养、行医的经典格言，又对医学技术及某些疾病的发病过程等作了较详细的记载。尤其是他那著名的誓言，更是成为后世许多医德准则的基础。

——“我把教我学艺的人当做父母，终身做他的同伴，如果他需要金钱，我分给他一部分；他的后代，我当作自己的兄弟，如果他想学艺，我一定免费教他，也不订合同；我要把一部分箴言、口头秘诀以及其他知识教给自己的儿子、师傅的儿子以及按照医门法律签过合同、宣过誓的门徒。我要按照我的能力和判断，为了患者的利益，运用一切饮食措施；我要使饮食措施不会伤人和陷于不义。如果人家想要毒人的药物，我绝不给予任何人，我也绝不对这种效应提出建议。同样，我绝不把堕胎药给予妇人。我要保护自己的生命和技艺的纯洁和神圣。我绝不开刀，即使对于结石患者也这样，但我一定乐意把这事转给从事这项工作的人。无论我上谁家的门，我一定为病家的利益而来，绝不能有伤天害理的念头，也不能有任何恶意，特别是绝不能与人发生性关系，无论对方是自由民还是奴隶。在我行医过程中，或是行医以外看到的或听到的有关人们生活的事情，绝不张扬出去，我一定把做这样的事情看成是耻辱。如果我能信守这一誓言，同时不破坏这一誓言，但愿我在众人当中及未来的日子里，我的生命和医道得到光荣与信誉。如果我违背誓言和心口不一，但愿我落得相反的下场”。①

此外，希波克拉底的《箴言录》，一直是西方医生的座右铭，同时也成为医学人文教育的典范。

公元前332年，古代医学教育中心逐步转向亚历山大利亚城。由于该城市是一个将不同种族、行为和思想融合在一起的开放城市，没有固定的传统和偏见，因此很好地体现了东西方医学教育思想。公元前300年，在该城市出现了一所具有现代意义的科研和教学机构——缪司学院，学院内设有实验室、图书馆、临诊室等。学院的建立，对产生“讲课型”的教学方式影响很大。

① 王镭主编. 中国医学生备忘录[M]. 北京：学苑出版社，2001年版，7.

进入古罗马时代,医学生除了必须掌握基本的自然科学知识之外,还要了解解剖学、修辞学、地理学、算术和天文学等知识。同时,医德教育日益受到医学界的重视,要求医学生应具有身体、精神和社会的修养,具有绅士风度和"天赋和才能"。古罗马时代的著名医学家塞尔萨斯(Celsus,公元 1 世纪)率先用拉丁文完成医学经典著作《医学》;另一位医学家盖伦(Galen,公元 129～199 年)则首创了人体解剖学,还提倡培养在理论和实践中能保持平衡并掌握完整医学知识的医生。盖伦共写下了 500 多篇医学论文,对后世影响很深。人们往往都把盖伦看作是仅次于希波克拉底的重要医学家。①

4.1.1.2　中世纪医学教育及医学人文教育的历史回顾

公元 500 年到 1500 年的医学教育通常称为中世纪的医学教育。中世纪的欧洲,由于封建割据、政治分裂、宗教集权、战争频繁,加上鼠疫横行,因而造成人心惶惶、生产停顿、城市萧条、民不聊生。这个时期的医学与医学教育非但未将古希腊和古罗马留下的宝贵遗产加以继承和发展,相反将这些财富无情地摧毁,以至于后人将这一时期称为欧洲医学教育的黑暗时期。医史学家纽贝格曾指出:"这一时期医学已退化到原始医学时代。"

中世纪的欧洲,尤其是原西罗马帝国的医学教育一度成为"修道院医学"或"寺庙医学"。医学生学习的主要内容是《圣经》,忽视甚至排斥已有的医学课程。只是到了中世纪的后期,才逐渐吸收古希腊和古罗马时代的人文思想,把"七艺"课程分为"三艺"(文法、修辞、逻辑)和"四艺"天文、音乐、算术、几何称,但就其内容来说,还是渗透着浓厚的神学思想。

中世纪对后世所产生的较大影响,是在 11 世纪期间兴办了大学。早期的大学以神学院为主,但也办医学院及法学院。最早诞生的大学是意大利的博洛尼亚大学,堪称西方世界最早建立的一所大学。最早建成的医学校是位于意大利的萨勒诺(Salerno)大学医学校,该校的学制为九年,前三年为预科,后五年为医学理论学习,最后一年为实习。由于该校以培养医生著名,被后人称为"希波克拉底之都"。13 世纪以后,欧洲相继出现了 40 余所大学,其中大多设有医学院(见表 4－1)②。著名的有意大利的波伦亚(Bologna)大学和法国的蒙披利埃(Montpellier)大学。许多著名大学还创立了考试、学位和课程等制度,对医学教育的发展起到了推动作用。

---

① 文历阳主编. 医学导论[M]. 北京:人民卫生出版社, 2001 年版, 6－8.

② 顾鸣敏, 胡涵锦等著. 21 世纪初中国高等医学教育改革的探索与研究[M]. 上海:上海科技文献出版社, 2003 年版, 1－14.

表 4-1 建于中世纪的欧洲著名大学一览表

校 名	成立年代	校 名	成立年代
波伦亚(Bologna)	1113	比萨(Pisa)	1343
蒙披利(Montpellier)	1181	布拉格(Prag)	1348
巴黎(Paris)	1110	威恩(Wien)	1365
牛津(Oxford)	1167	海德尔伯格(Heidelberg)	1386
帕多瓦(Padova)	1222	格拉斯哥(Glasgow)	1453
米西那(Messina)	1224	莱比锡(Leipzig)	1409
内佩尔(Neapel)	1224	罗斯托克(Rostock)	1419
帕维亚(Pavia)	1250	弗雷堡(Freiburg)	1457
剑桥(Cambridge)	1209	巴塞尔(Basel)	1460
里斯本(Lissabon)	1287	布达佩斯(Budapest)	1465
巴勒莫(Palermo)	1312	图宾根(Tubingen)	1477
佛罗伦萨(Florenz)	1320	哥本哈根(Kopenhagen)	1478

中世纪的东罗马帝国(又称拜占廷帝国)受宗教势力的影响较小,古希腊和古罗马的医学遗产得以继承。同时代,阿拉伯医学及医学教育发展最迅速。公元8世纪,巴格达修建了第一所具有现代意义的医院——阿杜迪医院,该院不仅治疗疾病,而且也培训年轻医生。公元9世纪,巴格达又创办了当时最好的一所医学校,专门培养年轻医生。阿拉伯医学教育不仅继承和发展了古希腊的医学教育思想,还将印度和中国的医学知识和经验融为一体,成为东西方医学和文化的桥梁及欧洲医学教育发展的基础。阿拉伯世界建立的医院和临床教学,日后也成为欧洲医学教育的样板。著名的医生累塞斯(Razi, 841～925)首先反对盲目崇拜盖伦,他重视床边教育,强调合理饮食,提倡良好医德。他所著的《医学纲要》是当时最重要、影响最大的一部百科全书式的医学教科书。另一位博学多才的医生和哲学家阿维森纳(Avicenna, 980～1037)写下了《医典》一书,该书一度成为欧洲一些医学院校的教材。他被誉为"医学之王",与希波克拉底和盖伦并列为医学史上的三座里程碑①。到公元10世纪前后,阿拉伯医学教育开始形成富有自身特色的教育体系。其中包括三种不同的组织形式:以医院为基础的学校,这是中世纪阿拉伯医学教育的主要形式;私人创办的学校,大多由著名医生举办;以个人为基础的带徒培训,这种方式在阿拉伯时代非常流行。

4.1.1.3 近代医学教育及医学人文教育的历史回顾

公元15世纪末到19世纪末,欧洲进入近代医学教育发展时期。值得强调的是开

① 顾鸣敏主编. 医学导论[M]. 上海:上海科学技术文献出版社, 2001年版, 18—33.

始于14世纪末的欧洲文艺复兴运动,此项运动是近代西方人文精神与中世纪神学和宗教异化相抗衡的人文主义运动,它体现的人文精神蕴含了以下主要内涵:

——反对中世纪禁欲主义,肯定人有享受现世生活幸福的权力,尊重爱情与人的情感生活;

——反对中世纪的蒙昧主义和等级制度,强调衡量人的标准应是他的知识与德行,理想的教育应培养全知全能的人;

——反对中世纪独断和文化专制主义,主张宗教宽容、思想宽容以及言论自由等等,提倡多元开放的文化及心态。

与此相适应,人文主义教育就是要培养从封建专制与神学的束缚中解放出来的,具有广博的学识、健康的体魄以及勇敢、克制、坚定、爱国等道德,能积极从事社会政治、文化、工商业活动的实际活动家。简言之,文艺复兴运动旨在强调人的尊严,注重继承古代以人为本的优秀文化遗产,注重人的感性生活追求以及自由运用其理性的权利。这场运动是人类历史上的一次重要的思想解放运动,对人性的解放、科学的进步以及医学和医学教育的发展,都起到了积极的推动作用。

随着古代文化的复兴和个性的复活,实验哲学思想开始形成。医学科学重新走上快速发展的轨道。同时,医学教育及医学人文教育不仅在形式方面,而且在内容方面,进行了重大改革。其突出的表现是医生需通过医学院的正规医学教育来培养;医学生除学习希波克拉底、盖伦和阿维森纳的经典著作外,也要学习人体解剖学,并在医院进行临床实践。这一时期最大的理论进步是维萨里(Vesalius,1514～1564)在1543年出版的《人体的结构》一书。该书系统地描写了人体解剖学,由此使他成为真正的人体解剖学的奠基人和现代医学科学的创始人之一。

17世纪,医学理论得到了进一步的发展,形成了物理医学派(或叫自然科学派)、化学学派和活力论派。三大学派的观点各有千秋,对现代医学理论的发展均产生了积极影响。在医学教育方面,英国和意大利成为当时各国效仿的对象。英国生理学家哈维(Harvey,1578～1657)发现了血液循环,奠定了生理学的基础,使生理学成为一门独立的学科。意大利医学教育家马尔比基(Malpighi, 1628～1694)提出按照实验哲学改革传统医学教育的具体方案,主张建立以"基础研究"为主的医学理论体系。英国著名医生西登哈姆(Sydenham,1624～1689)认为物理学派和化学学派纯粹的理论探讨无益于临床实际,号召医生回到病房中去,强调医生以临床实践为本,并提出应加强临床医学研究。他被认为是近代临床医学的奠基人。

18世纪,医学教育继续在哲学和自然科学进步的影响下发展,但教育中心转移至荷兰、意大利和奥地利等国家。意大利的解剖学家莫干尼(Morgagni,1682～1771)运用解剖学知识研究病理状态下器官的变化,把"病灶"与临床症状联系起来，创立了病理解剖学；荷兰莱顿大学的布尔哈维（Boerhave，1668～1738）认为医学教学应分为基础科学学习、正常解剖和生理学学习、病理学与治疗学学习3个阶段。布尔哈维还发展了临床教学体系，重新开设了对医学生关闭的医院，专门为学生设立教学床位。由布尔哈维创立的医学教育模式对整个欧洲的医学教育均产生了深远的影响。在布尔哈维的影响下，奥地利帝国完成了医学教育课程改革的新方案，该方案包括3门持续1年的课程，即解剖学和外科学、医学原理、化学和药物学；2门持续2年的课程，即外科手术和产科学、理论实践与临床内科学。此后，又将医学院分成内科医师专业和外科医师专业，学制均为5年，前2年主要学习理学院课程，后3年主要学习相关专业的课程。这一模式成为近代西方医学教育的样板。

19世纪医学教育的中心转移到法国、英国和德国。德国生物学家施莱登（Schleiden，1804～1881）及施万（Schwann，1810～1882）共同发展了“细胞理论”；德国病理学家魏尔啸（Virchow，1821～1902）提出了细胞是人体生命活动的基本单位，机体是细胞的总和，机体的病理变化是由细胞病理变化所引起的理论，从而为细胞学和病理学的发展奠定了基础。法国微生物学家巴斯德（Pasteur，1822～1895）建立了疾病细菌学理论；德国细菌学家科勒（Koch，1843～1910）创立了细菌学三定律（科氏法则），开创了微生物学。这些杰出的研究成果为医学教育的发展，起到了推波助澜的作用①。

1795年，法国在重建医科学校时采取了三项改革措施：一是把内科医师的培养和外科医师的培养合并起来，放在同一学校进行，但考试仍分开；二是统一了全国的医学教育制度和教学计划；三是把理论教学与实验室实习和医院实习结合起来。1803年，法国政府又下令，行医必须通过强制性的、统一而正规的考试。1841年又颁布法令，规定每个医学生第三学年必须在医院临床学习1年，1862年又延长到2年。1892年，法国建立了统一的医学博士学位，并规定除实习医师在监督下可临时代替医师处理患者外，行医者必须取得医学博士学位，并向行政当局和医学会注册。1893年，又要求医学生在入学前必须在大学理学院学习一年预科，取得物理学、化学和自然科学的合格证书后方可开始医学学习；对医学院学制也作了改革，由原来的三年制改为四年制；还对考试制度作了改革，并在毕业时举行3次含内科、外科和产科的综合性考试，同时递交一篇论文。由于法国近代的医学教育的管理比较规范和严密，因此效果明显，受到了其他国家的肯定。

英国的医学教育存在两种不同的模式：一种是以牛津大学、剑桥大学为代表的学院式模式；另一种以医院为基础的伦敦型医院医学院模式。前者在17世纪

---

① 朱潮主编. 中外医学教育史[M]. 上海医科大学出版社，1988年版，242－322.

前着重于理论著作的学习,从不到医院参加临床实践,因此学生严重脱离临床实际,此后他们也学习法国和荷兰医学院的教学经验,使学院式医学教育与临床实践结合起来。18世纪70年代,牛津大学和剑桥大学均建立了自己的教学医院,加强以医院为基础的临床教育。19世纪初,剑桥大学聘请了享有盛誉的医学教授为学生授课,学生听课列为必修的内容。牛津大学规定医学生在牛津学完基础医学科学应授予医学士学位,然后到其他医院学完临床课程再回到牛津完成后阶段医学教育者应授予医学博士学位。这种理论教学与临床训练相分离的教学模式成为牛津的一种传统,一直延伸至今。伦敦型医院教学模式开始于17世纪,当时的伦敦皇家医院、圣托马斯医院、圣巴塞洛缪医院等都开始招收医学生,由经验丰富的医生进行培训。此后,随着医院办学的加强,开始建立附属于医院的医科学校,伦敦型医院医学院模式初步形成。19世纪中叶,伦敦有名望的医院均把医学教育作为医院的一部分,使医院办学得到了进一步发展。1827年,仅作为考试机构的伦敦大学正式成立,使伦敦各医院医学院的毕业生可参加伦敦大学组织的考试,合格者可申请学位。1858年,英国还成立了总医学委员会,目的是统一全国的医学教育标准,保证向社会提供合格的医生。这个委员会至今还在行使其职责。

德国医学教育开始于14世纪,早期一直把希波克拉底、盖伦和阿维森纳的著作视为经典,放在大学里讲授,凡背离这些教条都被视为异端邪说,并被排斥在大学课程之外。直到18世纪中叶,这种传统呆板的教学模式才发生改变。1745年,德国皇后从荷兰邀请施维登主持维也纳大学医学院的工作。作为布尔哈维的学生,他首先主讲了两年解剖学、生理学、病理学和药理学课程,同时开设了布尔哈维的临床课程。1749年,他制订了学校的章程及考试的计划,还从荷兰的莱顿大学和意大利的佛罗伦萨大学请来了一流学者任教,给医学院带来了新的力量。经过这一改革,德国的医学教育出现了崭新的局面。19世纪初开始,德国的教育家洪堡(Humboldt, 1767~1835)提出了独立与自由的思想,这种思想后来成为柏林大学的主导思想,同时也成为19世纪新成立的其他大学的主导思想。在洪堡的教育思想影响下,德国医学教育形成了教学自由、学习自由,研究与教学结合、研究与学习结合,以及强调临床实践教学等特点。这些特点不仅给当时德国的医学科学和医学教育带来了生机,也为德国医学从19世纪起迅速跃居世界前列创造了条件。[①]

总之,医学教育自文艺复兴时期开始到19世纪末已基本成形。其主要特点是:基础医学教育已建立在以实验结果为根据的基础之上;临床医学教育开始与

① 程之范主编.中外医学史[M].北京:北京医科大学中国协和医科大学联合出版社,1997年版,24—59.

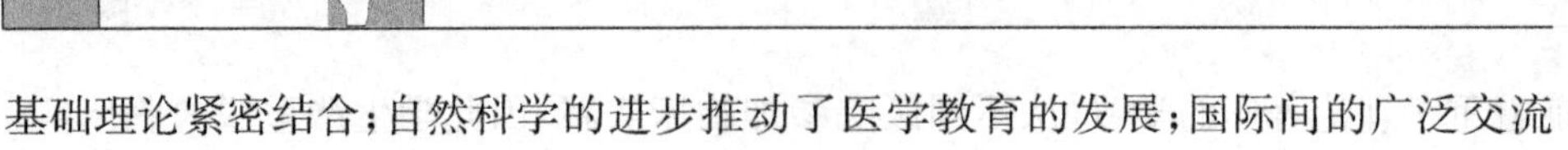

基础理论紧密结合；自然科学的进步推动了医学教育的发展；国际间的广泛交流促进了医学教育的发展。

4.1.1.4 现代医学教育及医学人文教育的主要特征

国外的现代医学教育开始于20世纪初。在以原子能、电子和航天技术为代表的一系列高科技技术的影响下，医学教育发生了巨大变革。随着医学人文精神的回归，现代医学教育呈现以下特征：

第一、选拔优秀学生，实施精英教育。医学教育自诞生之日起，一直处于高等教育体系的顶点，原因就在于医学和医学教育的服务对象是人类自身。欧洲文艺复兴运动的要旨是“废神尊人”，因此西方始终把医学教育视为“精英教育”。为了保证医学人才的质量，让一流医学人才从事治病救人的崇高使命，美国、英国、法国、德国和日本等世界发达国家的医学院校均对生源质量提出了严格的要求，并采取小而精的策略，不惜花费巨资进行培养。以美国为例，各医学院校每年平均仅招生100人左右，各校的申请人数与录取人数之比在20∶1以上。入学条件包括：必须学过规定的自然科学和人文社会科学科目、成绩优良且已取得学士学位；需教授的推荐信；参加严格的入学考试；还注重通过面试确定学生是否具有从事医学工作所必需的心理特质、是否具有很高的知识成熟度和身心成熟度。因此，美国医学院校确实是在选精英之才、育精英之人。欧洲等发达国家则选拔最优秀的高中毕业生学习医学，并实行高淘汰率制度，同样也能实现精英教育的目标。

第二、强调基础教学，灌输渊博知识。医学权威著作《西氏内科学》指出“医学不是一门纯科学，而是深深植根于众多学科之中，负有用其为民造福之责的博学职业”。为此，20世纪以来，世界上大部分医学院校均意识到医学生拥有渊博的文理科学知识是培养有发展潜力、有持续后劲、有创造能力的医生的充分条件，拥有精湛的临床医学技能则是培养称职医生的必要条件。因此，更加注重人文社会科学知识和医学基础知识的教育。如将医预科阶段学习作为医学教育的重要环节，并不断得到强化。英、法、德、俄、日、澳等发达国家的医学教育虽在学制方面存在差异，毕业时授予的学位也有所不同，但都有为期一年或一年以上的医预科，主要完成数学、物理、化学、生物学、心理学、伦理学和社会医学等方面的课程学习，不合格者不能继续医学阶段学习。美国则要求考生首先获得学士学位，因此医学生通常具有相当宽厚的文理科学基础。从“国外最好的综合大学都有医学院，最好的医学院都在综合大学”的现象表明，综合性大学在文理课程教育方面具有得天独厚的优势。从20世纪诺贝尔生理学与医学奖获得者大多出自美国、英国、德国和法国的事实也表明，前期“投入”绝对必要。

第三、提供足够时间，注重实践指导。现代医学教育起源于医院医学教育，说明临床实践在医学教育中的重要地位。医学教育的实践表明:要想使医学生获得规范、正确的医疗技能,必须安排充裕的时间对医学生进行严格而细致的临床实践训练,必须安排足够的教师对医学生进行心理和专业技能指导。因此,长学制和高师生比成为医学教育质量保证的重要条件。全球医学院校师生比平均为 2.73∶1,哈佛大学医学院则高达 5.5∶1,远远高于文理科院校的师生比。牛津大学和剑桥大学还实行导师制,加强医学生各方面培养。医学院也通常采用长学制,如美国高等医学教育的平均年限为 8 年(其中包括 4 年本科),毕业授予医学博士。

第四、构筑教育体系,倡导终身学习。现代医学教育将大学医学教育、毕业后医学教育和继续医学教育作为一个医学教育连续的统一体,环环相扣,相得益彰。大学医学教育仅是培养合格医生的基础阶段,医学生走出校门后还必须进入以医院为基地的毕业后住院医师培训,然后参加职业医师考试。即使获得了执业医师资格,还需定期参加继续医学教育培训,直到完成全部医学专业培训。以法国为例,医学生完成所有医学培训任务,并取得国家医学博士文凭的平均年龄为 37.5 岁。其他发达国家均建立了健全的医学教育体系,保证医生的高质量。

第五、采取多种模式,提高教学质量。现代医学教育注重通过教学内容、教学方法、课程体系的改革,提高课堂效果和教学质量。从 20 世纪 70 年代以来,国外医学教育改革主要采取 3 种方式:①从改革教学理念入手,以改变学生的智能结构。这种改革方式主要在发达国家的医学院校中开展。实施教育改革的目的不在于教什么,重要的是引导学生学会学习,提高学生发现问题、分析问题和解决问题的能力。②从改革内容入手,调整传统的课程结构。这种改革方式主要在发展中国家开展,改革的目的是改变从发达国家引进的传统医学教育模式与本国卫生服务需求不相适应的状况。③在改革教育内容的同时,改革传统的教学方法。一些医学院校,特别是在教学上已形成自身特色的知名院校,为解决社会经济迅速发展所导致的新的卫生保健需求,大多从课程改革入手,带动教育方法的改革,并把课程内容的改革作为推动教育方法改革的一种手段,以便主动适应本国医学教育的变革。[①]

4.1.2　20 世纪以来部分国家医学教育及医学人文教育的差异

4.1.2.1　美国医学教育及医学人文教育

尽管西方医学教育及医学人文教育存在着许多共同的特征,但因各国的国情

---

① 顾鸣敏,胡涵锦等著. 21 世纪初中国高等医学教育改革的探索与研究[M],上海:上海科技文献出版社,2003 年版,159—165.

不同，以及教育理念及培养目标的不同。因此，西方现代医学教育及医学人文教育的内容及方式存在一定的差异。

美国医学教育起步较晚。19世纪70年代以后，美国以大学为基础的医学院在数量上有惊人的增长，但从教育水准来看仍明显落后于欧洲。1910年，美国著名医学教育改革家弗莱克斯纳(Abraham Flexner)在完成对德国、法国和英国医学院校的考察和比较研究以后，发表了著名的弗氏报告，并在卡内基基金和洛克菲洛基金资助下，在部分大学进行改革试验。该项改革的特点是：医学生从完成四年制大学的毕业生中招收，医学院实行四年制，前两年参照德国大学的模式，在医学院进行以学科为基础的生物医学教育；后两年参照英国伦敦大学和爱丁堡大学的办法，实行以医院为基础的见习生制度。显然，这种新型的教育制度是综合德国和英国医学教育制度的优点，让学生在系统学习医学理论知识的基础上，接受临床技能的训练，从而使美国成为20世纪另一个医学教育中心。

从20世纪80年代起，美国医学院协会确定了医学教育改革的总体目标：即把医学生培养成为一名成人学习者、问题解决者和批评思考者，并把课程内容与疾病的治疗更加紧密地联系起来。具体做法包括：①进一步使医学教育与变化中的医疗卫生服务需求相适应，加强增进健康和预防医学教育，加强初级保健医生的培养。②加强医预科学生通过均衡地学习自然科学、社会科学和人文科学，为接受专业教育作好广泛的准备。③进一步削减讲课时数，采用导师制、小组讨论和独立学习等方法进行教学，帮助学生学会学习。④加强医学生实践技能的训练，提倡采用标准化患者(包括真实患者和模拟患者)，使学生获得标准化的临床学习体验。⑤改革入学考试，鼓励具有社会科学和人文科学背景的学生报考医学院，入学考试强调报考者的批判思维能力、解决问题能力和交际能力。⑥除了充分利用教学医院外，还加强了对其他医疗机构的利用，以适应现行卫生保健制度的需要。

在医学人文教育方面，美国的一些医学院已经把人文科学作为医学课程的一部分而列入必修课程。开设的课程大体上包括：医学人文学、生物伦理学、医学与哲学、医学与社会、医学与法学、医学与艺术、医学职业或职业素养入门、医患关系等。开课的形式除了大课讲授外，主要采取小组互动式的教学方式。但也有一部分医学院将人文科学当作一种摆设，仅仅作为选修课的一部分。总之，美国医学院的人文科学在医学教育中的地位尚处于不稳定地位。①

4.1.2.2 英国医学教育及医学人文教育

现代英国医学教育一直由英国医学会负责管理。英国培养一名医师的程序

① 梅人朗.美国医学院校中医学人文科学的不稳定性[J]. 复旦教育论坛，2003，1(3)：75－77.

为:高中毕业后学习4年物理、化学、生物、数学等普通基础课程获得学士学位。然后申请进医学院,再经过4年学习可获得医学博士学位。此后可进入大医院实习,这样培养出来的医师主要用于为社区服务。若要成为一名专科医师,则还需进行3~5年训练。

20世纪下半叶以来,英国医学教育主要进行了以下改革:①重视综合素质培养。1993年,英国医学会在制订的“明日医生”红皮书中强调医学毕业生应达到知识、技能和态度三方面的目标。②开设综合性课程。包括“系统课程”或“器官课程”,以及“以问题为中心的课程”或“问题定向”的课程。③早期接触临床。大多医学院在临床前期就开设临床课,把基础学科与其他临床上的应用结合起来,并由前期教师和临床教师组成的教学班子进行教学。④全科医学教育融入教学计划。英国医学院校均开设全科医学与初级卫生服务的课程,安排学生深入社区参加全科医学实践。⑤医学院充分自主,政府宏观管理。英国医学院享有充分的自主权,政府主要管理经费,而医学委员会指导制订计划、教学改革和监控教学质量。⑥试行长学制。如剑桥大学医科博士学位分三阶段完成,共耗时9年。第一阶段为3年预科,主要学习化学、数学、物理和生物学;第二阶段为医学学士学位阶段;第三阶段为医学博士学位阶段。

4.1.2.3 法国医学教育及医学人文教育

20世纪以来,法国主要对医学教学进行了如下改革:①宽进严出。法国医学院校的入学条件不高,仅凭“业士证书”即可。但第一学年末举行的竞争性考试淘汰率极高,只有约10%的学生可进入第二学年学习。②注重基础教学,早期接触临床。医学生第一阶段第一、二学年主要学习基础学科知识。各医学院在完成每门必修学科的最低教学时数和教学总时数的情况下,可以自行补充教学课程。在第二学年开始之前还安排医学生参加为期4周无报酬的“护理见习期”,使医学生早期接触临床;③加强实践训练,培养良好素质:第二阶段共4年,其中第一年主要是完成基础课程补充教学内容,同时参加由医院组织的临床见习;后三年直接参加医院实习(有报酬),并须通过考核。④定向培养。法国从1984年10月起将医学专业的第三阶段确定为定向培养阶段,包括全科医学教育和专科医学教育两个方向,由学生自由选择其中一类。全科医学教育学制为两年半,如考查合格及通过论文答辩,可取得医学博士国家文凭。专科医学教育时间为4~5年不等,参加者还需通过专科医学教育住院实习期竞争性考试,期满通过考核和论文答辩可取得医学博士国家文凭。⑤严格考试,保证质量。法国在第一阶段第一学年设有淘汰性极高的“竞争性考试”,在第二学年设有“基础学科结业考试”。在第二阶段第一学年结束时,要组织一次知识水平考试。在第二阶段第二、三、四学年,医学

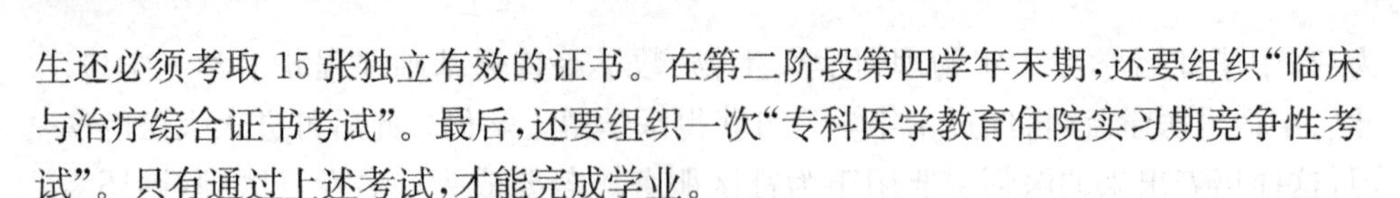

生还必须考取15张独立有效的证书。在第二阶段第四学年末期，还要组织“临床与治疗综合证书考试”。最后，还要组织一次“专科医学教育住院实习期竞争性考试”。只有通过上述考试，才能完成学业。

4.1.2.4 日本的医学教育及医学人文教育

日本高等医学教育的改革主要沿着美国的办学模式发展。20世纪80年代以来，日本约80所医学院校先后进行了各具特点的医学教育改革。20世纪90年代中叶还专门成立了“21世纪医学医疗恳谈会”，重点分析研究国内医学教育存在的问题与弊端，比较和借鉴世界其他国家医学教育改革方面的有益经验，并研讨制定新世纪医学教育的模式，还成立了“医学教育程序设计研究开发事业委员会”。该委员会在对全国所有的医学院校进行充分调查研究的基础上，于2000年底形成了“医学教育模式和核心课程教学内容指南”，并从2001年起供全国各医学院校参考使用。日本医学教育模式与核心课程教学内容的实质就是全面整合课程，精选(增减)教学内容，改革教学方法，加强临床教学，特别是临床实习，为培养优秀医师这个总目标服务。“指南”共分两大部分，一是医学预备(基础)教育课程，包括物质现象与物质的科学、生命现象的科学、情报科学、人的行为与心理。二是医学教育课程，包括行医(做医生)的原则、医疗安全确保与危机处理、医疗中的人际关系与集体协作(团队精神)、科学研究精神与临床思维方法。总的指导思想是以学生为中心，努力培养学生自学能力、独立思考、独立分析问题和解决问题的能力。此外，日本还针对城镇医师过剩、边远地区和岛屿缺少医疗资源与服务的现状，除了控制高等医学院校的招生定额、向提高教学质量方向发展外，还专门成立了面向边远地区生源的医科大学，并为学生提供各项优惠政策，鼓励他们返回当地从事医疗服务。

4.1.2.5 发展中国家的医学教育改革

近年来，为适应本国卫生事业发展对卫生人力的迫切需要，各发展中国家的医学教育事业也有了很大的发展，卫生人力供需状况在很大程度上得到了改善。但就大多数发展中国家来说，其医学教育还是20世纪70年代以后按照发达国家的模式发展起来的。与发达国家相比，教育模式与社会需求之间仍存在一定的不适应。为改变落后的状况，各发展中国家在发展和改革本国的医学教育事业过程中，不仅重新修订了卫生人力政策的目标和重点，同时还根据这些目标和重点，采取了相应的对策。主要包括：①发展各类卫生人员的数量，提高培训卫生人员的质量。②面向基层，面向农村，大力发展社区定向型医学教育。③调整卫生人力发展的政策，提高医学教育和卫生人力培训的投资效率和效益；④建立医科毕业生义务服务期制度①。表 4－2 显示部分发达国家或发展中国家医师人数与医学教育现状。

表 4－2　部分国家医师人数与医学教育现状

国　家	人数(1995 年)	1/10 万人医师数	医学院数	学　制	学　位
中国	1,232,083,000	115	150	3～8	MB/MM/MD
印度	944,580,000	48	140	4～6	MB/BS
韩国	45,314,000	127	48	6	MB
日本	125,351,000	177	80	6	MB
印度尼西亚	200,450,000	12	32	6～8	MD
泰国	58,703,000	24	12	5/6	MD
英国	58,144,000	164	27	5～7	MB/CHB
法国	58,333,000	280	45	8～8.5	MD
德国	81,922,000	319	39	6～6.5	MD
意大利	57,226,000	—	31	6/7	医学文凭
西班牙	38,674,000	400	26	6	医学文凭
希腊	10,490,000	387	7	6	医学文凭
土耳其	61,797,000	103	33	6/7	MD
俄罗斯	148,126,000	380	53	6/7	MD
埃及	63,271,000	202	12	6～7	MB
南非	42,393,000	59	8	6	MB/CHB
澳大利亚	18,957,000	—	10	4～6	MB/BS
美国	269,444,000	245	141	4～8	MD
加拿大	29,680,000	221	16	3～4	MD
巴西	161,087,000	134	82	6～9	MD

注:以上资料选自 WHO 2004-World directory of Medical Schools。

4.1.3　中国高等医学教育及医学人文教育概要

4.1.3.1　中国古代医学教育及医学人文教育的历史回顾

中国古代的高等教育,先秦传授诗书礼乐,汉后传授正统的儒学与古代经典,以培养治政之才为主。民间私学书院,以讲经、辩学、修身为宗旨,体现了人文为

① 顾鸣敏,胡涵锦等著. 21 世纪初中国高等医学教育改革的探索与研究[M]. 上海:上海科技文献出版社,2003 年版,14—15.

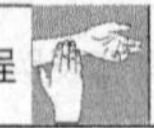

先的思想。中国的医学教育则始于远古，兴于隋唐，再次振兴于新中国成立以后。根据医学教育的发展水平及其所处的历史时期，中国医学教育的发展大致经历了三个阶段：古代医学教育阶段，近代医学教育阶段和现代医学教育阶段。

中国古代医学教育起自远古时代，经历了萌芽时期、师徒式教育时期和传统医学教育时期，止于1840年鸦片战争前。

萌芽时期始于远古，止于公元前22世纪。从远古起，中华民族的祖先在与自然界作斗争的过程中积累了不少医疗卫生方面的经验和知识。形成于这一时期的"阴阳五行学说"，就是在大量积累医学经验的基础上通过哲学思想的概括，并逐步成为中医学的理论基础。

师徒式教育时期始于公元前21世纪的夏朝，止于公元5世纪的南北朝。自周朝起，中国便建立了较完备的卫生组织，出现了专职医生，且设有专门机构司理医疗卫生活动；医学开始分科，包括食医、疾医、疡医和兽医，为中国医学教育专业设置奠定了基础。自春秋战国至南北朝，出现了师承、家传和自学等形式。这一时期著名的医生扁鹊(生于公元前5～4世纪，姓秦，名越人)，不但医技精湛，而且为人谦虚。他精通内、外、妇、儿各科，并周游各国为人治病。一次他治愈了虢太子的尸厥症，有人称赞他能起死回生，而他却说："越人非能生死人也，此自当生者，越人能使之起耳。"反映出扁鹊不图虚名、严谨求实的道德品格。此后，人们将医学称为"仁术"，医生被誉为"仁爱之士"，行医治病、施药济人被认为是施仁爱于他人的理想途径之一。

传统医学教育时期始于公元5世纪的南北朝，形成和完善于隋唐时期，止于1840年鸦片战争前。

传统医学教育时期也是中国医学与人文教育融合较紧密的时期。东汉名医张仲景(公元150～219)不仅奠定了中医辨证论治的基础，同时也强调医生必须具备济世救人的仁慈之心。他认为医学是一门"玄冥幽微，变化难极"的学问，医生需要有渊博的知识、敏锐的观察力以及良好的道德情操。他本人身体力行，实践自己所提倡的理想，受到后世的称颂。隋唐时期的名医孙思邈在《千金方·大医精诚》中指出："学者必须博极医源，精勤不倦，不得道听途说，而言医道已了，深自误哉。"因此，他学古人，博极医源；学今人，旁搜囊括；学外国人，不抱成见；重实践，化裁创新[①]。北宋时期的文学家苏轼，在疫病流行期间，为照顾无家可归的患者，创办了"安乐病坊"，以照顾和医治贫困患者为己任，充溢着人道主义的关爱之情。明代名医李时珍则"搜罗百氏，采访四方"，留下了流芳百世的《本草纲目》，被达尔文赞扬为"中国古代的百科全书"，其中融合了生物学、化学、矿物学、地质学、

① 曾时新，叶岗. 名医治学录[M]. 广州：广东科技出版社，1981年版，49－56.

天文学、人文学和社会学等丰富而又宝贵的知识。

总之，中国的传统医学是人文主导型医学，医学教育是医学与人文紧密结合的教育，具有丰富的人文精神资源。传统医学十分重视医疗实践的伦理价值，强调医疗活动以患者而不是以疾病为中心，把患者视为一个整体的人而不是受损的机器，在诊断治疗过程中贯穿尊重患者、关怀患者的思想，主张建立医患之间的合作关系，将“医乃仁术”作为医学的基本原则。这些宝贵的医学人文精神遗产对后人产生了深远的影响。

4.1.3.2　中国近代医学教育及医学人文教育的历史回顾

该阶段起自 1840 年鸦片战争后，止于 1949 年中华人民共和国成立前。

鸦片战争以后，西方医学随着传教士进入中国。为了宣传西医学理论，外国教会还在中国开办医学校。据统计，到 1936 年，教会医院在中国达 426 所，教会医学校达 33 所。教会医院和医学校的建立，不仅成为西医传入的重要基地，也为中国医院和医学校的建立提供了示范。

这一时期，北洋政府先后在天津创办西药馆，后又改名为北洋医学堂及海军医学堂。此外，还创办了一批国立或省立医学院校，颁布了《壬戌学制》，规定大学(包括医学院校)设有 4 个层次：大学、专门学院、专修科和大学院(即研究生院)，试图发展中国的医学教育。但因医学教育的管理权主要掌握在英、美、德、日、法等国的教会和外国人手中，使中国的医学教育很难有所作为。

值得一提的是，由于西医的传入，加上清政府及北洋政府等对中医采取歧视、排斥和否认的态度，导致中医及中医教育困难重重，处于被取缔的边缘。但在一批有志于发展中医学的医学家们的抗争下，中医和中医教育的基本力量和科技精华得以保存，并有所发展，出现了中医学、西医学两种教育体系共存、互相渗透的局面。

4.1.3.3　中国现代医学教育及医学人文教育的历史回顾

新中国成立至今是中国现代医学教育的时期。这一时期医学教育虽几经曲折反复，但经过调整和改革，仍然取得了很大成效[①]。

1949～1957 年是高等医学教育的初创时期。这一时期的主要成就体现在：一是高等医学院校领导体制的确立；二是实施院系调整，全面学习前苏联；三是编写出版适合中国国情的系列教材；四是制定中医政策，发展中医教育。

1958～1965 年是医学教育的初步发展时期。这一时期对教育体制、教学模

---

① 丘祥兴，林蕙青主编. 中国高等医学教育的昨天今天和明天[M]. 上海：上海中医药大学出版社，1999 年版，9—34.

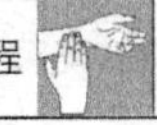

式、教学内容和方法进行了一系列的改革。主要表现在：一是推行全日制学校和半工半读两种教育制度；二是强调学生参加生产劳动；三是掀起了大办医学院校的高潮；四是教学内容与教学方法上的改革。

1966～1976年的“文化大革命”，中国高等医学教育如同整个教育事业和社会主义建设事业一样，其体制和机制被全面否定，受到极为严重的摧残。

1976年至今是我国高等医学教育健康发展时期。1977年，恢复全国统一招生制度，恢复招收研究生制度，同时又重新修订和颁布了一系列的条例和规定，重新制订教学计划和教学大纲，修订出版了全国统编教材。1988年，国家教委又决定试办七年制高等医学教育。2003年，教育部又在并入综合性大学的8所医学院试办八年制高等医学教育，希望在不久的将来形成3年制专科、5年制本科和8年制本硕博连读三种学制。总之，这一时期中国高等医学教育呈现出以下特点：一是医学院校管理体制改革取得突破；二是专业种类减少，专业口径拓宽；三是高层次医学人才培养力度的加大；四是高等医学教育的形式日趋多样化；五是教学内容和教学方法改革逐步深入；六是医学教育研究发挥着重要的作用。

然而，现代中国医学教育也面临诸多矛盾或问题：一是与社会经济发展对医疗卫生人才的需求不相适应的问题；二是与医学科学快速发展不相适应的问题；三是与现代医学模式(即“生物-心理-社会-医学”模式)不相适应的问题；四是与国际医学教育标准不相适应的问题。

同时，医学人文精神也出现缺失的倾向：随着现代医学科学和技术的飞速发展，医学界出现了“技术至善论”的倾向，临床医师及带教老师更加关注实验室或影像室的结果而忽视患者的陈述和体检；更加关注患者的躯体问题而忽视了患者的情感问题；更加重视药物治疗而忽视心理疗法。日常诊断治疗的机械化、自动化、计算机化使医生远离患者，导致医疗程序的非人格化、“装配线”化、“超市”化。死亡被看作是分子的瓦解，疾病被看作是细胞或分子结构和功能的异常。值得注意的是，在张扬“技术至善主义”背后的潜在动力，是追求更大的经济利益。简言之，由现代医学带来的专科化消解了整体性的人，技术化忽略了人的心理，市场化漠视人的情感。由此，人的医学变成了病的医学，医学教育变成了针对病的教育。如何解决发展高新技术与适宜技术之间的矛盾，协调关心患者与治疗疾病之间的矛盾成为现代医学教育亟待解决的问题。

医学界和社会上的有识之士急切地呼唤医学需要新的转向，需要人文精神的关注；同时需要从在生物学因素方面探寻疾病的原因和治疗的倾向，向立体化、网络化、多维度地审视健康和疾病问题转向①。由此,医学界涌动着回归人、回归社会、回归人文的思潮,强调医学的目的是以人为本,医学不仅只是对疾病的治疗,而且更需要对患者的关怀和照料。医生则不仅需要自然科学知识,而且也需要人文社会科学知识,以保持科技知识与人文素养之间的平衡。因此,提倡医学人文教育以唤起医学从业人员的人文关怀及人文精神应该成为21世纪医学教育的主旋律②。

图4-1为中西方医学教育发展史的图解,以帮助相关人员把握不同年代东西方医学教育发展的轨迹。

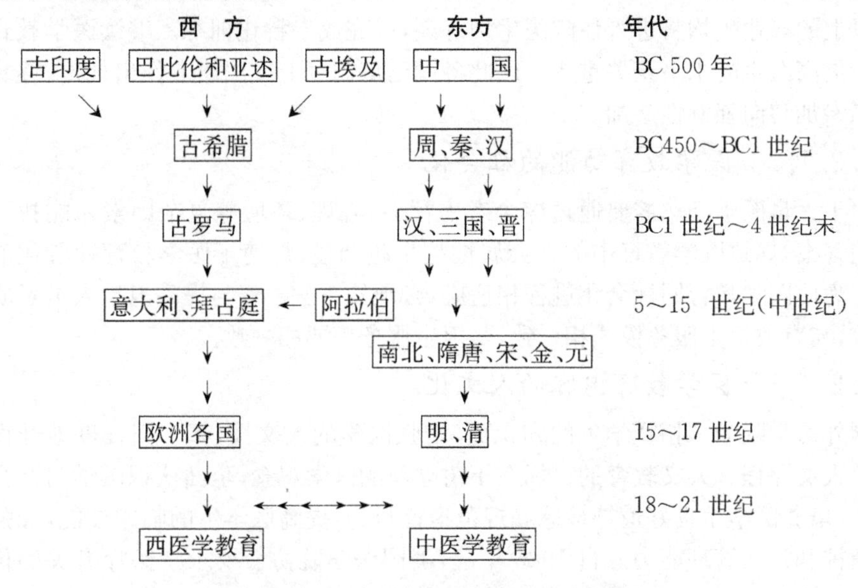

图4-1　中西方医学教育发展史图解

4.2　国内外高等医学教育及医学人文教育的发展趋势

4.2.1　国外医学教育及医学人文教育的发展趋势

4.2.1.1　医学教育目标的终生化

当前,世界各国对高等教育的重视和再认识,已汇聚成全球性改革的潮流,推动着高等教育向综合化、多样化、终生化和国际化等方向发展。同样,高等医学教

① 张大庆.论医学的人文精神[LO].北大科学史与科学哲学(科学文化论坛),2003 年 http://www.phil.pku.edu.cn/hps/index.php.

② 程之范,张大庆.医学史与医学院校的素质教育[J].医学教育,1999,(4)6－9.

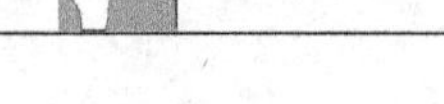

育发展也体现了这样的基本特征。

随着教育观念上从“一次性教育”向“终生教育”方面转变,衡量医疗卫生人员的质量不仅要看他们所受专业教育的质量,还要看毕业后终生接受教育的能力。因此,21世纪初世界各国医学教育的总目标多从一般的传授知识和训练技能向奠定医学理论基础、培养行医职业精神和获得终生学习能力转变。例如,美国将医学院教育作为培养医生的起点,它是在医预科基础上实施的普通医学教育,其目标是为医科毕业生进入医疗机构作准备。毕业后医学教育是培训专门人才的重点,虽然法律规定完成普通医学教育、考试合格即可取得行医资格,实际上,90%以上的毕业生均将进入住院医生训练期,以完成专科化训练。继续医学教育对不断提高医生的水平至关重要。因此各国已从制度上或法律上作出规定,逐步从自愿参加转向强制性参加。

4.2.1.2 医学教育功能的社会化

由于大量医学问题需要通过综合考虑社会、心理、环境等复杂因素才能找到合适的答案,导致医学教育中的社会属性越来越凸显,加速了医学教育社会化的进程。为使医学教育同社会化进程相适应,必须使医学教育与提高卫生人员素质相一致,与有效卫生服务模式相一致,与卫生服务需要相一致。

4.2.1.3 医学教育内容的人文化

国外医学院为了拓宽学生的知识面,增强医学的人文性,都不同程度地开设了医学人文课程。人文教育的目标在于树立新的医学观念,全面认识医学与社会的关系,培养医学生良好道德情感和规范道德行为,提高医学生的临床技能,加强协作精神和社区管理能力。自1985年起,美国医学院协会要求将医疗有关的伦理学和行为科学纳入医学院的课程体系中去,扩大选修课程,进而形成了一个环绕医学及与之相关的医学人文学科群,主要包括哲学、历史、宗教、法律、伦理、文学、艺术及行为科学等。随后,英、德、日等国家陆续将人文社会科学课程比重大大加重。在医学人文学科群中,医学与人文科学相交叉的边缘学科成为核心课程①。

目前,西方发达国家医学院校的医学课程基本上由自然科学、人文社会科学、医学三大部分组成,其中哲学、政治、人文社会科学课程占总学时的比例均在20%左右。如:美国为20%,前苏联为22.3%,德国为26%。国外医学院大部分人文课程多在临床前期开设,但并没有在临床前期结束,而是延续到教学的全过

① 中华人民共和国教育部高等教育司编.中国高等医药教育改革与发展[M].北京:人民卫生出版社,2004年版,97—109.

程中[①],即体现出纵向的循序发展的“序贯性”。如美国哈佛大学医学院的“患者与医生”课程从第一学年开始一直持续到第四学年。因此,从总体看,西方的人文教育以贯穿于专业教育的全过程并紧密结合医学的人文社会科学问题为特征。同时,医学人文课程在课程内容方面还表现为横向的“关联性”,即人文课程与自然科学、医学、社会科学相互渗透,呈现出“交叉性”。此外,人文课程设置呈现出“短小化”的趋势,一般在20～30学时,有的甚至是10学时以下的微型课程,如悉尼大学医学院的人文课程包括13周的讲座和13小时的个别指导课。由此可以看出,国外人文教育课程在整个课程结构中基本达到了“整体化”和“最优化”。

4.2.1.4　医学教育课程的综合化

21世纪初,国外大部分国家均把医学教育课程体系分为两种:一是以学科为中心的传统医学教育课程体系;二是建立以“综合化”为主要特征的新的医学教育课程体系。后者将各独立学科的相关内容,以横向综合(即基础学科之间、临床学科之间按器官系统整合)或纵向综合(即基础与临床之间按临床专题整合)的形式进行重组,由此形成新的课程体系[②]。后者的特点是医学形态学与功能学密切结合、基础医学与临床医学密切结合,且教学方式比较活泼。目前,综合性课程体系或以能力为基础的课程体系已在全球一部分医学院校建立起来。例如,美国有30%的医学院、英国有47%的医学院、加拿大有50%的医学院、欧洲有15%的医学院、日本有20%的医学院、澳大利亚有22%的医学院、马来西亚有30%的医学院,相继采用了分科教学与综合性教学相结合的课程模式[③]。

4.2.1.5　医学教育管理的多元化

从国外高等医学教育及医学人文教育的历史回顾中,我们不难看出各国在医学教育管理方面各有特色,呈现出“多元化”的格局。

一是教育制度的多元化:以大学为基础的医学教育制度、大学与医院相结合的医学教育制度、以医院为基础的医学教育制度和以社区为基础的医学教育制度并存。

二是管理模式的多元化:大多数国家医学院校作为大学的一部分,由政府教育部或州(省)一级教育主管部门管理;但在许多发展中国家和独联体各国,医学院校往往独立于大学,并由政府卫生部和教育部共管,以卫生部管理为主。此外,英国及英联邦国家的医学教育管理则主要由本国的医学委员会负责。

---

① 孙英梅,姚凤海,马丽娟.医学学科的人文向度与医学生人文素质培养[J].复旦教育论坛,2004,2(4):93－96.

② 卢捷湘著.高等医学教育的探索与实践[M].长沙:中南大学出版社,2004年版,49－56.

③ 乔敏,郭立,贺加,等.国外医学课程改革的发展趋势及特点[J].医学教育,2001,(6):19－22.

三是学制与学位的多元化:世界各国的医学教育的学制从 4～8 年不等,但6～7年所占比例较高,因此长学制将是医学教育学制的主要趋势。医学院授予医科毕业生的学位主要有两类,即医学士和医学博士。医学士是第一级学位,它与毕业后教育中授予的第二级(硕士)和第三级学位(博士)相衔接。医学博士则是一种职业性学位,它向从事临床工作的毕业生提供,不设第二级和第三级学位。还有不少国家对医科毕业生不授予学位,只发给毕业文凭或医师资格证书,学位均在完成研究生教育后授予。

4.2.1.6 医学教育方法的多样化

医学教育改革的重点是内容与方法改革,但发达国家和发展中国家的侧重不同。有关课题研究在对 40 所医学院校(其中发达国家和发展中国家各 20 所)的调研显示:在 14 所以方法改革为目标的学校中,发达国家有 12 所(占 85.7%),发展中国家仅 2 所;在 11 所以内容改革为目标的学校中,发达国家为 3 所,而发展中国家为 8 所(占 72.7%);在 15 所以内容改革为重点,同时也进行方法改革的学校中,发达国家 5 所,发展中国家 10 所(占 66.7%)。可见,在西方发达国家更倾向于以教学方法改革①。而且教学方法改革的主要趋势是:教学活动小型化;课程安排短程化;教学场所多样化。

4.2.1.7 医学教育技术的现代化

21 世纪是计算机技术和网络通信技术应用和发展的新纪元。随着信息时代的到来,医学教育技术的现代化已成为教育改革的当务之急。信息科学的最新成果不断渗透到医学教育的各个领域,多媒体技术、计算机网络、远程教学、网上视频点播、虚拟现实等现代信息技术已在医学教育中得到广泛应用,打破了现有的教学方法和教学手段,加快了医学教育技术现代化的进程。

利用计算机网络,使网上信息走进教室、实验室、办公室、学生宿舍,使教师和学生方便地获取信息,大大提高了学习的效率。利用多媒体教室,能使教师在有限的时间内向学生传授更多生动、形象的知识;能使学生按照自己的需要聆听高水平教授的授课。利用虚拟实验室,能使学生进行验证实验、设计性实验和综合性实验的操作。利用网上教育,可使医学教育不受时空的限制,医学教育办学模式从封闭式的校园教育向着开放式、多层次、多形式、多规格的网络化教育转变。利用网上图书馆,可随时获取图书、信息资料。总之,信息技术应用可大大降低医学教育的时空限制,使教学资源得到共享、师生之间得以互动、自主学习得以实现。

---

① 文历阳. 21 世纪医学科学和医学教育发展趋势[J]. 中国高等医学教育, 2000, (2): 1－2.

4.2.1.8　医学教育标准的国际化

通讯、信息、航天技术的发展,缩短了各国医学院校之间的地理距离,加强了院校之间的合作与交流。同时,各国的高等医学教育均以面向世界为前提,向世界开放,与国际接轨,进一步促进了医学教育的国际化。目前,各国医学院校之间的国际协作主要体现在交流办学经验、交换情报资料、参与国际学术活动,合作研究与开发项目、交换学者和互派留学生等方面。例如,日本为加强高等医学教育协作的国际化,实施多种公费留学生派遣制度,以便在招收和派遣留学生方面不亚于欧美各国。此外,日本政府还鼓励本国高等医学院校参与国际机构组织的多国科技开发和研究合作活动。美国素来重视利用自己在高等医学教育方面的优势,吸引外籍教师和学生。不同国籍的教授和学生汇聚在美国各大医学院校执教或从事医学研究,给美国医学教育带来了生机和活力。

医学教育国际化的另一个特征是世界各国医学院校希望制订一个国际通用的医学教育标准。为此,世界卫生组织(WHO)和世界医学协会(WMA)委托世界医学教育联合会(WFME)于1998年起草了《本科医学教育国际标准》。2001年6月,这个标准正式确定[①]。该标准包括宗旨及目标、教育计划、学生考核、学生、教学人员/教员、教育资源、教育计划评估、管理和行政及持续更新等九大领域共36个亚领域。世界卫生组织西太区办事处为了推行这个标准,于2001年又组织专家制订了"WHO西太平洋地区本科医学教育质量保障指南",该指南对西太平洋地区的医学教育更具有指导意义。此外,美国纽约中华医学基金会(CMB)也出台了一个《全球医学教育最低基本要求》的标准。该标准将教学结果和能力领域分为七个方面[②]:即职业价值、态度,行为和伦理,医学科学基础知识,沟通技能,临床技能,群体健康和卫生系统,信息管理,批评性思维和研究,因此具有更强的操作性。

总之,在经济全球化、教育国际化的背景下,发达国家及其相关国际组织为了建立在国际间可以衡量和比较的通用人才质量标准,必然会制订各学科的国际标准,而发展中国家的医学院校为了保证医学教育的质量,也不得不重视这些国际标准,努力与这些标准进行对接。为此,各国医学教育主管部门纷纷建立了各具特色的质量保证机构,以加强宏观监控。教育评估则成为质量保证的重要手段。教育评估体系主要包括三个层次:①元评价,即对高等学校质量保证体系和质量评估本身(过程、结果及改进)的评价。②学校评价,对学校教学、科研和社会服务的综合评价。③学科(专业)评价,对专业进行学术评审,通常由行业团体进行。

---

① 世界医学教育联合会. 本科医学教育国际标准[J]. 医学教育, 2001, (6): 4—11.

② 美国中华医基金学会. 全球医学教育最低基本要求[J]. 医学教育, 2002, (4): 23—25.

通过各校的自我评估、评估机构的实地考察，最后作出评估结论。由于评估结论较客观地反映出被评院校的办学水平和教学质量，因此各校均将评估作为契机，以医学教育国际化作为动力，深入开展医学教育的改革，全面提高医学教育的水平和质量，推进医学教育国际化进程①。

4.2.2 中国高等医学教育及医学人文教育的发展趋势

4.2.2.1 转变教育思想，确立终生教育的观念

同国外高等医学教育相似，21世纪初的中国高等医学教育也正在向着综合化、多样化、终生化和国际化等方向迈进，并形成符合中国实际的特色和特点。

对医学教育而言，转变教育思想就是要转变重科学技术传授、轻人文精神培植，重医学知识教育、轻综合素质培养等的思想，对医学生实施全面的素质教育。要转变以扩大外延、追求数量为主的办学思想，建立“规模、质量、结构、效益”协调统一发展的新观念。

此外，还要确立终生医学教育的观念。终生医学教育由高等院校本科医学教育、毕业后医学教育和继续医学教育三个相互衔接、内容和要求不同、性质和目的各异的阶段所组成，三者构成一个连续统一的医学教育体系。我国自20世纪80年代初开始摸索和建立适合中国国情的毕业后医学教育和继续医学教育制度，目前这一连续统一的医学教育体系已形成雏形。21世纪初，这一医学教育体系将得到进一步完善，以确保医学人才的知识不断更新、能力不断提高、素质不断提升。

4.2.2.2 调整规模结构，拓宽专业口径，提高学历层次

21世纪初，我国各层次医学生的就业状况大致是研究生供不应求、本科生供需基本持平、大专与中专生供大于求。针对这一现状，教育部和卫生部已在《中国医学教育改革和发展纲要》中明确规定，在调整规模时采取扩大高等医学教育规模与压缩中等医学教育规模同步实施的办法。到2005年，本专科教育和研究生教育年招生总量占总体的比例达到60%以上，到2015年，将增长到70%以上。在调整专业结构方面采取压缩专业数量、拓宽专业口径、增强各专业的社会适应性的策略。到2015年，进一步减少专业数量，普通本科教育主要设置医学、口腔医学、中医学、药学、中药学和护理学专业，高等职业技术教育和中等教育主要设置医学相关类专业。

---

① 万学红.“全球医学教育最基本要求”的研究与在中国的实践[J].医学教育，2005，(2)：11－13.

4.2.2.3 理顺体制机制,强化教学管理,提高教学质量

从我国的国情出发,21世纪初中国医学教育的办学体制仍采取多种办学模式,其中以综合性大学或多科性大学内设置医学院与独立设置医学院校两种形式并存。为了充分发挥综合性、多科性大学的学科优势,形成文、理、医结合的模式,独立设置的医学院校应与综合性大学或多科性大学建立长期的、紧密的合作关系,相互取长补短,取得共赢①。

医学院校应根据《中华人民共和国高等教育法》及政府制订的有关法规或条例依法自主办学,并接受上级管理部门的监督;应采用现代化教学管理手段,加强教学管理,形成具有医学教育特点的、灵活高效的管理模式和运行机制;应不断完善教育质量监控体系,健全医学教育评价制度,确保医学教育的办学水平和教学质量。

4.2.2.4 适应社会需求,加快社区和农村的医学人才培养

为满足社区卫生服务模式的需要,高等医学教育应大力加强全科医学人才、卫生管理人才和社区护理人才的培养,大力加强以社区为基地的教学实践活动。

为解决农村卫生人才队伍、尤其是边远地区和少数民族地区卫生队伍整体素质不高的问题,高等医学教育应采取多种形式为农村输送专科以上的医药卫生人才。在有条件的地区,可将部分医学高等专科学校改建为本科院校,为农村培养本科医学人才;在部分边远、贫困地区,高等医学教育将重点发展专科教育;鼓励本科医学院校建立面向农村定向招生、定向就业的专门培训基地,充分利用远程教育等手段,允许分阶段完成学业,努力解决工作与学习之间的矛盾,以适应农村在职人员继续教育的需求。同时,政府应采取切实可行的措施,鼓励医学院校毕业生到西部去、到农村去,为"建设社会主义新农村"、改变农村卫生面貌作贡献。

4.2.2.5 深化教学内容和课程体系改革,适应医学模式的转变

教学内容和课程体系改革是教学改革的重点和难点。20世纪末,我国高等医学教育通过实施面向21世纪教学内容和课程体系改革计划,已在内容更新和体系优化上取得了不少经验。21世纪初,医学教育内容改革应根据自然科学、人文社会科学、医药科学的发展趋势与卫生服务的需求,积极改革课程体系、教学内容,确立以基础理论、基本知识、基本技能为重点的教学内容,积极吸纳反映医学模式、卫生服务模式转变所必需的各种新概念、新知识、新技能,反映科技、经济、社会及医学的发展趋势,反映多学科间知识交叉渗透所形成的新理论、新技术,注重课程体系的整体优化。同时,加大教材建设的力度,逐步实现医科教材的多样

---

① 王德炳.中国高等医学教育管理体制改革的思考与建议.医学教育[J],2005,(2):1—4.

化、个性化、现代化，形成具有多种层次、不同专业特点的高质量医学教材。

在课程体系改革中，应加大以生命科学学科为核心的自然科学基础课程的改革力度，促进数学、物理学、化学、生物学等课程向医学基础课、临床专业课渗透，更好地体现现代生命科学的发展成就，开发基础课程在培养学生思维能力、创新能力等方面的潜能；应根据医学科学既高度分化又高度综合的特点，进行医学基础课程、临床专业课程的改革，力求体现临床医学、预防医学、行为医学、社会医学的整合；应加大选修课程改革的力度，加强人文社会科学教育，培育医学生的文化底蕴，增进医学生对卫生资源、人类与社会环境、人类社会与健康等现代社会科学知识的了解，促进非智力因素的发展。增开与生命科学与医学科学相关的选修课程，拓展医学生的视野；还应加强科学方法、科学思维的训练，学会应用循证医学原理分析判断临床问题[①②]。

4.2.2.6 加强实践训练，提高学生分析问题和解决问题的能力

改革实验实践教学是医学教育的改革的重要内容。传统医学实验教学普遍存在着验证性、重复性过多的问题。近年来，国内部分医学院校加强了基础实验教学的改革，开设了一些能启迪医学生思维、有利于提高医学生分析问题和解决问题能力的综合性实验，收到了较好的效果。有些医学院校还组建了基础医学形态实验教学中心和功能实验教学中心，不仅有助于基础医学教学资源的共享，而且有助于开设由医学生独立完成的自主性、设计性和综合性实验。

针对不同教育教学对象，开设不同类别和要求的实验实践课程。如在基础医学实验中应多开设在教师指导下的综合性实验和设计性实验，提高医学生的创新意识、团队意识以及分析问题和解决问题的能力；在临床见实习教学改革中，应坚持“三基”和“三严”的原则，强化临床技能训练，使医学生学会独立处理各种常见病、多发病；在社区实践教学改革中，应结合社区医院初级卫生保健工作的职能，使医学生面向社会，了解临床医疗中健康促进、疾病预防和康复医疗的重要性，接受基本卫生国情教育，体验改革开放给城乡医疗卫生事业带来的深刻变化。

4.2.2.7 加强教学方法和手段改革，构建现代化教学的运行体系

为了实现有利于培养医学生分析问题和解决问题的能力，有利于培养医学生创新意识、创新精神和创新能力，有利于医学生的个性发展的目标，应改革传统的教学方法，实行小班化教学，增进师生之间的了解，及时发现和解决学生在学习中遇到的困难和问题；应开设综合性或设计性实验，更好地体现教师的主导作用和

① 刘俊荣.高等医学院校人文课程体系的构建与建议.医学与哲学[J]. 2006, 27(1): 41—43.

② 王义遒.科学呼唤人文，人文导引科学.复旦教育论坛[J]. 2003, 1(2): 17—20.

学生的主体作用，锻炼学生的实践能力，激发学生的创新精神；应采用教师辅助下的学生自主学习、小组讨论式学习、以问题为中心的学习和以病例为基础的学习等形式，提高学生的学习积极性，变被动学习为主动学习。

在教学手段改革方面，应充分利用教育信息化提供的传播途径和方式，加强校园网或局域网的建设；应充分利用现有信息资源和各种音像手段，搞好多样化的电化教育和计算机辅助教学；应充分利用模拟人、标准化患者和真实患者等条件开展临床教学改革，使学生尽快掌握临床知识和操作方法。

4.2.2.8　采取有效措施，直面医学教育国际化

扩大医学教育的国际交流与合作，加速医学院校办学的国际化进程是尽快与世界医学教育接轨，保持自身特色和优势的正确选择。为此应加强校园规划建设，建成环境幽雅、条件先进的大学校园；应扩大医学教育的国际合作与交流，扩大留学生的招生数，聘请外国的专家教授到国内讲课，增加中青年教师去国外进修学习的机会，加速医学院校办学的国际化进程；应学习和实践《本科医学教育国际标准》和《全球医学教育最低基本要求》，不断完善《中国本科医学教育标准》；应实施全面素质教育，重视医学生的实践能力和创新能力培养，为造就一批能在国际医学科学领域具有发言权的大师级英才打下坚实的基础。

4.3　案例或数据

表4-3　1949～2002年中国医学专业在校人数和招生人数

	1949	1990	1995	2000	2001	2002
医学专业在校人数						
1. 高等医学院校	15234	201789	256003	422869	529410	656560
2. 中等卫生学校	15387	306405	402319	568101	647800	678833
医学专业招生人数						
1. 高等医学院校	—	46772	65695	149928	174156	207909
2. 中等卫生学校	—	91818	133357	178810	197565	232525

表4-4　2004年上海医科类院校招生学生统计表

校　名	博士	硕士	八年制	七年制	普通本科	高职高专	总　计
上海交通大学医学院	—	—	—	60	—	—	60
复旦大学上海医学院	402	463	119	—	306	186	1476

（续表）

校 名	博士	硕士	八年制	七年制	普通本科	高职高专	总 计
上海第二医科大学	225	388	20	256	463	412	1764
上海中医药大学	107	270	—	196	620	283	1476
同济大学医学院	6	92	—	50	159	70	377
合 计	740	1213	139	562	1548	1276	5478

表 4-5 1995～2000 年世界部分国家/地区医护人力资源现状

国家和地区	人均国民生产总值/＄	卫生预算比例	人均卫生支出/＄	医生/千人口	护士/千人口	医护比
中国	740	2.27%	33	1.64	1.00	1∶0.61
中国香港	26,437	10.30%	591	1.54	6.22	1∶4.04
中国台湾	12,040	5.29%	—	1.24	3.25	1∶2.6
日本	33,715	8.90%	2,194	1.87	7.79	1∶4.16
韩国	8,511	4.12%	492	1.8	3.41	1∶1.89
印度	360	1.70%	2	0.37	0.41	1∶1.1
印度尼西亚	1,585	54%	2.36	0.14	0.44	1∶3.16
澳大利亚	37,295	8.40%	1,750	2.75	8.64	1∶3.14
法国	26,200	21%	1,085	2.58	5.25	1∶2.0
德国	21,170	10.50%	2,339	3.54	5.01	1∶4.16
英国	—	5.80%	1,347	1.39	5.72	1∶4.1
美国	30,088	13.50%	4,090	2.68	9.16	1∶3.4

4.4 思考与讨论

(1) 通过学习高等医学教育的历史回眸与发展展望，结合所学医学专业的实际，你有什么感想？

(2) 如何加强人文教育，实现医学与人文社会科学的融通？

(3) 中国医学教育为什么一定要走国际化之路？在实现医学教育国际化方面你有什么建议？

(4) 你认为《本科医学教育国际标准》和《全球医学教育最低基本要求》会对中国的医学教育产生哪些影响？

(5) 为什么要学习中医学？你认为在未来医学发展中，中医学的地位将会增强还是减弱？

(6) 你认为应如何进一步完善包括学校基础教育、毕业后教育、继续教育在内的连续统一的医学教育体系？

4.5　参考文献和阅读书目

[1] 梅人朗. 中外医学教育比较[M]. 上海：上海医科大学出版社，1993.

[2] 世界医学教育联合会. 本科医学教育国际标准[J]. 医学教育，2001，(6)：4—11.

[3] 美国中华医基金学会. 全球医学教育最低基本要求[J]. 医学教育，2002，(4)：23—25.

[4] 乔敏，郭立，贺加，等. 国外医学课程改革的发展趋势及特点[J]. 医学教育，2001，(6)：19—22.

[5] 文历阳. 21世纪医学科学和医学教育发展趋势[J]. 中国高等医学教育，2000，(2)：1—2.

[6] 顾鸣敏，胡涵锦主编. 21世纪初中国高等医学教育改革的探索和研究[M]. 上海：上海科学技术文献出版社，2003.

[7] 王义遒. 科学呼唤人文　人文导引科学[J]. 复旦教育论坛. 2003，1(2)：17—20.

[8] 程之范主编. 中外医学史[M]. 北京：北京医科大学中国协和医科大学联合出版社，1997年版，24—59.

[9] 中华人民共和国教育部高等教育司编. 中国高等医药教育改革与发展[M]. 北京：人民卫生出版社，2004年版.

拓展与深化 2

第 5 章

眼观六路:医学院校办学与人才培养模式透视

5.1 现实的产儿:医学生成长的多种"摇篮"

5.1.1 共同发展:国外综合性大学医学院与独立设置型医学院综述

医学教育与办学模式之间存在着的众多必然的联系。医学院校的不同办学模式势必会导致医学教育在办学理念、总体布局、学科建设、师资配备、人才培养等方面采取不同的举措。自中国南北朝及西方中世纪起分别诞生的医学校至今,医学教育发展有了翻天覆地的变化。然而,医学院校办学模式却不外乎隶属于综合性大学的医学院或医学部,或独立设置的医学院或医科大学这两种主要模式。从不同类型医学院校的现状及发展前景来看,它们各自均有一定的优势与不足,因而,多种办学模式将在今后相当长一段时间内并存。坚持从实际出发,进一步推进医学教育和医学人文教育的改革和发展,对中外医学院校的不同办学模式作一番透视和剖析,无疑是十分有益的。

欧洲是现代医学教育的发祥地。公元 11 世纪,欧洲诞生了第一所医学院校——萨勒诺医学校(Salerno Medical School),随后又诞生了波伦亚大学(Bologna University)医学院和蒙披利埃大学(Université de Montpellier)医学院。文艺复兴时期以来,医学教育得以在欧洲各国健康发展,并逐步形成了综合性大学医学院与独立设置型医学院等多种办学模式。下面简要介绍英国、美国、法国、德国、俄国和日本举办医学教育的状况以说明多种模式办学仍是医学教育的必然趋势。[1]

英国医学教育历史悠久,早期以大学为中心进行医学教育,其典型代表为英国

---

① 梅人朗.中外医学教育比较[M].上海:上海医科大学出版社,1993 年版,79—83.

的牛津大学(Oxford University)医学院和剑桥大学(Cambridge University)医学院，此后又出现了以医院为中心进行医学教育的形式，其典型代表为伦敦大学(London University)医学院。迄今，在英国30所医学院校中除伦敦大学所属的13所医学院附属于医院(又称医院医学院)外，其余都是属于综合性大学的一部分。

美国早期的医学教育采用带徒培训的形式，因此所培养的医师质量不高。1893年，美国仿效德国柏林大学建立了约翰·霍普金斯大学(Johns Hopkins University)，并将医学教育纳入大学范畴。1910年起，美国规定医学生必须从完成四年制大学教育并取得文学士或理学士的毕业生中招收，在完成4年医学教育并通过规定的考试后，方可获得医学博士。这一改革措施大大提高了医学教育质量。到20世纪50年代，美国医学教育已在国际上处于领先地位。目前，美国共有127所高等医学院校，分州立和私立两种，其中州立76所，私立51所。在这些医学院校中约4/5设在综合性大学内，如哈佛大学 (Harvard University)医学院和耶鲁大学 (Yale University)医学院等；约1/5则独立设置，如贝勒医学院(Baylor College of Medicine)和马约医学院(Mayo Medical School)等。尽管办学模式不同，但都培养了一批优秀的医学人才。

法国早期的医学教育有着辉煌的历史。欧洲最早建立的医学院之一——法国的蒙披利埃大学(Université de Montpellier)医学院曾以培养出色的外科医师而闻名于世，该校至今还保持着良好的传统。巴黎大学(Université de Paris)医学院(包括巴黎V、VI、VII、XI、XII、XIII大学)一直位于世界一流医科院校之列。迄今为止，法国设有附属于大学的医学院42所、药学院24所、口腔医学院16所，还有一所独立于大学的里尔医学院(Médicale Collége de Lille)。医学教育实行一贯制、分阶段培养，淘汰率很高。

德国的医学教育稍晚于英国和法国。以洪堡(Humboldt)为代表的教育家将教育教学与科学研究并列为大学两大任务，开创了大学教育的新时代。洪堡还亲自创办了柏林大学(Berlin University)，现名为洪堡大学(Humboldt University)，该校曾有29人获得诺贝尔奖。目前德国共有37所医学院校，其中34所设在综合性大学中，著名的有海德堡大学医学院和慕尼黑大学医学院(Ruprecht - Karls—University Heidelberg，Ludwig—Maximilians—University München)；仅有3所医学院独立设置，如汉诺威医科大学等。

俄国早期的医学教育大部分在综合性大学中进行。十月革命后，前苏联新建了大量独立设置的医学院，该模式一度为东欧国家及中国所效仿。20世纪80年代末后，独联体中共有84所医学院仍独立设置，约占全部医学院校的80%以上，仅有8所为综合性大学医学院。

日本早年受中国教育和文化的影响很大，医学教育以师徒传授模式为主。近代，日本的医学教育受荷兰和德国的影响较大，医学教育开始安排在综合性大学中进行。第二次世界大战以后，日本仿效美国的办学模式，将部分医学院设在综合性大学内。目前，日本共有约 80 所医学院校，其中国立 43 所，公立 8 所，私立 29 所。大学医学部 45 所，占 56.2%，如东京大学(University of Tokyo)医学院；独立设置的医科大学 35 所，占 43.75%，如东京女子医科大学(Tokyo Women Medical University)。

以上资料显示：发达国家的医学院大多设在综合性大学内，但也有部分医学院独立设置。从医学院的管理权限及医院的隶属关系来看，两者各有利弊。在管理权限方面，独立设置的医学院均享有充分的办学自主权，而设在综合性大学的医学院一般仅享有部分办学自主权，行使部分行政职能，如医学院院长通常担任综合性大学的副校长，专门负责与医学教育、科研以及临床服务有关的事务。在医院的隶属关系方面，综合性大学附属医院通常隶属于医学院管理，大学负责医学事务的副校长或医学院院长通过医院院长对医院实施领导。医学院向附属医院派出教师，并从医院中聘任医生担任教师，由医学院授予相应的职称，如临床教授、临床副教授等。这种关系是维系医学院与其附属医院关系的主要途径之一。如世界排名第一的哈佛医学院有 18 家附属医院及附属研究机构，各附属机构相对独立，有自己的理事会。为了协调各附属机构与医学院的关系，大学成立了哈佛医学中心，中心最高管理机构为理事会，理事会主席由医学院院长担任，哈佛大学校长是理事会成员之一，其他成员包括各附属医院及研究机构的理事会主席等。哈佛医学中心常务副主席由医学院负责临床的副院长担任。哈佛医学中心在协调各附属机构教学、科研上起到了积极的作用，尤其在科研经费的筹措方面起到了举足轻重的作用。[①②]

表 5-1 列举了美国、英国、法国、日本等国一些知名医学院校的办学概况。

5.1.2 分分合合：中国医学教育办学模式的历史回顾

中国医学教育存在中医和西医两大体系，中医是我国的传统医学，已经有几千年的历史。早在公元 443 年前后的南北朝时期，我国就通过官方设立的医学校来培养中医师，这比欧洲成立最早的萨勒诺医学校整整早了 600 多年。唐朝是我

---

① 江忠仪，顾鸣敏等. 国内外知名大学医学教育办学管理模式的比较分析[J]. 医学与哲学，2005，26(2)：27-29.

② 祁国明，王德炳等. 美国一流大学医科类学院管理与办学体制考察报告[J]. 中国高等医学教育，2000，(4)：59-61.

表 5-1　国外部分知名大学医学院办学概况

医学院名称	美国哈佛大学医学院	耶鲁大学医学院	约翰·霍普金斯大学医学院	华盛顿大学—圣路易斯医学院	美国密执安大学医学院	英国剑桥大学医学院	英国爱丁堡大学医学院	法国斯特拉斯堡大学医学院	德国海德堡大学医学院	日本东京大学医学院
建院时间	1782	1810	1893	1891	1850	1866	1726	1538	1390	1868
附属医院及研究机构数	18	16	15	4	3	16	—	—	—	—
总床位数	3500	944	1467	1624	3169	—	10806	—	4000	1193
大学排名（上海交大2005）*	1	11	19	28	21	2	47	92	71	20
生物医学类排名（2004泰晤士报）	1	8	6	55	46	2	21	43	16	13
部分国家国内医学院排名	1	11	2	3	9	6	6	1（法国）	1（德国）	1（日本）
	2006 US—news & Report **				2004 Times***					
诺贝尔生理学与医学奖获得者就读大学	13	2	9	4	3	15	0	3	2	0
诺贝尔生理学与医学奖获得者任职大学	13	1	2	5	0	4	0	1	1	0
2001年各大学发表在Nature或Science文章	65	19	19	—	—	19	—	—	—	—
全职教师人数（不包括附属医院）	357	1504	447	1585	2265	417	1172	—	124+286	235
正副教授人数	117	976	174	—	765	132	—	—	—	124
注册学生数	743	1158	1077	1012	1900	1424	—	—	4575	1786

注：* 2005 Top 500 World Universities by Shanghai Jiaotong University；
** http://www.usnews.com/usnews/edu/college；
*** http://www.timesonline.co.uk。

国医学教育较辉煌的时期。不仅太医署办医学校，地方府、州、县也办医学校。宋代专门设立了管理医学教育的太医局，使医学教育突破了附属于政府机构（太医署）的次等地位，正式纳入国家官学范畴。元、明、清代虽对医学教育进行了一定的改革，但总体来说教育形式和制度始终没有太大发展和变化，大多数中医学者一直沿袭中医固有的理论体系进行医疗和传授教育，师徒式传授也一直为中医教育的一种重要形式①。

西医传入中国只有百余年的历史。鸦片战争以后，西方教会医院及医学校相继在我国开办。如1844年英国教会在上海开办了仁济医院；1859年美国传教士在广州创建博济医院，此后又在医院内开办西医学堂。1896年，上海同仁医院医学堂并入圣约翰书院创办圣约翰书院医科，这是西方教会在我国开办的第一所接近当时西方大学水平的医学院。1917年，北京协和医学院成立。该院是非教会的外国人在我国创办的水平最高、影响最大的一所医学院校。到1936年，教会医学校已达33所。

中国自己创办的西医学校为天津西药馆（1881年），后改名为北洋医学堂。此后相继成立了北洋军医学堂、北京医学专门学校等，形成了与英美教会医学校对峙的局面。到新中国成立前夕，中国共有各类医药院校56所，其中医学院38所，药科院系12所，牙科院系6所。从办学模式来看大多隶属于综合性大学，如北京大学医学院、中山大学医学院、圣约翰大学医学院和震旦大学医学院；少数独立设置，如湘雅医学院和上海医学院。

新中国成立以后，中国政府制订了以团结中西医、继承发扬中国医药学为核心内容的中医政策，大力扶植和发展中医药和中医教育，促进了一批独立设置的中医院校健康发展，其中包括北京中医学院、上海中医学院和广州中医学院等。与此同时，中国的西医学教育也得到迅速发展。特别是1952年前后，中国在全面学习前苏联办学经验的基础上，对原有大学及院系进行了院系合并和调整，其中原设在综合性大学内的医学院（系）大多独立出来，并与邻近区域内的同类院（系）合并组建成新的独立设置的医学院校。从此，独立设置的医学教育模式在中国大地上一统天下，并整整维持了将近半个世纪。

20世纪90年代末以来，为了促进学科交叉与渗透，适应创建世界一流大学的需要，国家教育部提出了“共建、调整、合作、合并”的八字方针，对我国高等教育管理体制和办学模式进行了深层次改革。其中，医学院校与综合性（或多科性）大学之间的合并或合作成为新一轮改革的重点。自1998年起，以原浙江医科大学、原杭州大学、原浙江农业大学与原浙江大学合并组建成新的浙江大学为试点，高等教育管理体制改革全面推进。紧接着一批原隶属于卫生部的医学院校纷纷与教育部所属的综合性大学或多科性大学合并，其中包括原北京医科大学与原北京大学合并后成为北京大学医学部，原上海医科大学与原复旦大学合并后成为复旦

① 顾鸣敏，胡涵锦等. 21世纪初中国高等医学教育改革的探索与研究[M]. 上海：上海科技文献出版社，2003，24—29.

大学上海医学院,原同济医科大学与原华中理工大学合并成为华中科技大学同济医学院,原湖南医科大学与原中南工学院合并成为中南大学湘雅医学院等。同时,原地方独立设置的一些医学院校也与教育部所属的综合性大学或多科性大学合并,其中包括原湖北医科大学并入武汉大学。2005年7月18日,原上海第二医科大学与原上海交通大学合并是部市合作新的尝试,标志着院校调整向纵深方向发展。

通过高校管理体制改革,原隶属于卫生部的医学院校大多划归教育部,原独立设置的知名医学院校大多成为综合性大学或多科性大学的一部分。通过高校管理体制改革,大大增强了综合性大学或多科性大学的整体实力,加快了这些院校冲出亚洲、走向世界,进而冲击世界一流大学的步伐。截止2005年8月底,含有医学院或医学系的综合性大学或多科性大学已达75所,由此基本形成了综合性大学医学院和独立设置医学院两种办学模式。

中国医学教育改革的历程验证了"分久必合,合久必分"的古训。19世纪末,中国开始出现具有现代意义的大学,而医学院往往是这些大学的重要组成部分;20世纪中叶,为了解决新中国缺医少药的状况,满足国家经济建设和社会发展的需要,中国的医学院校大多从综合性大学中分离出来,独立设置;20世纪末,为了顺应建设世界一流大学的需要,一些较有实力的医学院又与国内一流的综合性大学走到了一起。

表5-2列举了中国部分医学院校的办学概况。

表5-2　中国部分医学院校办学概况

医学院名称	上海交通大学医学院	北京大学医学部	中国协和医科大学	复旦大学上海医学院	中山大学医学院	中南大学湘雅医学院	四川大学华西医学中心	华中科技大学同济医学院	西安交通大学医学院	浙江大学医学院
建院时间(年)	1952	1912	1917	1927	1866	1914	1914	1951	1938	1952
附属医院数	10	8	6	8	7	3	4	3	3	6
总床位数	8300	6044	2695	5171	6387	3319	4216	5400	2518	4800
2004年医学院总体排名	4	2	1	3	5	8	7	6	26	10
部级重点学科+省市级	6+7	22+3	18+0	21+2	7+3	7+8	3+3	5+10	2+0	1+3
国家级重点实验室+部省级	2+12	1+10	3+6	1+9	1+3	1+4	0+5	0+2	0+3	0+3

（续表）

医学院名称	上海交通大学医学院	北京大学医学部	中国协和医科大学	复旦大学上海医学院	中山大学医学院	中南大学湘雅医学院	四川大学华西医学中心	华中科技大学同济医学院	西安交通大学医学院	浙江大学医学院
2004 年论文发表数(SCI)	189	285	59	214	117	43	127	131	42	164
2004 年医学学科国家科技成果奖	5	4	1	2	2	0	1	1	1	0
两院院士	11	10	24	6	0	2	2	1	0	3
973 首席科学家	4	3	0	0	1	0	1	2	0	1
长江学者	5	13	6	7	0	0	3	2	0	3
国家杰出青年基金获得者	9	8	70	6	1	19	10	9	0	
正副教授人数	1394	1751	1480	1070		1200	919	1480	500	
博士生导师	348	248	355	171	33	56	78	230	60	108
硕士生导师	644		382	273	68	120	116		391	452
二级学科博士点	51	57	30	29	14	5+50	24	41	18	31
二级学科硕士点	48	66	39	36	17	10	44	54	36	47
本科专业数	10	7	2	8	8	10	5	9	5	7
在校生人数	5700	10000	3354	3000	10000	10000	4000	10000	3918	—
本专科人数	4700	3892	1309	2000	6800	—	—	5600	2800	—
硕士生人数	1000	891	1141	1000	2100	—	—	2100	732	—
博士生人数		927	990		1100	—	—	1100	386	—

注：以上统计数据的截止日期为 2005 年 10 月。

5.2 勇攀高峰：向世界一流大学、一流医学院“冲击”

5.2.1 精心打造：综合性大学在创建世界一流大学中占有一定优势

在 2005 年美国新闻周刊评选的美国最好大学排行榜中，位于前 10 名的大学分别为：哈佛大学（Harvard University）和普林斯顿大学（Princeton University）并列第一，耶鲁大学（Yale University）和宾夕法尼亚大学（University of Pennsylvania）分获第三和第四名，杜克大学（Duke University）、麻省理工学院（Massachusetts Institute of Technology)和斯坦福大学（Stanford University)并列第五名，加州理工学院(California Institute of Technology)位列第八名，哥伦比亚大学(Columbia University)和达特茅斯学院(Dartmouth College)并列第九名。在这些大学中，除了普林斯顿大学、麻省理工学院和加州理工学院外，其他大学均设有医学院，开展高水平的医学教育。正如前教育部副部长周远清所说的：一流医学院均在综合性大学中，一流综合性大学大多建有医学院[①]。这是因为世界上一流的综合性或多科性大学大多具有以下一些基本特征[②]：

第一，世界一流大学为经济建设和社会进步源源不断地培养大批优秀创新人才，并从中产生了政治、经济、科技等各界杰出的代表人物，包括政治领袖、经济泰斗、科技精英、学术大师、跨国企业的领导者等。以美国哈佛大学为例，建校以来共有6位美国总统在哈佛大学接受过教育，共有36位教授荣获诺贝尔奖。此外，该校还培养了一大批著名的文学家、哲学家、医学家、享誉海内外的诗人、作家、评论家等。英国剑桥大学毕业生中有5位出任英国首相，4位担任外国政府首脑。在科技教育界，剑桥培养了培根、麦克斯韦、瑞莱、汤姆生、卢瑟福、布拉格父子等杰出人物，还培养了63位诺贝尔奖获得者，居全世界大学之首。

第二，世界一流大学在广泛的学科领域开展高水平的科学研究活动，为人类认识自然、推动社会和经济发展做出了举世公认的开创性成果和杰出贡献。如美国麻省理工学院以其雄厚的研究实力赢得了“专解难题”的声誉。该校在诸如合成青霉素、越层雷达传送、电脑记忆代码等科研方面取得了重大成果，在导弹的研究方面做出了突出贡献。美国斯坦福大学通过同企业相结合的方式，建立起影响深远的科研与工业相结合的高技术工业区的道路。1951年形成的斯坦福工业区，很快地便发展成为举世闻名的“硅谷”。它不仅为大学科研和工业企业的结合树立了一个样板，而且也为斯坦福大学后来的发展奠定了坚实的基础。

第三，世界一流大学的学科比较齐全并具有世界公认的优势学科和高水平的实验室。如美国的哈佛大学、英国的剑桥大学和日本的东京大学等著名学府的学科都基本覆盖了当今高等教育和学术研究的主要领域。世界一流大学均拥有一批一流学科，如哈佛大学的经济学、化学、生物学、物理学、数学等；斯坦福大学的心理学、教育学、计算机科学、物理学、植物学、电子工程等；剑桥大学的物理学、化学、数学、生物学、经济学等。高水平的实验室是世界一流大学保持其学科领先地位的基础和保障。如剑桥大学的卡文迪什实验室聚集了许多卓越的科学家和研究生，成了诞生诺贝尔奖获得者的摇篮，自建立以来先后诞生了20位诺贝尔奖获得者。

---

① 周远清.我国高等教育改革与发展的回顾与展望[M].北京：高等教育研究，2001，22(1)：1－8.
② 丁学良.什么是世界一流大学[M].北京：北京大学出版社，2004年版，10－49.

第四，世界一流大学都拥有一批各领域的著名专家、教授，其中有不少是诺贝尔奖获得者或举世公认的学术权威。如美国哈佛大学现任和离职的教师中有36位诺贝尔奖获得者。英国牛津大学现任教师中有诺贝尔奖获得者5位、英国皇家学会会员93位、不列颠科学院院士138位、皇家工程院院士4位。

第五，世界一流大学注重为人类社会的文明建设做贡献，是国际科技与文化合作交流的中坚力量。如美国普林斯顿大学艺术博物馆收集和展示世界各地的早期艺术品，包括哥伦布以前时期、古典的以及远东地区的手工制品，欧洲及美洲的油画和雕塑，重要的书籍、图纸和照片。20世纪以来的雕塑则展示在校园各处。该校艺术系的教授们所收集和编辑的《早期基督教艺术索引》，包括公元1400年以前所有的基督教艺术作品，含20万张艺术品照片和50万张卡片。英国牛津大学共有四个博物馆，其中的阿什莫尔博物馆陈列了许多名画、17～18世纪欧洲的银器、中国的瓷器以及其他各国的古文物。

第六，世界一流大学具有科学的办学思想、良好的办学传统和民主科学的管理体制。如麻省理工学院在其第9任院长卡尔·康普顿的领导下，建立了工学院、理学院和建筑学院，完成了一个从出色的工学院到研究型大学的转变，在其任职期间大大增强了基础科学的教学与研究；第10任院长詹姆斯·基利安在其任职期间，成立了人文和社会科学院及斯隆管理学院，麻省理工学院从此成为理工、人文、社会与管理相结合的一个有机整体。在学校管理方面倡导学术立校、教授民主治校，是世界一流大学的共同特征。

第七，世界一流大学拥有良好的外部氛围和充分的办学自主权，并能通过多种渠道筹集到比较充足的办学经费，办学条件较好。如哈佛大学和麻省理工学院1998年的经费收入分别超过了15亿和12亿美元。经费的来源渠道主要有五个方面：一是中央和地方政府的拨款；二是个人、校友会和宗教团体的捐赠；三是科研经费；四是学费收入；五是来自校产、经营和教育服务的收入。办学的基础设施条件良好，突出反映在图书馆和计算机网络信息条件方面。如哈佛大学图书馆创建于1638年，是美国最古老、也是世界上最大的学术图书馆，分布在该校90个图书馆的馆藏有近1300万册。此外，所有的世界一流大学的图书馆都实现了与国际互联网相连的现代化管理。

众多事实证明，以上描写的世界一流综合性大学的基本特征对医学人才的成长是至关重要。这是因为世界上最好的医学家大多出自世界一流的综合性大学。

5.2.2 办出特色：不设医学院的大学也能问鼎世界一流大学

在2005年美国新闻周刊评选的美国最好大学排行榜中，位于前10名的大学中，普林斯顿大学、麻省理工学院和加州理工学院均不设立医学院，但并不影响它们成为世界一流大学①。

普林斯顿大学连续5年荣登世界大学排名榜首，是美国有名的智慧库。该校也常被称为政治家的摇篮，建校以来曾培养了1000多名国会议员及州长；该校还以重质量、重研究、重理论的传统而享誉世界，物理学科是该校的强项；该校曾有7位科学家获得诺贝尔奖。

麻省理工学院的知名度更高，该校毕业生中已有近20位成为诺贝尔奖得主。该校还培养了一批杰出人才，包括人工智能的先驱诺尔伯特·维纳、磁存储器的发明者扎伊·W·弗莱斯特、道格拉斯飞机制造公司的创办人道格拉斯、通用汽车公司创办人斯隆、通用电气公司总裁斯沃普、第三大电脑公司——数字设备公司的创办人欧尔森、花旗银行总裁李德、音响产品创办人鲍斯和杜邦公司(集团)的十几位创办人。此外，波士顿128号公路两旁高技术产业区内的公司，其中有70%是麻省理工学院的毕业生创办的。

加州理工学院是美国火箭设计的发源地，在航空航天领域居于世界主导地位。该校的师资特别精良，知名学者有1923年获诺贝尔奖的物理学家密立肯、1933年获诺贝尔奖的生物学家摩根、1975年获诺贝尔奖的生物学家巴尔的摩。在该校目前的教师中有3位诺贝尔奖获得者，有近百位美国国家科学院院士和工程院院士，有75位美国艺术和科学院成员。中国航天事业的创始人钱学森院士是加州理工学院1939年的博士毕业生，中国遗传学创始人谈家桢院士是该校1936年的博士毕业生，中国物理学泰斗周培源也是该校1928年的博士毕业生。

此外，在上述排行榜的前50名大学中，还有13所大学也不设立医学院，其中包括排在第17位的赖斯大学(Rice University)、第18位的圣母大学(University of Notre Dame)、第21位的加州大学伯克莱分校(University of California - Berkeley)、第22位的卡内基梅隆大学(Carnegie Mellon University)、第31位的威廉和玛丽学院(College of Willian and Mary)和第46位的得克萨斯大学奥斯汀分校(University of Texas－Austin)等。这些大学并未因为不设医学院而影响它们在世界一流大学中的排名。其中加州大学伯克利分校以原子物理、化学、生物科学的研究举世闻名。该校产生了世界第一个原子回旋加速器，第一次分离出人类脊髓灰质炎病毒，几乎所有重于铀的人工元素均在此被发现。该校的劳伦斯实验室由美国联邦国防部和能源部直接拨付科研基金，是国家级重要科研机构，为美国第一颗原子弹、第一批运载火箭的研制成功，为原子医学和原子生物学、高能物理以及核物理的发展做出了重大贡献。得克萨斯大学奥斯汀分校作为州立大

① 教育部中外大学校长论坛领导小组.中外大学校长论坛文集(第二辑)[M]. 北京：中国人民大学出版社，2004年，164-180；256-270；271-285.

学在奥斯汀地区及整个得克萨斯州的经济发展中发挥着重要的作用，尤其在计算机应用方面成绩卓著，享誉全球的戴尔(Dell)公司、MCC微电子和计算机公司等都落户在奥斯汀。目前，该校已成为美国软件系统、应用软件和服务、电子游戏的开发中心。

此外，一些规模不大但特色鲜明的大学也能成为一流大学，如英国伦敦政治经济学院(London Business College)、德国柏林工业大学(University of Technische Berlin)、法国巴黎矿业大学(Ecole des Mines de Paris)、巴黎高等师范大学(Ecole Normale Supérieure de Paris)、巴黎政治科学院(Sciences po de paris)、法国高等商业大学(Ecole des Hautes Etudes Commerciales)等。以伦敦政治经济学院为例，该院以人文社会学科方面的教学和研究闻名于世，在社会科学方面学术成就卓著，是一所将教学与科研集中在社会、政治和经济科学领域的顶尖学校。该院在经济学领域曾有5名诺贝尔奖获得者，发展了最具权威性的经济理论。巴黎高等师范大学与法兰西共和国同龄，在200多年中，该校涌现了一大批知名学者，其中，作家、音乐家和社会活动家罗曼·罗兰(Romain Rollad)、哲学家和作家萨特(J. P. Satre)、化学家和生物学家路易·巴斯德(Louis Pasteur)是全世界敬仰的学者和传奇人物。该校先后有8位科学家获得诺贝尔奖。

一流大学也不是老牌大学的专利。办学历史较短的大学也能成为一流大学。如英国华威大学(The University of Warwick)虽只有40年的建校历史，但在英国优秀大学的排名中名列第6位。该校注重师资的选拔，重视跨学科建设，强调学科与地区经济的针对性以及学术与企业的结合，是英国成功将学术和企业结合的先行者。加州大学圣地亚哥分校成立于1960年，至今只有45年历史，但该校在建校20年时就已经名列200强，现在已进入世界50强。以人为本是该校成功的关键。该校从世界范围招聘教授、校长，从世界范围招收大学生、研究生。今天的加州大学圣地亚哥分校已拥有10位诺贝尔奖获得者、62名美国科学院院士、13名工程科学院院士。

由此可见，一流大学并没有固定的模式，只要品质保证，就能进军或进入一流大学或一流医学院的行列。

5.2.3 自强不息：独立设置的医学院与世界一流大学

5.2.3.1 国外部分独立设置的医学院校跻身世界一流大学行列

在国外一流医学院校中，除了设在综合性大学的医学院外，也有一部分是独立设置的。以美国为例，在2003年度美国前50名的医学院校中，有9所独立设置的医学院位列其中：贝勒医学院(Baylor College of Medicine)名列第12位、得克萨斯州大学体系下独立的西南医学中心（University of Texas Southwestern Medical Center at Dallas）名列第 16 位、马约医学院（Mayo Medical School）名列第 19 位、西奈山医学院（Mount Sinai School of Medicine）名列第 29 位、俄勒冈健康与科技大学（Oregon Health and Science University）和阿伯特·爱因斯坦医学院（Albert Einstein Medical School）并列第 32 位等。在这些独立设置的医学院校中，贝勒医学院和马约医学院的情况上文已有介绍，而美国得州大学体系内的"西南医学中心"早已成为一所独立的医学院校，该中心拥有 4 名诺贝尔奖获得者、15 名美国科学院院士、15 名医学科学院院士、12 名美国艺术与科学院院士，不仅位列美国第 16 名，还在全世界排名第 34 位。

5.2.3.2　国内独立设置的医学院校也在国内名列前茅

表 5－2 中列举的 10 所国内医学院校在 1998 年前均为独立设置，且已形成一定规模和特色。高校体制改革以后，保留下来的一部分独立设置的医学院校调整了发展战略，在继承传统的同时，不断彰显自身的特色和优势，因此在与综合性大学医学院的竞争中仍能健康发展。根据 2003 年国内医学院校的排名，中国协和医科大学[现为北京协和医学院（清华大学医学部）]位列第 1 名、首都医科大学位列第 9 名、中国医科大学位列第 11 名、南京医科大学位列第 14 名、哈尔滨医科大学位列第 15 名。此外，中国药科大学、天津医科大学、北京中医药大学、河北医科大学、重庆医科大学分别位列第 17、19、21、22 和 23 位。即使在全国所有大学的综合排名中，原中国协和医科大学仍位列第 17 名。以下简单介绍位于前 15 名的 3 所医科大学。①

原中国协和医科大学的前身为 1917 年由美国洛克菲勒基金会创办的"北京协和医学院"，是我国最早创建的一所八年制高等医学学府。在中国最早的 8 位医药卫生界院士中，该校占了 5 名；在中国第一批 28 位医学界科学院学部委员中，该校占三分之二；在 1998 两院首批 13 位资深院士中，该校占近一半。该校现有中国科学院院士 10 人，中国工程院院士 15 人，国家级、部委级有突出贡献的中青年专家 62 人，博士生导师 355 人，硕士生导师 382 人。1956 年至今获国家级成果奖 191 项，省部级成果奖 759 项。在建国之初中华医学会 15 个专科学会会长中，该校占了 12 名；在中华医学杂志发行量大的 30 种杂志的 44 位主编中，该校占了一半。该校还培养了一位全国人大副委员长、一位部长、一位副部长、一位世界卫生组织副总干事。作为培养中国医学核心人物的摇篮，该校对中国医药卫生的影响可与清华大学对我国工程界的影响相比拟。2006 年 9 月 5 日，教育部、卫

① 武书连，吕嘉，郭石林. 2003 中国大学评价（摘要）[J]. 中国高等教育评估，2003，(2)：14－20.

生部召开了共建北京协和医学院(清华大学医学部)大会。自此中国协和医科大学更名为"北京协和医学院(清华大学医学部)",接受教育部、卫生部双重领导,北京协和医学院(清华大学医学部)和清华大学共同制订临床医学专业的学生和研究生招生培养计划,临床医学专业的学生和研究生具有"北京协和医学院(清华大学医学部)"和"清华大学"两校学籍。临床医学专业的学生和研究生毕业证书和学位证书盖"清华大学"和"北京协和医学院"两个公章。此举被认为是实现清华大学与中国协和医科大学共同发展,创建世界一流大学和世界一流医学院的有效途径。

首都医科大学建校于1960年,是北京市重点高等院校。著名泌尿外科专家、中国科学院院士、中国工程院院士、原全国人大常委会副委员长吴阶平教授为首任院长。该校现有教职员工和医护人员22575人。有院士4人、正高职称700余人、副高职称1800余人。该校学科专业齐全,学科力量雄厚,在基础和临床各专业拥有一大批具有很高造诣的专家学者,现有3个国家级重点学科,有38个博士学位授予权学科、58个硕士学位授予权学科和2个博士后科研流动站。该校现已成为以培养高层次本科生与研究生为核心,以临床应用型人才为主和培养预防、康复、生物医学工程和医学基础各学科、各层次人才,位于全国先进医学院校行列的高等学府。

中国医科大学是中国共产党创建的第一所医科院校,也是我党我军创办最早的院校之一,其前身为中国工农红军军医学校和中国工农红军卫生学校,1931年,创建于江西瑞金,后随红军长征到达陕北。1940年,在延安经毛泽东同志提议、中共中央批准,学校更名为中国医科大学。建校至今,该校共培养50000多名高级医学专门人才,其中担任副部级以上职务百余位,卫生部正、副部长9位,将军40多位,中国科学院、中国工程院院士12位。该校现有中国工程院院士1人、正高级职称384人、副高级职称576人、博士生指导教师205人、硕士生指导教师668人。目前,该校已发展成为具有办学特色和国际影响的医科大学,在医学、药学、教育学、理学、工学、管理学等学科门类中已形成研究生教育与本科教育并重,兼有其他教育的多层次的人才培养体系,是国家高层次医学人才培养和医学科学研究与技术创新的重要基地。

5.2.4 改革创新:创建一流大学和一流医学院

综上所述,世界一流大学可以是综合性大学(如哈佛大学和剑桥大学),可以是理工科大学(如麻省理工学院和加州理工学院),也可以是专科性大学(如伦敦政治经济学院和巴黎矿业学院),还可以是独立设置的医科大学(贝勒医学院和马约医学院);世界一流大学可以有医学院(如耶鲁大学和牛津大学),也可以没有医学院(如普林斯顿大学和加州理工学院);世界一流的医学院可以设在综合性大学

（如约翰·霍布津斯医学院和哈佛医学院），也可以独立设置（如美国得州西南医学中心和西奈山医学院）；世界一流大学可以是历史悠久的大学（如巴黎大学和柏林大学），也可以是新兴大学（如加州大学圣地亚哥分校和英国华威大学）；世界一流大学可以是规模庞大的大学（如美国加州大学伯克利分校和英国伦敦大学），也可以是规模很小的大学（如美国普林斯顿大学和加州理工学院）。世界是丰富多彩的，一流大学或医学院的办学模式同样是丰富多彩的。

在创建世界一流大学及医学院的过程中，应更加注重内涵建设，更加注重机制创新，更加注重彰显特色①。

值得一提的是，2005 年上半年，中国教育部与上海市人民政府按照中央"集中资源，突出重点，体现特色，发挥优势，坚持跨越式发展，走中国特色的建设一流大学之路"要求，以"部市共建"为新模式，以强强联手、追求双赢为新目标，支持原上海交通大学与原上海第二医科大学合并组建新的上海交通大学。教育部和上海市人民政府还共同签署了"关于上海交通大学与上海第二医科大学合并的原则意见"（简称"原则意见"）。"原则意见"中指出：教育部、上海市人民政府将在继续重点共建上海交通大学的同时，合作共建上海交通大学医学院，从政策、经费投入等方面共同支持医学院的发展，将其建设成为具有国际先进水平的医学教育和科研基地。为了遵循高等医学教育规律，借鉴国际上医学院校办学模式，"原则意见"还指出：建立上海交通大学医学院理事会，医学院享有必要办学自主权，管理运行相对独立，经上海交通大学授权，可以独立对外从事民事活动②。

原上海交通大学和原上海第二医科大学两校的强强联手，是近年来我国高等教育改革和布局调整的又一重大举措，是上海市实施"科教兴市"主战略、推进上海教育综合改革试验的具体体现，也是加快世界一流大学建设进程、促进医学教育事业跨越式发展的共同选择。

两校的强强联手，对于实质性融会双方多学科的综合优势，集中和整合双方的优质资源，在推进国际化办学进程，促进理、工、生、农、医、药等学科的相互交叉、渗透和融合，推动新学科增长点的涌现，优化学科布局，提升学科层次等众多方面，一定会起到积极的推动作用。

首先，两校的合并，对于更好地适应 21 世纪"知识创新工程"和国家自主创新的需要，着力开展原创性、重大应用性的科学技术研究，努力在学科前沿上开辟新的空间，为国家的经济发展提供坚实的科技支撑，为上海市实现"两个率先"的目标，将做出更大的贡献。

---

① 杨东平主编. 大学之道[M]. 上海：文汇出版社，2003 年版，1－24.

② 上海交大与二医大强强合并[N]. 新民周刊，2005 年 7 月 18 日（增刊），2－3.

其次，两校的合并，对于充分发挥综合性大学的优势，加强人文、理医与医工知识传授，全面实施素质教育，培养更多高层次、复合型的创新医学人才，奠定了坚实的基础。

再则，两校的合并，对于进一步深化体制机制改革，努力探索符合中国国情的一流大学建设的新路，努力探索“部市合作”共建的新模式，努力创造和积累综合性大学格局下创建一流医学院的新经验，提供了实践的舞台。

总之，为了我国医学科学发展和医学人才培养，各种办学体制和模式的医学院校都有着不可磨灭的意义和作用。为使我国医学教育事业有长足的发展，在世界一流中占有一席之地，也真可谓：路漫漫其修远兮，吾将上下而求索！

5.3 参考文献

[1] 梅人朗. 中外医学教育比较[M]. 上海：上海医科大学出版社. 1993 版，79－83.

[2] Mount Sinai School of Medicinet: LCME 2003 Self Study Task Force Report, Prepared for the Liaison Committee on Medical Education, 2003.

[3] J. Cohen E. F. Dannefer, et ac. Medical education change: a detailed study of six medical schools, Medical Education[J], 1994,28(5):350－360.

[4] 顾鸣敏，胡涵锦等. 21 世纪初中国高等医学教育改革的探索与研究[M]. 上海科技文献出版社，2003 年 10 月版.

[5] 卢捷湘，胡盛明，陶立坚. 综合性大学医学教育管理模式的探讨[J]. 医学教育，2003，(1)：1－4.

[6] 郭永松，李佳，周建军. 关于综合性大学医学教育管理体制改革的初步研究[J]. 医学与哲学，2003，24(10)：47－49.

[7] 武书连，吕嘉，郭石林. 2003 中国大学评价(摘要)[J]. 中国高等教育评估，2003，(2)：14－20.

[8] 祁国明，王德炳等. 美国一流大学医科类学院管理与办学体制考察报告[J]. 中国高等医学教育，2000 年，(4)：59－61.

[9] 王德炳. 中国高等医学教育管理体制改革的思考与建议[J]. 医学教育，2005,(2)：1－4.

[10] 教育部中外大学校长论坛领导小组. 中外大学校长论坛文集(第二辑)[M]. 北京：中国人民大学出版社，2004 年版.

[11] 丁学良. 什么是世界一流大学[M]. 北京：北京大学出版社. 2004 年版.

第6章

开放的探索:医学中的人文与科学

6.1 人文与科学:"让我再看你一眼"

6.1.1 人文和科学:理解与认识

6.1.1.1 关于人文概念的界定

通常而言,人文是研究人本身和人的精神现象,是认识和发展人类自身价值并创造精神文化成果的学问。学术界常常将人类的知识体系划分为三大主要领域:自然科学、社会科学和人文学科。其中语言学、文学、历史学、哲学、考古学、艺术、宗教学、法学等被视为人文学科体系的组成部分。它们重点关注和探讨人类的精神世界和价值取向。如语言学是人类思维演绎的工具,文学是人类幻想的结晶,历史是人类记忆的写实,哲学则是人类智慧的火花。

汉语的"人文"一词最早出现于《易经・贲》中:"观乎天文以察时变,观乎人文以化成天下。"其中的"人文"一词蕴含着教化与文化之意。中国的人文教化包含着两重意义:一是强调人的内在修养,二是强调礼乐仪式风俗等文化形式。

英文的 Humanities 直接来源于拉丁文 *Humanitas*,而拉丁文 *Humanitas* 传承了希腊文 *paideia* 的意思,即对理想人性的培育、优雅艺术的教育和训练。按照希腊人的想法,理想的人、真正的人,就是自由的人。所以,整个西方的人文传统自始至终贯穿着"自由"的理念,很多与"人文"相关的词汇就是由"自由"的词根组成的,比如"人文教育"(liberal education)、文科(liberal art)等。

在欧洲文艺复兴运动中,15 世纪的意大利人文主义学者开始在与"神的研究"对立的意义上使用 studiahumanitatis,即人文学科的研究。这种研究领域主要集中在古希腊、罗马的语言和文字学中,包括语法、修辞、诗歌、历史和道德哲学。作为人文教育的推广和对人性的培育,人文学者们致力于在"世俗学校"中开设与基督教神学和经院哲学相对的世俗文化方面的课程。并在此基础上逐渐形成了人文学科体系，包括语言、文学、艺术、哲学、宗教、历史、法学等。

《大英百科全书》对人文学科有一个较为权威的界定："人文学科是指那些既非自然科学也非社会科学的学科的总和。一般认为人文学科构成一种独特的知识体系，即关于人类价值和精神的人文主义学科"。尤西林在其《人文科学及其现代意义》一书中论及人文学科的特点时强调："虽然科学的某些部分也是研究人的知识体系，但与人文学科的视角是截然不同的。人文学科是评价性的而非纯描述性的，为人提供超越实证层面的价值取向和精神目标；它是践履性的，是人内在情感的体验和全身心的整体介入；它是不可重复的，突出了人由实践自我生成的无限可能性与主观能动选择的一面；它的社会职能主要不是认识和实践的工具，而是锻炼发展人性的场所或器具，给予人完善的自我意识和素质修养"①。

6.1.1.2 关于科学概念的界定

与人文学科相对应的知识体系是科学。在学科性质上，通常把科学看作是关于对象的理性研究及其规律性的知识成果。或者说，科学作为一种文化，主要体现的是人对自然的认识和改造以及由此积累起来的知识和方法。一般而言，我们认为科学，尤其是自然科学主要包括数学、物理、化学、天文、地理等学科领域，是研究物质世界组成、运动、发展和演变的客观现象规律的学科。

现代汉语中的"科学"一词译自英文或法文的 science。起初被译为"格致"。19 世纪末，日本人把"science"译为日文"科学"，意为"分科之学"，与中国不分科的儒学相对应。1897 年，康有为在其《日本书目志》中引进了科学一词并为中国知识界广泛接受，从此，"科学"一词成了 science 的定译。

英文的 science 一词基本上指 natural science（自然科学），但 science 来自拉丁文 scientia，而后者涵义更广泛，是一般意义上的"知识"。德文的 wissenschaft（科学）与拉丁文的 scientia 类似，涵义较广，不仅指自然科学，也包括社会科学以及人文学科。应该看到近代科学的母体——希腊人所开创的"求知"的精神、"客观"的理性、"对象化-主体性"的思想方式，不仅孕育了近代科学，而且保证了近代科学能够由自然领域向社会和人文领域延伸。

自科学诞生之日起，对科学的哲学思考也应运而生。"对科学目的和方法的反省，对科学特点与性质的质问，对科学中解释的思考，对科学中提出的答案的可靠性及检验性的反思"②。对科学发展对人类及生存环境所带来的问题和破坏的恐惧和担心，都使我们不断对什么是科学有着新的认识，产生不同的回答。对科

① 肖峰．论科学与人文的当代融通[M]．南京：江苏人民出版社，2001 年版．

② 汉斯·波塞尔．科学：什么是科学[M]．上海：三联书店 2002 年版．

学哲学、科学建制、科学思想、科学精神、科学与人文的关系等方面的研究也随之不断深化发展。

《大英百科全书》对人文与科学的关系归纳了两种具有代表性的不同观点。一种观点认为：人文与科学的区别只是在于其分析和解释的方向不同，科学从多样性走向统一性、一致性、简单性和必然性；人文则突出独特性、意外性、复杂性和创造性。另外一种认为：人文与科学尽管可以相互补充，但他们在探究和解释世界的方法上有根本性的区别，他们属于不同的思维能力，使用不同的概念，并用不同的语言形式进行表达。科学是理性的产物，使用事实、规律、原因等概念，并通过客观语言沟通信息。人文则是想象的产物，使用现象、实在、自由意志等概念，用情感性和目的性的语言来表达，且无法相互比较。二者在研究对象和论据来源方面存在着巨大的区别。

由此可见，科学研究的基本立场是一种怀疑态度和批评性的思维，敢于挑战权威，寻求客观真相。科学追求创新和发展，指向是功能性的。它要求我们要有敢于怀疑、勇于进取的批判精神，不安于现状的求新、求实意识，不迷信、不盲从、独立思考、努力探索、标新立异的理性精神。而人文精神则是建立一种对人类文化、历史传统和生命个体价值的关怀。这种关怀有时不是对真相的把握，甚至恰恰相反，它是培养一种对这种现象客观性建构之外的一种艺术化、人格化的距离感、神秘感的探究，本质上是建立一份真诚和崇敬。人文往往具有个体性、独特性、广博性、模糊性等特点，不同于科学那种注重实证、强调严格缜密的逻辑推理。

6.1.1.3　人文与科学的发展与对峙

欧洲文艺复兴运动之后，以人为本的社会价值取向的确定为科学的发展奠定了文化基础。蓬勃发展的科学技术不仅在改造世界中焕发出无穷的生机，而且成为社会变迁的核心要素，对社会政治、经济、文化、价值观念和组织结构产生了极为深刻的影响。正如波塞尔在《科学，什么是科学》中论述得那样：科学，还有技术，以空前未有的程度和速度控制和决定着我们的生活，渗透与贯穿了人类生活的各个方面。在许多场合，科学已经代替了宗教的功能，人们今天对科学的崇拜并不亚于昔日对上帝的信仰。科学彻底改变了我们对于世界，对于自然的看法[①]。贝尔纳在《历史上的科学》中同样强调科学的强势发展使它已经成为一种建制、一种方法、一种积累知识的传统、一种维持和发展生产的主要因素以及构成我们的信仰的最强大的势力之一。

相对于科学的突飞猛进，人文的发展却相对式微，逐渐丧失了昔日作为人类

① 汉斯·波塞尔.科学：什么是科学[M].上海：三联书店，2002，1-2。

精神家园的重要地位。一个不容否认的事实是,历史上历次的科学与人文论战中,都是"科学"占据上风,科学似乎比人文拥有更多热情的拥护者和支持者并具有更强的社会"说服力"。尤其是19世纪中期以后,在英国及其他欧洲国家,这样的论战已逐渐演变成为一股将科学技术及其所产生的文化推向极端的科学主义思潮。这种思潮作为一种文化观,把近代自然科学,特别是物理学,看作是知识、智慧和真理的唯一合理形式,认为"科学活动是有利于良好生活事务的前提,是生存的一切和最终目标"①。正如斯宾塞在其《教育论》中回答的那样:什么知识最有价值?一致的答案就是科学。这种对科学的极度崇拜受到了知识界的广泛质疑。

许多真正优秀的科学家,对人文和科学的关系都做过认真深入的思考,并体现在他们的言论和学术研究活动中。例如伟大的科学家爱因斯坦就曾作过多次论述,他在对加州理工学院学生的讲话中说道:"你们只懂得应用科学本身是不够的。关心人的本身,应当始终成为一切技术上奋斗的主要目标;关心怎样组织人的劳动和产品分配这样一些尚未解决的重大问题,用以保证我们科学思想的成果会造福于人类,而不致成为祸害。在你们埋头于图表和方程时,千万不要忘记这一点!"在1949年8月20日的一封信中,爱因斯坦写到:"我酷爱正义,并竭尽全力为改善人类境况而奋斗,但这些同我对科学的兴趣是互不冲突的。"在1937年9月的一封信中,爱因斯坦又说:"我们切莫忘记,仅凭知识和技巧并不能给人类的生活带来幸福和尊严。人类完全有理由把具有高尚的道德标准和价值观宣教士置于客观真理的发现者之上。在我看来,释迦牟尼、摩西和耶稣对人类所作的贡献远远超过那些聪明才智之士所取得的一切成就。"

然而,人文与科学两种不同知识领域的冲突和对立,随着科学的不断发展和进步及对人类生活和思想的渗透不断深入,越发显得泾渭分明。1959年,剑桥大学物理学家、小说家查尔斯·斯诺发表了关于两种文化论的著名演讲(Two Cultures)。他认为:知识界存在着两种文化和两种文化人。它们已分裂为两个对峙的世界,两者之间是一条互不理解的鸿沟。人文和科学两种文化观的对峙和分裂使人失去了整合的文化观,不能真正领悟人生和世界的真谛。斯诺认为:"科学文化与人文文化分裂的原因,最主要是我们对专业化教育的过分推崇和我们的社会模式固定下来的倾向。我们总是希望一个人能很快地在某个领域达到深入的境界,而且认为专业化教育是达到这一目的的最有效的捷径。我们也是总是不由自主地希望我们现存的社会模式永久不变,力图使它固定下来,按这个模式发展下去,而这却是一种保守僵化的倾向。"

"两种文化"观的论断在知识界产生了极大的反响,并引发了旷日持久的争

① 夏中义.大学人文教程[M].桂林:广西师范大学出版社,2002.

论。在我国,自“五四”运动以来,关于科学和人文的论战在知识界和思想界就没有停止过,这些探讨和争论对根植于中国传统文化基础上的价值观念和哲学思想的变迁产生了巨大的引导和推动作用。

6.1.2 人文精神与科学精神:内涵与外延

6.1.2.1 概念的差异

由人文与科学而衍生出的人文精神与科学精神也许是目前最为耳熟能详和使用广泛的两个专有名词。但是非常明显,人们在不同场合、不同条件下使用人文精神与科学精神时,其内涵和外延有着很大的差异,每个人对它们的理解也为之迥异:

肖峰在《论科学与人文的当代融通》中的论述道,目前我们在使用人文精神与科学精神两个专有名词时,至少有三个层次:

——将“科学”与“非科学”相对,继而与“错误”相对,于是科学精神就成为正确精神的代名词,于是,一切值得肯定的美好、崇高的精神都可以归结为科学精神。

——将“科学”定义为一种职业,将科学精神定义为一种职业精神,进而将从事这一职业的人即科学家通常所具有的精神品质作为精神的代表,或者直接从科学家的种种表现中引申或概括出科学精神的特性(characteristic of scientists)。

——将“科学”从学科意义上加以理解,从科学这门学科所具有的特性中提升出“科学精神”的要义,并从科学和科学以外的学科,尤其是同人文学科的区别中,归结出科学精神不同于其他精神的特点。

多数学者对科学精神的基本内容有比较一致的看法。他们认为,科学精神应包括:探索求知的理性精神、实验验证的求实精神、批判创新的进取精神、互助合作的协作精神、自由竞争的宽容精神、敬业牺牲的献身精神等。这些精神体现在科学生产中,并对象化在科学的产品中,凝结在科学的体制中,体现并贯穿在科学的方法和思想中。作为知识体系的科学具有信息价值、解释价值、预见价值、认知价值、增殖价值和审美价值。

同样,在对“人文精神”的使用上也是歧义纷呈,大致也可以概括为三个层次:

——把“人文精神”看作是“人类精神”,或者再加上褒义的限制,把它定义为“在历史中形成和发展的,由人类优秀文化积淀、凝聚、孕育而成的精神。包括追求崇高的价值理想、崇尚优良的道德情操,向往和塑造健全、完美的人格,热爱和追求真理,培养和发展科学的思维方式等(显然科学精神也包括其中)。

——在知识主体上使用。把人文精神看成是人文知识分子身上体现出来的精神价值,即所谓“文人精神”。

——在学科意义上使用。把“人文精神”看作是从人文学科或人文文化中提升出来的一系列价值观念、共同的准则和规范特点。

对科学精神和人文精神内涵与外延理解的差异，导致了学术界不同观点的产生。吴为曾经概述国内对人文精神讨论及定义，大体可以划分为四种主要观点。

第一种观点认为：在一般意义上，人文精神关注人的存在、发展，强调人的价值、尊严和自由的思想观点、文化态度。它既是对人的“形而上学”的价值指向，也是对现实的人的社会存在和文化活动的一种直接体验。

第二种观点认为：人文精神是指人类文化创造的价值和理想，是指向人的主体生命层面的终极关怀，是人的现实文化生活的内在灵魂，也是支撑特定民族文化生生不息向前发展的核心动力。从历史主义的哲学视野出发，其突出特点是：一是普遍性，即体现了人类文化创造过程的始终；二是世俗性，面向整个大众文化、世俗生活，但却渗透于社会的普遍价值理想之中，谋求的是社会文化、精神观念的整体进步和提升；三是具有多样性，从不同角度、不同层面、不同意义上反应社会价值；四是人文精神又具有开放性特征，反应了未来的文化发展方向。

第三种观点认为：相对于科学精神而言，人文精神主要涉及人生存发展的目标意义、价值等“人自身”的问题，并体现着对精神生活的追求。人文精神是共性与个性的统一——共性是指对人、人的生存发展和精神追求的关照；个性则表现为这种关照的方式、具体内容和侧重点。就此而言，西方近现代人文精神关注的重点是个人，倡导人的个性、自由和个人本体、主体性；中国传统文化缺乏对个人的关注，鲜有对人的自由、个性和主体性的倡导，但却并非缺乏对人生意义、人的价值及人的精神生活等的关注。

第四种观点则强调：人文精神中渗透着科学理性。认为西方的科学理性造就了西方的人文精神，古希腊的自然哲学预示着人文精神的科学化走向，其所体现的科学性论证精神是贯穿始终的。到近代，随着科学事业的强劲发展，科学理性已作为一种最基本的人文精神，渗透于西方世界的价值观念，甚至于人们生活的方方面面。大至社会运作、劳动组织，小到知识传授、人际交往，都讲求一种客观性、实证性、规范性、可操作性。到现代，西方在努力发展科学的同时，更注重科学精神的强调，用科学理性去主宰人文精神的重建。总之，科学理性是西方人文精神的精髓。①

与之相似的观点是：科学精神是人文精神不可分割的重要组成部分。因为科学活动是人类文化生活的重要组成部分，而整个人类文化所体现出来的最根本的精神的就是人文精神。因此需要特别强调指出的是：不能将人文精神仅仅归

---

① 吴为. 国内科学精神与人文精神研究综述[J]. 内蒙古大学学报(人文社会科学版)，2000 年 6 月.

结为“文人精神”或“人文科学的精神”，更不能认为只有人文科学或人文文化活动才具有人文精神。

上述观点虽有角度的不同，但就其内涵来说，却有着共同之处，即人文精神所体现的是以人为本，寻求人的自由发展和自我完善，追求人类的生存意义和价值理想。不断探寻生命的价值和意义，寻找人与社会、人与自然、人与人之间的可持续发展的一种自觉的文化精神。

6.1.2.2　人文精神与科学精神关系探究

就近期而言，在我国关于科学精神与人文精神的讨论，自 20 世纪 80 年代中期就方兴未艾。分属不同学科领域的学者对科学精神和人文精神的关系进行了多方位多层次的研究。大致可以归纳为以下几种观点：

(1) 包容关系——认为科学精神是人文精神重要组成部分。

吴国盛在《大学科学读本》卷首语中指出：在科学的发展史上，在科学家的群体中一向存在着回归科学之人文本性的深厚力量。许多杰出的科学家反对用一种功利主义、工具主义的态度看待科学，用自由的理念抗拒科学的人性异化。他们深知科学的发现和创造决不只是单纯地解决技术问题，更是实现一种美学理想、伸张一种价值观念。他们深知科学的目的必须受制于、服务于更高的人性目标——科学家首先是一个人，其次才是一个科学研究者。龚育之认为：科学精神本身，也有深刻的人文意义。近代科学的诞生，把人从神权的奴役下解放出来，这不是充满着人文精神吗？自动化和信息化技术的发展，把人从繁重的单调的劳动下解放出来，不也是充满着人文关怀吗？科学界的优良传统中的道德观念，既是一种宝贵的科学精神，同时也是一种宝贵的人文精神。古往今来，科学界的优秀分子，为真理、为科学、为人类进步而斗争、充满着献身精神，甚至不惜牺牲生命。他们在科学研究中孜孜不倦、锲而不舍、自甘淡泊、不求闻达，把精力倾注在事业中而不是花费在享乐上。他们意识到自己从事的科学工作对于社会、人类的责任，积极参加反对侵略、维护人类和平与人道、保护生态和环境的种种斗争，这都是科学精神和人文精神高度结合的体现。孟建伟在《论科学精神的人文意义》一文中阐述道：科学世界本身也是十分丰富的人文世界；科学在创造物质文明的同时也创造着精神文明；科学在追求知识和真理的同时也追求着人类自身的进步和发展；它像人类其他各项创造性活动一样，充满着生机，充满着最崇高、最纯洁的生命力，给人类以崇高的理想的精神，永远激励着人们超越自我，追求更高的人生境界。

正是从这个意义上讲，科学精神与其他文化精神不仅在追求真善美的最高境界上是相通的，而且是不可分割地融和在一起的。因此，作为整个人类文化生活重要组成部分的科学活动，它所体现的精神本身就是一种人文精神，更确切地说，是人文精神不可分割的重要组成部分。王晋中则从民族、历史的角度来思考科学理性和人文精神——就中国而言，这两个范畴是不可比的，因为我们这个民族恰恰是缺少科学理性。在西方，只是由于科学主义给人类带来了不祥后果，才引起西方对二者相互关系的思考。但我们毫无理由认为科学理性和人文精神是两个不同的东西。西方始终都是在依据科学理性来塑造自己的人文精神，离开了科学理性，就无法理解西方的人文精神。就西方人文精神而言，谭仲鹬也直截了当地指出：人文精神实质上是一种人文理性。他认为：理性主义精神就是立足于人性，特别是人的理性，对对象的合理性进行逻辑辩护的一种基本态度或信念。这里的对象既包括自然，也包括社会和人。当西方人的视线从对外在世界的探询转向对内在世界的探询时，便导致西方人文精神的诞生。因此，西方人文精神的基本涵义便是对人的存在状况进行逻辑分析，对人的内心世界进行理性探询，从而寻找人的本质以及人存在的终极意义或永恒福祉。

(2) 相对独立的关系——科学精神和人文精神分属于两个不同属性的知识领域，它们相对独立各自存在。

持有此种观点的学者认为：科学精神和人文精神分别源于人类对自然和人类本身的认识，是两种认识及其成果的精神升华，在科学与人文学科分野的时代，它们体现着人对待世界的两种态度，或观察世界的两个视角。他们承认科学精神存在局限性，需要人文精神的补充和相互的交融。但强调无论是补充还是交融，其前提是两种精神的存在，并且是相互独立的存在。如果两者都是一个东西，就谈不上“相互”的交融和补充。

(3) 区别和统一的关系——科学精神和人文精神既有一定区别，又在某种境界之下相互统一。

有学者谈到：科学精神和人文精神实际上是两个系统的价值观念，是两个内容丰富、界线模糊而又相互对应的概念。科学精神尊重科学技术的价值，重视科学技术的作用，强调依靠科学技术来推动社会发展；人文精神尊重人的价值，重视人文文化的作用，强调依靠调动人的积极性来推动社会发展。科学精神与人文精神既是统一的，又有互相限制、互相排斥的一面。因为人的物质力量与精神力量、人的主观作用与工具的客观功能具有统一性，而物质力量与精神力量又是两种不同的力量，人与工具是两种不同的实体，人们就有可能在观念和实践中强调其中一面，而忽视甚至否定另一面。严春友指出，科学精神和人文精神是人类精神的两种极端存在方式，它们对人类文化的创造分别起着不同的作用，只有这两种思维方式的互补才构成完整的人类思维和文化。也有学者认为：所谓科学精神和人文精神，不过是人的认识所关注的对象不同时所处的两种不同状态。当人类认识自然时，科学精神就发生了；当人类认识自身时，人文精神就发生了；

而当人反省自己的认识时,科学精神和人文精神便融入了心灵、情感和理智交织的深层背景中,在这种状态下两种精神就变得不可区分了。

尽管学者们对科学精神和人文精神的关系存在着不同的看法,但有一个观点却是一致的,那就是大家普遍认为,从历史上讲,人文主义与理性主义并不是一开始就泾渭分明、截然对立。科学和人文本是浑然一体,科学精神和人文精神在源头上也是相互交融,合二为一。在文艺复兴时期,人文文化和科学文化曾共同反对至高无上的神权,确立了人本主义的地位。近代自然科学是在人文精神的激励和支持下发展和成长起来的。只是到了19世纪之后,随着工具理性和实用主义的膨胀,才形成了科学和人文真正意义上对立和分野,现代西方科学主义和人本主义思潮两大阵营的形成就是二者冲突的体现。然而科学越是向纵深发展,改造世界的力量越是强大,所产生的各种问题不断凸现出来,人类开始对科学这把双刃剑所带来的忧患和破坏感到忧心忡忡,试图通过价值判断和理想追求,将科学规范在一个可以掌控的范围之内,为人类造福。科学和人文的关系经历了这样一个否定之否定的循环后,在更高的阶段和更高的层次上实现了新的统一和融合。

6.2 现状及对策:我国医学人文教育

随着医学科学的进步和社会文明程度的提高,大量的医学问题已不能单纯地用诊疗技术来处理,而需要考虑到复杂的社会、心理、环境等诸多因素。卫生服务的范围也进一步延伸,从单纯的诊治患者扩大到对整个人群的预防保健、心理咨询、卫生服务等多方面。尤其需要关注和重视医学模式与医疗保健服务模式转换后的医疗服务发展新趋势,这就决定了我国卫生事业的发展必须充分考虑我国的人口结构、卫生需求、预防保健、医疗费用,尤其是社会满意度等多个系统之间的相互关系。

以人口老龄化为例,我国的老龄化进程与世界其他国家相比,具有基数大、速度快、未富先老、地区差别大和人口的高龄化趋势日益严重等基本特点,因此老年医学研究以及老年保健工作必须相应加强。在上海、北京等大城市中,老年人口高龄化的速度大大高于老龄化。如在上海地区:2000年,80岁及以上的"老老人"已达29.882万,占总人口的1.82%。据上海地区人口死亡率推测,当上海人口老龄化进入高峰时期,80岁及以上的老人将占老年人口的16.3%。北京市在1990年进入老龄化城市,其后以每年9.3万人的速度递增。现在全市60岁以上的老年人共有174万,占总人口的14%,其中80岁以上的老人达到13.7万,占老年人口的8%。高龄老人患病概率极高,生活自理能力差,大多需要特殊照顾和长期护理。据日本1999～2002年医疗保险支出数据显示:老年人口中高龄者平均医疗费用的支出是非高龄者的4.9倍，就诊率为2.3倍。因此，针对慢性病、常见病的社区卫生服务应在医疗卫生体系中占据相当重要的地位。此外，流动人口、贫困人口、农村人口的社会医疗问题，以及各种不同类型的传染性疾病的预防和控制问题，都将成为我国医疗卫生事业长期而艰巨的任务。由于我国经济社会发展的不平衡性，缩小不同地区之间、一个地区不同人群之间健康状态的差异，注重医疗卫生事业的公益性、公平性和社会效益，合理配置医疗卫生资源，提高服务质量及发挥最大投资效益也是医疗卫生事业面临的重大课题。同时，加强全民健康教育，矫治不良生活方式及习惯，最大限度地提高人民群众自我保健能力，也将成为医学科学及医务工作者的责无旁贷的使命。这一系列的变化表明，医疗卫生的社会化趋势越来越显著。

医学与其他自然科学一个重要的不同点在于它研究的对象是人体的健康和疾病。人是一个复杂的客体，它既有生物学特性，又有社会属性；既有生理特征，又有心理特征。所以医学并非专属于人文学科、自然科学和社会科学三个体系中的某一个，而是这三大体系相互渗透、相互补充、相互交融的典型代表。无论是从健康、疾病的概念到临床决策过程，从医学科研的最新进展到对不可逆疾病患者的临终关怀，都蕴涵着对人类价值的肯定和关心。近年来，在医疗卫生领域产生的大量新现象和新难题面前，人们开始重新审视和探寻医学的目的。所有这些都促进了医学不仅向更加科学、而且向着更加人性化的方向发展，医疗卫生体制改革也随之不断深化。当代社会要求高层次医学人才不仅要具备深入的专业知识和技能，而且要具备广博的社会文化内涵；不仅要追踪科学技术的发展，而且要从多方面来理解医学对于人类社会和生命的价值，具有人文情怀。这就对医学院校人才培养提出了更高的要求。医学院校学生人文素质教育问题已受到了广泛的重视，许多医学院校已开设了传统文化、文学、艺术欣赏以及人生观、价值观等讲座和课程。然而，由于我国长期以来文理分科的课程设置，总的来看，人文素质教育仍游离于医学教育之外。一般性课堂讲授性的人文课程对于学生了解医学丰富的社会文化内涵，理解医学的多维性仍相距甚远。因此，如何促进人文教育与医学教育内容相融合，使人文教育渗透于医学教育之中，是医学院校人文素质教育所面临的亟待解决的问题。

6.3 借我一双“慧眼”：医学人文教育的当今理念及特点

自20世纪70年代开始，为适应医学模式转换的需要，提供整体卫生医疗服务的质量，倡导医学的社会性和人文性，许多著名大学医学院对人文教育进行了重大改革，逐步形成规范的课程体系和学科特色，产生了令人瞩目的研究成果。

贯穿这些课程的宗旨是强调职业素养、伦理关怀、以病人为中心的教学思想。梳理和总结世界一些发达国家的医学人文教学在课程设置和教学模式方面的方法,无疑对我国的人文教育建设具有很重要的借鉴意义。

6.3.1　人文课程和临床课程紧密结合,贯穿全程

在医学人文教育中,始终交织着两种对立的观点——对人文教育前景的乐观和人文课程能否教授的怀疑态度。医学人文课程的设置和教学模式,就是试图在这两者之间找到平衡点。在美国,有78%的医学院将伦理教学渗透到临床教学中,在安排教学时将人文课程和临床课程有机的结合,让有经验的临床医师参与人文教学活动,人文教师也积极地参与到临床教学活动之中,二者互为补充,同时进行。医学人文课程主要的教学形式是案例讨论和小组教学。例如,在进行临床实习时,会播放一些精心准备且具有针对性的录像,组织学生进行讨论或邀请典型患者介绍自己的亲身经历和患病体验,和医学生进行交流。往往由临床医师讲授医学课程之后,由相关的人文学科教师对其中的伦理和道德问题进行咨询和评论,解答学生的问题。

需要特别指出的是,在学生成为住院医生后,医学人文方面的教育和培养还在持续进行。由医院和人文学院资助而成立的特别组成的伦理评估和咨询委员会,从患者和医疗政策的角度对住院医生进行常规的主要伦理问题的教学。面向研究生的课程是"医学研究的伦理",所有基础和临床博士后都要学习这门课程。为了鼓励学生发展多方面的能力,培养人文素养,人文学院还可以授予学生不同的学位。例如,MA、MD/MA、JD/MA、PhD、MD/MA和MD/PhD。

已迈入第三个百年发展历程的哈佛大学,在人文和社会科学教学方面有着全球领先的教学理念和师资队伍。在哈佛大学医学院,负责本科生和研究生人文和社会科学教学的是社会科学系。作为医学院和艺术与科学学院之间的纽带,社会科学系提供本科生的人文课程教育。其中开设的主要课程有"医学史"、"医学伦理学"、"医学社会学"和"卫生政策"等。医学院人文学科教学的专职教师中既有外科医生也有社会科学家,所一贯奉行的信念是:"在所有领域中,研究要结合临床"。在教学中,教师通过临床课程将社会问题、临床研究和教学有机地结合在一起。培养学生在临床工作中对社会伦理问题的领悟和处理能力,并以课题研究的方式强化教学效果,培养医学生对社会问题的多维角度思考。例如在进行"影响流行病的社会因素"的课题时,研究者要进行跨领域、多学科交叉的研究,将人文科学和临床科学联系起来,从临床和卫生政策的角度,进行大量的实证和理论调研。这不仅需要研究疾病和健康的社会决定因子中关键的道德因素,还需要研究医疗卫生工作如何直接促进易感人群、低收入群体的医疗保健,包括如何通过研

究获得资助，以培训那些在发展中国家在一线工作的健康工作者。

6.3.2 教学模式注重小组式教学和互动式教学

在美国的医学院中，小组教学是人文教学所采用的最为普遍的教学组织方式。学生按照教师的要求，根据自愿的原则，通常会组成8～15人的小组，在不同的场景进行各种类型的角色模拟扮演；也可以采用小组的方式进行问题讨论或课题研究。在哈佛大学医学院、加州大学医学院、西余大学医学院、得克萨斯大学医学院、宾夕法尼亚大学医学院等著名学院中，讨论是人文教学最广泛采用的一种教学形式，讨论创造了一种自由开放、畅所欲言、平等交流的讨论氛围，每个学生有充分的表达观点、交流思想、争论切磋的空间，师生们一起尝试着去解释某种社会伦理现象，允许模糊概念的存在。这种方式增进了学生对人文课程参与的热情，体现了课程的重要性，保证了更好的教学效果。

6.3.3 教学组织形式各具特色，内容丰富多彩

国外的一些医学院校，采用多种形式、多种手段进行医学人文教学成为重要特色。诗歌和散文等文学作品、学生自编自演的戏剧、建立诗歌学社、创建社会公益组织、模拟患者访谈等各种类型的教学方式在医学人文的教育中收到了良好的效果。

20世纪90年代，美国中部医学院开设了“文学和医学”这一教学项目。在教学时，师生们以一种开放平等的态度，讨论指定的阅读材料、小说、诗歌戏剧或分析类文章。5年后对这个项目的评价显示：开始时，医生们认为小说中的有些描写歪曲了医生的形象，但随后他们开始理解到如果从另一角度来看待问题的话，小说中的歪曲恰恰代表了患者对医生的真实感受。而医生以前总是习惯于站在自己的立场上去理解患者，没有认真设身处地了解患者的感受。一些从来不承认有医疗差错的医生，在接受“文学和医学”教学后，对许多问题的认识有了改变。他们无比惊讶地发现，原来对同一个问题竟然有那么多种不同的看法。对文章中一段话的解读，不同社会背景的人有如此大的差异，这些极大地冲击了医生原本持有的自我的思维方式。“文学和医学”的教学收到了良好的教学成果：有的医生说他们跟患者讲话速度慢了下来，成了一个善于倾听的听众。连医院的接待员也认识到，作为患者在医院中接触的第一个人，自己的工作岗位很重要。医护人员之间的关系也因为这样的教学活动加深了了解，变得更加紧密。不同科室、医生与医生、医护之间的交流和尊重能产生更好的合作。通过这种方法，医生加深了对服务对象的理解，职业满意度也得到相应提高。得克萨斯大学医学院的人文教学的重点方式是：利用文学、戏剧和视觉教材来培养学生的道德意识和人文关怀，

并鼓励学生自主成立组织，给负担不起医疗保险的患者提供初级的医疗服务，培养学生的职业荣耀感和社会责任感。

6.3.4　注重沟通和交流技巧的训练

医学院校临床和教学中普遍开始重视医患关系，以病人为中心思考问题。但对一些具体问题，例如对于如何向患者告知和解释病情，目前还没有统一的办法和更高层次的认识。通常的观点是，双方知识背景带来的信息不对称使得医生无法让患者充分理解，这种思想其实还是受到家长制医生角色的影响。如果从真正为患者服务的角度考虑，就需要提出实际的解决办法。医生和患者必然有沟通不畅的问题，然而问题的存在正说明了解决问题的迫切，而不是用一些借口去搪塞。排除态度和思维定势的因素之外，患者数量多，出于工作压力的关系，医生总是简明、概要地进行解释，而患者希望医生能多花些时间从各个角度给予详尽的说明。作为医生，关键的一点是如何将书本上的知识和实践经验、临床数据转化为患者可以理解的语言，转换成患者想要知道的东西。这样才能使患者满意，从而与医生形成良好的互动。这样就提出了问题——如何在医学人文教学中，加入沟通技巧的课程。针对这些，英国的伦敦圣·乔治医院设计了医患沟通技巧的课程，运用一些心理学、统计学知识使未来的医生掌握必要的交流技能，使医患之间可以更好地进行沟通。

威斯康星大学医学院有一门人文课程——“医生作为教育者”。设计这门课程是考虑到在临床诊断中，造成患者和医生交流隔阂的一个重要因素就是患者缺乏医学知识或者是缺乏获得医学知识的能力。在课堂上，教师播放美国医学会摄制的录像片，片中一些患者自述由于自己缺乏医学知识从而导致了医疗问题的发生，给学生以强烈的感受。然后通过讨论和课外阅读方式，学生开始掌握怎样将复杂的健康信息转化成患者可以理解的语言，学习克服医患之间交流困难的一些方法。例如，针对患者的个性化的语言，避免过多使用晦涩的医学术语，使用类比和图表，使用在患者文化中易于接受的材料等。为了熟练掌握这些交流的技巧，教师让学生配对通过角色扮演方式来进行练习。常用的是病例讨论方法。例如，在某案例中，一位卡车司机的体检结果显示他患有高血压和高血脂，学生们分别扮演医生和患者的角色，向患者解释检查的结果，并进一步向患者解释高血压和中风之间的关系，通常时间控制在12分钟之内，然后进行大范围的讨论。在讨论时，重点关注使用的交流技巧和角色扮演的适当程度。

6.3.5　紧密联系社会，侧重社区保健

除了校内各种形式的教学之外，社会支持系统对社会和医疗行业的良性互动

起着重要的作用,医学院要和校外的社会资源保持紧密的联系。学生要接触社会的多种侧面,与源自不同文化、经济、种族和宗教背景的患者进行接触;医学院则要以公开论坛的形式吸引社会各界公众的参与,为目前关注的焦点问题提供一个对话和辩论的平台。

在医学教育的国际标准要求培养学生面对不断发展变化的医疗环境所必须具备的核心能力中,很重要的一点就是公共卫生和社区保健。近年来,世界范围内肆虐的流行病也使人们认识到公共卫生的重要性,为最大多数人提供基本的社会医疗保障是人权的组成部分。如何培养公共卫生意识,美国医学院的做法是在学生接触社会的过程中,将社区保健的概念融入医学教育中。

威斯康星大学医学院在对本科生问卷调查时发现,医学生对群体保健和社区健康的关注程度相对较低,难以满足社会的需求。针对这种情况,为了改革和适应医疗行业内的激烈竞争,威斯康星大学医学院推出了名为"具有社区意识的医生"的新课程,旨在培养对社会负责、具有社区意识的医生。学院组织学生与患者及其家庭成员进行深入的交流访谈,然后在课堂上陈述自己的经历和作为家庭医生的感受。展示他们怎样利用卫生资源在社区中帮助患者,怎样将社区健康的概念融合在医疗服务中。最后教师设计了一些问卷用来考察学生的学习情况。例如,你心中对患者的主观看法有哪些被肯定,哪些遭到质疑?你认为通过这种学习,你获得了哪些在通常的临床实习中不可能获得的知识?你认为这段经历将对你今后的行医产生怎样的影响?通过和患者交流,你发现他们对健康疾病的观念和你有那些不同等。此外,威斯康星大学医学院在三年级的实习过程中,在每周8个半天的临床实习之外增加了社区健康课程。每周有1.25小时的社区健康讲座和讨论。制订课程计划和目标的出发点是改善医患关系,让医生更好地在一个文化观念变化多样的社会中,与具有不同的社会经济和教育背景的患者相处。通过分析和评价,确定要教授的课程,制订教学计划,指定课外阅读。他们往往将课程设计为几个主题:具有社区意识的医生、社会经济情况对疾病的影响、医生作为教育者、多元文化的应对能力。每个小组讲授和讨论的主题约70分钟,然后在不同场所对这些主题进行3次回顾,最后形成一个教学模式。每学年的每学期,2个教学小组的6名教师轮流教学,学生以口头陈述和文章形式介绍他们在社区访谈中运用新的健康概念的情况。

学生们通过进入社区与社区居民访谈及课堂学习,了解社会环境和经济状况是如何影响健康进而影响这些居民寻医问药的行为;公共的和私人的医疗保险如何影响受访的居民,决定他们是否能够获得及时的医疗服务;社会医疗卫生保障体系对保障贫困人口的卫生可及性和公平性方面的局限。在这个过程中,医学生学会理解文化观念的多样性、健康和疾病的定义以及疾病的文化。学生可以深入地了解到，由于文化不同，人们对健康问题的认识和态度及就医方式均有很大差别；掌握向卫生健康知识较为缺乏的居民解释健康知识的技巧。通过这样的课程和社会实践，他们开始领悟预防保健的重要性，学会在社会背景中来看待疾病，认识到患者居住的社区是重要的健康资源，理解患者身体反映出来的疾病只是部分地反映了生活条件中的致病因素。在随后对课程评价的反应调查中，绝大多数学生认为，课程的课堂材料和访谈使他们较为充分地了解了患者的健康与社会经济因素之间的关系，以及患者文化和健康教育对疾病的影响；理解了社区健康的概念及其作用；深刻地意识到了社区医生的责任和使命。

6.4　案例或数据

6.4.1　科学知识分子和人文知识分子

将科学与人文人格化，便有了科技知识分子和人文知识分子两种类型的创造和传播知识的主体。19 世纪以后，人文学科逐渐作为独立的知识领域和自然科学区分开来。随着时间的推移，能够将科学创造和人文建树集于一身的人愈来愈少，到了 20 世纪几乎绝迹。不仅对“创造主体”是这样，“接受者”也是如此。一个人很难同时读懂或了解跨学科的最新书籍和成果。这无疑是人类知识容量剧增的结果。在今天，一个人穷一生精力，也不过只能够精通知识中的一个很小的领域。当他长久局限于一个细小的知识领域时，就很容易和其他文化领域相隔离。当过于偏重于和自身领域相关的价值而又缺乏包容之心时，互相不理解乃至轻视之感便油然而生，人文与科学便是其中隔阂较深的一类。

科学和人文无疑是有区别的。这种区别也反映在两种不同的文化主体身上。他们在气质、性格、思维、情感等方面会产生一定的差异。莱斯利·斯蒂文森在《多面孔的科学》中，将典型的科学家与传统的文学家、艺术家浪漫型人的特质进行了对比，构成一组有趣的反义词（见表 6-1）。

表 6-1　科学家与人文学者的气质比较

序号	典型科学家的气质	典型传统人文学者的气质
1	理性	感觉
2	抽象	具体
3	概括	特殊
4	有意抑制	自然而然
5	严谨	自由
6	逻辑	直觉
7	简化	繁杂

（续表）

序号	典型科学家的气质	典型传统人文学者的气质
8	分析	综合
9	原子主义	整体主义
10	实在性	表面化
11	乐观主义	悲观主义
12	男性化	女性化
13	阳刚	阴柔
14	左脑	右脑

6.4.2 科技创新与伦理道德、法律制度之间的冲突和矛盾

科技追求变化、追求创新，它要打破常规，不断突破现有的常态性的束缚，甚至是思想的束缚。否则，科技就无法存在、无法发展。而无论是伦理道德还是法律制度，它们维护的是稳定，是现有的秩序，这既包括人们思想的稳定，也包括社会建构的稳定。科技要创新和发展，那它就总是超前的；法律要稳定和秩序，那它就总是滞后的。法律永远落后于科技的发展，而科技的发展也会永远给法律出难题。即使并非本意，科技也在做着打破现有的社会秩序与社会构架的工作，而法律却在努力地把科技这匹野马套上“枷锁”，纳入自己的规范体系之中，甚至有时不得不“牺牲”科技的创造力。这是一对矛盾。

6.4.3 城乡不同地区出生人口在得到卫生服务的可及性、便利性及服务质量方面的不均衡性

2003 年，第三次健康调查数据的调查显示：城市产前检查率为 96.4%，农村为 85.6%；城市孕早期检查率为 69.9%，农村为 62.0%。其中在医院或妇幼保健机构分娩的比例，城市为 85.2%，农村则只有 34.7%。我国农村中的新生儿死亡率、婴儿死亡率、儿童死亡率总体而言呈逐年下降的趋势，但上述三项指标的发生率仍分别是城市的 2.3 倍、2.5 倍和 2.3 倍。在一些经济落后的四类农村，婴儿死亡率甚至超过 100‰（表 6-2）。家庭健康询问调查数据表明：农村儿童低体重发生率和生长发育迟缓发生率是城市的 4.6 倍和 7.1 倍，贫困农村中这一现象更为突出，达到 6.8 倍和 10.6 倍；在贫困地区，60%的儿童没有进行健康体格检查，50%的孕妇没有进行产前检查和产后访视，90%以上的孕妇在家中分娩，而且分娩接生者中 60%没有经过正规培训。

调查数据进一步证实，虽然我国的经济取得了长足的发展，但在医疗卫生的国家投入上，却具有极大的不均衡性。2000 年，中国卫生总费用为 4 763.97 亿

元,其中农村卫生费用1 073.6亿元,占总费用22.5%;城镇卫生费用3 690.2亿元,占总费用77.5%。而全国12.7亿人口中,63.8%是农村居民,36.2是城镇居民。这直接导致了城乡卫生服务不断增长的发展差距,也使降低婴儿死亡率和孕产妇死亡率的工作举步维艰。表6-3显示参加合作医疗的孕产妇母婴保健利用率不同,婴儿的存活率也有明显的差别。

表6-2 检测地区出生人口素质评价指标实现情况比较

年/份	新生儿死亡率/1/10万		婴儿死亡率/‰		儿童死亡率/‰	
	城市	农村	城市	农村	城市	农村
1999	9.5	25.1	11.9	38.2	14.3	47.7
2000	9.5	25.8	11.8	37.0	13.8	45.7
2002	9.7	23.2	12.2	33.1	14.6	39.6
2003	8.9	20.1	11.3	28.7	14.8	33.4

资料来源:中华人民共和国卫生部,《2005中国卫生统计提要》.

表6-3 卫生服务利用率和母婴健康水平比较

指标	助产/%		产后服务/%	
	有	无	有	无
顺产率	94.60	83.89	97.87	90.20
活产率	98.02	88.22	97.87	90.20
婴儿存活率	95.14	82.38	95.12	84.91

资料来源:30个贫困县的调查(卫生服务研究系列报告之二《卫生改革专题调查研究第三次国家卫生服务调查社会学评估报告55页).北京:中国协和医科大学出版社,2004年12月.

6.5 思考与讨论

(1) 你认为科学与人文在当今悬殊地位是怎样形成的?
(2) 请你谈谈医学人文精神与医学科学精神通过哪些途径能够得以融合?
(3) 你认为医学院校的人文教育可以采用哪些有效的方法设置课程?

6.6 参考文献和阅读书目

[1] 蔚蓝的思维——科学与人文读本[M].上海:上海教育出版社.
[2] 肖峰.高技术时代的人文忧患[M].南京:江苏人民出版社.
[3] 夏中义.大学人文教程[M].桂林:广西师范大学出版社.
[4] 吴国盛.大学科学读本[M].桂林:广西师范大学出版社.

第7章

人文关怀:医学的终极追求

7.1 人文关怀——医学不可缺失的本质特征

7.1.1 我们期待怎样的医生?

衰老、疾病、死亡总是与人生相随相伴。在人们与病魔抗争时,往往会不由自主地想到这样一个问题:“我希望遇到一个什么样的医生?”十分有趣的是,网络上也曾经有过以此为题的一篇短文。它语言质朴,表述平实,甚至没用上几个形容词,却值得品味:

我希望遇到一个能够真正关心我,愿意真正了解我的人。
我希望他不只能医治我肉体上的病痛,也能引导我的心灵。
他最好是我的朋友,也是我灵性的导师。
我希望遇到一个不会在乎我是谁的医生,
不管我有没有钱,他都愿意帮助我,
在我最软弱的时刻他能帮助我站立起来,
在我最绝望的时候他能让我重燃信心。
我希望遇到一个体贴的医生,
他能知道我心灵深处的秘密,
能从我微小的一举一动中,洞察我的心,让我有被了解的感觉。
我希望能遇到一个知道如何才是真正的沟通的医生,
他不会连看都不看我一下,他会随时跟我分享他心中的想法,
让我知道他,也让他知道我的心意想念。
我希望遇到一个真正懂得爱的医生,

他不只爱患者，他也爱那些跟他作对、排挤他的医生，
因为这样就比较不会出现派系斗争的局面。
医院的气氛好，不管对医生对患者都是一种福音，你说是吗？[①]

在这篇不知名的短文中，看上去并没有太多对医术的要求和对技术的担忧。其实在豁达的人的眼中，疾病和死亡的威胁，远远逊于孤独、寂寞、被轻视的感受。正如查尔斯·罗森伯格(Charles·E·Rosenberg)一本颇具影响力的著作《来自陌生人的照顾》(*The Care of Strangers*)中所分析的那样，现代医学不仅在卫生资源的分配上存在着"马太效应"，在亲情的分配上也同样陷入这样的怪圈。健康的人们生活在温情、惬意的环境中，享受着来自亲人的照顾和心灵抚摸。但是一旦病魔缠身，躯体和心理遭受打击而发生困厄时，原来环绕周围的亲情支撑便顷刻间失去了。当你步入医院，被交给一群陌生人时，甚至连获得一声嘘寒问暖、一次抚慰陪伴都显得奢侈时，你也许对医生的期待就是一种理解、一份关心、一点体贴、一些沟通。这时，懂得"爱"，就是对医生最高、也是最起码的要求。

与之相映成趣的，是一个医学系普通学生的随笔，他在勤奋实习、照顾病患的闲暇之余，幻想着自己未来的行医生涯，一种平淡而又充实的人生：

我只想快快乐乐地跟我的患者一起成长，养生送死，
替他们解决身体上的病痛，像个家人似的给予他们医者的关怀、良心的建议，
跟他们一起品尝生命的滋味，共享生命的尊严。
当有一天我退休时，满头白发的我摇着摇椅，
想想我的一生，想想我曾经救过的病患，那些曾经跟他们聊天泡茶的好朋友，
街头巷尾的小孩子都知道有一个老老的李医师待人总是笑眯眯的，
小朋友去看他还会给几颗糖或是小玩具，
有时还会扮个可爱的鬼脸……
然后告诉我自己，我跟这些人一路走来，我一生没有白白渡过……

这是一个刚刚踏上人生之旅的青年人的美好憧憬和期许，也许现实的雨雪风霜会摧残着这朵理想之花，会使他少一份纯真和诚挚。但现实中绝大多数的医生，看似普通和平凡，但在他们冷静和严肃甚至有些冷淡的外表之下，从没有失去一颗仁爱之心，从没有缺失医学的人性温度，也从没有忘记"健康所系，性命相托"这份沉甸甸的誓言。

一位行医多年的资深医生这样告诉我们：我从来不认为告诉患者一个可怕的消息是件简单的事情。每次我必须这样做的时候，都得努力寻找措辞，希望比上次讲得更恰当，也希望有一天我会找到一个最好的表达方式。但是，每一次我都

---

① http://www.dxy.cn/portal/article/6/169/420/353.html(丁香园)

觉得不够好，我知道那是因为我希望整个过程没有痛苦所致。让患者没有痛苦，让患者家属没有痛苦，可能也会让我自己没有痛苦。可是却从来都做不到，我想自己永远也做不到。不过，从另一个角度来看，当我察觉在告诉患者这类实情时，而自己也会觉得很痛苦的时候，其实心里是有点高兴的，否则我就该转行了。

一位年轻的医生也曾这样记录他所难忘的一件事：记得有一次陪朋友到急诊室去缝伤口，恰巧看到一位不到十岁的小朋友因为车祸而遍体鳞伤。急诊室的主治医生在评估整体伤势之后，不得不将部分的下肢切除。看到主治医师一直很冷静地处理每一个步骤，让我误以为对他们而言，这已经变成是习以为常的例行工作。直到整个手术结束后，那位医生才长叹一口气，对身边的护士说看到这么小的妹妹就失去下肢，让他感到沮丧和无奈，心情极差。这让我了解到职业性的冷漠是为了能够理性处理每一步骤。但若是失去了人性的关怀及对患者的同情心，这样的医生或许就该转行吧！

然而，医学的天空并不总是如此纯净。不绝于耳的是“看病难、看病贵”的抱怨；见诸报端的是形形色色的医疗纠纷。充斥耳闻的是对医务人员冷漠无情的鞭挞，收红包、拿回扣，不负责任，利用信息的不对称，欺骗和敲诈患者……虽然这可能是极少数个别情况，但却极大地损害了广大医务人员的形象。我国著名中青年作家周国平的《妞妞，一个父亲的札记》曾被作为德国慕尼黑大学医学院《医学伦理学》课程的选读教材，还被美国得克萨斯医学院和明尼苏达大学医学院列入《医学伦理学》课程的案例编入讲义。妞妞，一个弱小生命之死是令人如此震撼，而擅离职守、不知去向的急诊科大夫，冷漠无情、心如冰窟的中年女医生，麻木无情的麻醉师，超越常规、莫名其妙让孕妇接受大量X线照射的医学博士……作者用敏锐的笔触和哲人的深思，以自己求医的体验和痛失爱女的经历，揭示了一个触目惊心的事实：现代医学并不缺乏知识、技术，缺乏的是人性、责任和自律[①]。他大声疾呼：爱心和医德不是孤立之物，而是在深厚的人文土壤中培育出来的，我只希望有一天，我们的医学院培养的医生中，多一些有良知和教养的真正的知识分子，少一些穿着白大褂的蒙昧人。这样沉重而真诚的呼唤，应该时常警醒在每个有良知的医学工作者的耳畔。毋庸置疑，在我们的周围这样的事例仍然时有耳闻。从近来披露的急功近利的开颅戒毒术，到江苏南通的弱智女孩子宫切除手术，一件件触目惊心的案例使我们不得不急切地呼唤着医学的人文回归、医学的道德回归。

7.1.2 医学的人文关怀：从传统到现代

自古以来，在世界的任何角落中，医生都是最富有人情味的崇高职业。早期

---

① 王一方．敬畏生命——生命、医学与人文关怀的对话[M]．南京：江苏人民出版社，2000，第10页．

的医院原本是慈善、仁爱精神的体现，无论是中国唐朝的“患坊”，还是苏东坡创办的“安乐病坊”；无论是欧洲中世纪的修道院医院，还是法国大革命期间的普通医院，都是为照顾和医治贫困患者和无家可归的患者而创办。

医学自其诞生之日起，人道主义就是它最为浓墨重彩的标志。对医学的哲学思考也成为人类文化史中闪亮耀眼、值得回味的一部分。对生与死的感受、对疾病和痛苦的体验，都往往会引发最为独特和强烈的哲学感悟。所以“这种哲学从不是迂腐空谈，而是对于人、对于人的起源及其所有生活现象作生动持续不断的研究”[①]。古代智者对医学本质和价值的深邃洞见一直散发着睿智的光芒。在中国，周朝就制定有逐年考核医师的技术和品德制度。《黄帝内经》则对“受师不卒，妄作杂术，谬言为道，更名自功”和“精神不专，志意不理，外内相失，放时疑殆”的专业不精却浮夸虚妄的态度提出严厉的批评。东汉“医圣”张仲景声明自己学艺行医的目的在于“上以疗君亲之疾，下以救贫贱之厄。”，以及“不为良相，即为良医”的救世济人传统，都蕴涵着深刻的医学人文哲理。

在过去的几千年的时间里，相对今天而言，医学的发展速度非常缓慢，那时的医学可能在今天最多被视为医术。但贯穿其中的“仁爱和人道”却体现了医学的真正精髓。正如西方医学之父希波克拉底认为的那样：医术是一切技术中最美和最高尚的，医生应具有优秀哲学家的一切品质：利他主义、热心、谦虚、冷静的判断……也许古代的医生由于缺乏有效的治疗和缓解病痛的手段，因而当他们竭力为患者寻求治疗和缓解病痛的措施时，往往更注重对待患者的态度和行为方式，通过对患者的同情、关心和安慰，给予患者以情感上的关心和照料。正如卡斯蒂廖尼在《医学史》中阐述的那样：“近代医学不论在学校中，还是在社会生活中，在理论和实际中，常常分为很多部门和很多科目，分为技术和理论两大部分。但是我们不要忘记医学的最初观念是来自原始人的痛苦和惧怕。甚至是来自动物的痛苦和惧怕。我们不应漠视这种发展道路。”[②]

追溯西方医学的发展历史，在医学的本源中人道和医术本是并驾齐驱的，但在发展途中却分化成两种不同的态势，演绎出医术与人文关怀时而融合时而断裂的不同历史阶段：

古希腊文明是欧洲文明的两大源头之一，其表现出的蓬勃张力，不仅推动了西方文明的形成，也深刻地影响了西方医学思想。以希波克拉底为代表的古希腊的医学家们开始以理性的态度来解释疾病现象，并对西方医学进行了奠基性的开创，医学技术和人文主义两维向度相互依存，共同发展。力图做到“在临床医学上

---

① 卡斯蒂廖尼.医学史[M].桂林：广西师范大学出版社，2003，2.

② 卡斯蒂廖尼.医学史[M].桂林：广西师范大学出版社，2003，2.

有着丰富的经验，在因果关系上有着清晰的合乎逻辑的推理，并具有奠定在崇高道德基础上的道德观念。"当时的医学、技艺学术和人文关怀融为一体，交相辉映，密不可分。

虽然古希腊、罗马盛极一时的辉煌最终无可挽回地落下了帷幕，然而它们对这个世界所产生的影响却绵延至今。罗马时期的医学泰斗盖仑，其人体解剖学理论对后世产生了极为深刻的影响。他是以一种宗教的虔诚精神对待解剖学的。他认为，在解剖中，一层一层剖视上帝造物的奥秘，才会真正心生敬畏，以宗教心情关注医学知识，窥见世界的庄严美感。[①] 西欧封建制度随着蛮族的入侵拉开序幕，基督教成为这个"黑暗时代"的精神统治。在长达千年的中世纪期间，基督教对这个世界最伟大的贡献之一便是大学的创立。医学、哲学、神学成为每一位潜心修养的基督教徒的必修功课，医学的救死扶伤成为宣传基督教慈爱友善精神的最好诠释，也成为教会获取民心的最佳方式。从修道院医学到萨勒诺的教外医学，是中世纪医学的重要发展阶段，医学的人文关怀在其中占据了相当重要的地位。正如卡斯蒂廖尼在《医学史》所描述的那样：在几个世纪中，这所古老的大学的确是名副其实的"希波克拉底之国"。在培思塔姆海湾边，犹如古希腊的科斯岛，教师和学生聚集在一起，摒弃一切空论、迷信和占星术，一心关怀患者，直接接触人类的病痛，以治病救人作为自己责无旁贷的责任。人文关怀被从事医学研究和学习的人们传承和发扬。

以人文主义、宗教改革和新科学革命为核心的文艺复兴运动是人类历史上一次里程碑式的启蒙运动。以人为本的世俗价值观念的确立，使人们从对神的敬仰和崇拜转而关心社会和自身的价值。医学在人文精神的鼓励下，开始挑战权威，探索真理。科学思想的日益融入使医学的面貌为之改变。维萨留斯(A. Vesalius)对人体解剖学的创新，哈维(William Harvey)血液循环学说的发现，帕拉赛尔萨斯(Paracelsus)对传统的挑战，为近代医学开辟了新的发展方向。尤其16～18世纪自然科学的一系列发现，带来了社会价值观念和思想理念的巨大转变，实证和实验成为科学最为倚重的方法，这无疑对医学的发展和观念的变革产生了巨大的影响。

需要强调指出的是，医学的科学化发展趋势，也使医学技术和人文关怀的分裂初现端倪。科学以惊人的发展速度不断深入地探寻人类和生物内部的运行规律，持续不断揭示出物质的运行机制——从原子、分子、生物体到人类、行星、恒星，直至宇宙。技术继续用它几乎是无限多的发明和从中衍生出的产品改变着世界的整体面貌。科学这一连串令人惊叹不已的成就，不仅把人类蕴藏心中千年的

① 区结成. 当中医遇见西医[M]. 上海：三联书店，2005，24.

一个又一个遥远梦想,逐一演变成现实。更为重要的是引发了人与自然、人与社会、人与人等一系列价值观念的深刻转变。纵观科学发展史,每一项重大的科学发现都推动着一场认识革命,带来一次世界观和价值观的更新。科学的成就被传递到医学中,同样也使医学产生了革命性的变化。

正如王一方的《敬畏生命——生命、医学与人文关怀的对话》一书中所阐述的那样:毫无疑问,在过去一个世纪中,医学科学的进步所挽救的生命比以往任何一个世纪都多:

● X线的发现,使疾病诊断进入了新的领域,CT、MRI开创了影像诊断的新技术。

● 磺胺药物和青霉素的发明,使以往致命肺炎、脑膜炎等疾病得到有效的控制。

● 卡介苗和链霉素的应用,把被称为"白色瘟疫"的结核病的病死率大大降低。

● 维生素、氨基酸、微量元素的发现,使营养缺乏性疾病得到治疗。

● 疫苗接种的普遍推广,世界卫生组织已于1979年宣布全球消灭了天花,而脊髓灰质炎的消灭也指日可待。

● 可的松类激素的发明,增强了人类对免疫系统的进一步理解,通过解决排异问题,发展了免疫抑制剂,为移植外科开拓了广阔的新领域。

● 淋巴细胞在组织移植排斥现象中所起作用的研究,为器官移植手术创造了条件。

● 在生物化学上领域,1922年,班廷(F. Banting)和贝斯特C. H. Best)实验中析解出胰岛素,令糖尿病的治疗获得突破。

● 1923~1936年生物化学家开始对人类性激素进行研究,1938年,已经能够人工合成雌性激素,预告了避孕药的诞生。

● 1944年,对患有先天性心脏病的"蓝婴"成功地进行外科手术,是心脏外科发展的里程碑。20世纪50年代的心脏直视手术,60年代的冠状动脉旁路和心脏移植手术,充分显示了外科技术的突飞猛进。20世纪初,外科手术基本还是缝合和摘除,而现在已发展成为精确的修复和无止境的替代。

● 电子显微镜、纤维内镜、计算机断层扫描及摄影(CT)、正电子摄影(PET)、核磁共振成像(MRI)、激光、示踪仪以及超声诊断仪等,使诊断学发生了革命性的变化。

● 人工呼吸机、肾透析机、心肺机和起搏器等,也在临床医学中占有越来越重要的地位。

与此同时,基础医学研究革命性的进步,极为深刻地改变人们对疾病机制的

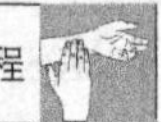

理解。特别是沃森和克理克历史性地发现DNA双螺旋结构，开创了遗传学和分子生物学发展的新纪元。以此为基础的基因重组、动物克隆、人类基因组计划、胚胎干细胞研究等科学突破和医学奇迹不断涌现，为人类一些尚未征服的疾病的治疗带来了莫大的希望：

● 内啡肽研究揭示了疼痛的奥秘。

● 神经递质合成机制的发现，则为帕金森综合征及其他中枢神经系统紊乱的治疗带来了新的希望。

● 应用分子生物学技术切断癌肿瘤的养分供应。

● 肺癌和先天瘫痪的基因治疗。

● 胚胎干细胞克隆组织和器官。

● 仿生皮肤、仿生软骨、仿生肌腱的研究。

科学成为现代西方医学发展的推动力，它不仅改变了医学的面貌，使医学已经演变成为集科学和技术于一身的前沿学科，也使科学主义的倾向渗透到医学之中，使医学的人道主义产生了异化。诊疗设备和仪器的日益科学化带来的后果之一，就是医学技术的冷峻和客观渐渐取代了医学作为仁术的关怀和慈爱——医学中科学与人文的"分裂"由此而生。

7.1.3 敬畏生命：医学进步的推动力

医学科学和技术的进步是缘于人们对生命的敬畏和珍爱。人类对生存的渴望、对痛苦的畏惧、对死亡的恐怖、对健康的追求，是医学发展的最终动力。无论医学科学进展到怎样的境界，如果忽视了生命的社会和精神价值，忽视了对人本身的关怀，那么就失去了医学的初衷。"人"永远是医学科学和技术研究出发点。以众所周知的人类基因组计划的研究为例，它不仅是人类在21世纪初由医学科学和技术的进步而带来的伟大工程，同时还与个人的生活方式与质量，如保健、疾病预防、治疗、康复、生死预期都密切相关。关注它的进展，就是关注人类自身未来的生命质量。所以在医学的基础和临床科研中，可能比任何一门学科都更需要自然科学与人文学科、社会科学的交融。还是以基因组计划的研究为例，它最初的研究主要集中在生物科学层面，但深究下去，背后则涉及到非常宽阔的哲学、历史、社会、文化、伦理的背景。正因为如此，无论是国家还是个人，都对医疗卫生的发展都非常重视和关注。许多国家的医疗消费总费用在国民生产总值的8%以上，美国的医疗卫生费用甚至占到国民生产总值的14%左右。换言之，是政府集中了整个社会的力量对医学的科学和技术开发进行了大量的投入，而这样的投入，总是最能够赢得民心，最受人们的欢迎。

医学中的人文主义历史使命正逐渐被淡化，这引起了不少有识之士的担心和忧虑。19世纪的欧洲，兴起过“视患者为人”的运动。维也纳医学教授诺瑟格尔指出：“医学治疗的是有病的人而不是病”。美国霍普斯金大学医学教授鲁宾森在其著作 *The Patient as a Person* 中告诫医学界不能以“科学的满足”取代“人类的满足”，要求医生“把患者作一个整体来治疗”。佐治亚医学教授休斯顿认为是否尊重患者心理感受，是医生区别于兽医之所在。

毋庸置疑，科学技术的发展确实推动了人类文明的进程，使医学科学和技术的面貌为之焕然一新。然而，过度科学化对医学人文关怀的冲击也是值得深入思考的重大问题。我们不禁要问：如果只凭技术的指引，人类社会将何去何从？核武器这把由高技术铸造的达摩克利斯利剑至今仍悬挂在人类的头顶上方，胚胎干细胞技术、基因治疗技术、胚胎选择技术等问题所产生的与社会伦理、人类法律的冲突，对整个社会秩序的撞击不可小觑。人类社会走过了几千年，在经过野蛮与文明、战争与和平、堕落与进步后，在承受太多科学的噩梦后，痛定思痛，我们日益认识到人类的发展必须是长远的、整体的、平衡的进步。当我们的河流越来越黑、天空越来越灰、当沙尘暴肆虐狂行、艾滋病任意妄为、社会伦理沦陷的时候，我们不得不问：人类的科学将何去何从？无论如何，科学可以发展，而地球只有一个，人类只有一个。科学发展的目的应该是为人类造福，而不是适得其反。

科学研究应该是真与善的统一。从古代的普罗米修斯到今天火星探测，从希波克拉底誓言到孔子的“君子学以至其通”，科学发展道路证明了科学只有在道德伦理的约束下才能达到至真至善。只有把整个人类的幸福作为最终的目标，才能保证我们的科学技术是造福人类而不致酿成祸害。也正基于此，生命伦理学在近30年中有了长足的发展。其四大基本原则：行善、自主、不伤害、公正原则成为科学研究的奠基石。科学技术是一把双刃剑，它在铲除愚昧、征服自然的同时，也产生的许多不容忽视的负面效应。正是无数的前车之鉴，促使我们认识到：人类社会的进步必须是人与自然的和谐进步，必须是对于真善美追求的升华。我们需要一个更加理智的方针和一个更加远大的眼光，因为生命是一个超越了我们理解能力的奇迹，是上亿年大浪淘沙的产物，即使在我们不得不与它斗争的时候，我们仍须尊重它、敬畏它……

正如美国自然保护协会主席约翰·索西尔告诫我们的那样：“最终，决定我们社会的将不仅仅在于我们创造了什么，还在于我们拒绝去破坏什么”[①]。因此，人们在全力发展科学、提升技术、改造生活的同时，要以敬畏之心、普爱之心，面对自然，面对环境，面对生命，营造一个良好的人与自然、人与其他生态的共生关系，这才是人类持续、优质生存的前提。过去我们经常讲“无知者无畏”，批评人们缺乏

---

① 爱德华·威尔逊. 生命的未来[M]. 上海世纪出版社，2005，扉页.

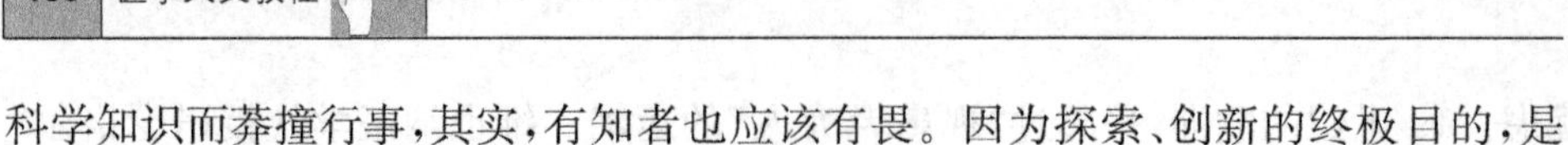

科学知识而莽撞行事,其实,有知者也应该有畏。因为探索、创新的终极目的,是让人与自然更和谐,而不是适得其反。

7.2 人文忧患——医学科学技术与人文冲突

人类社会是一个涵义广阔、纷繁复杂的共同体,从个体到群体,从社会组织到社会选择,从公共领域到私人空间,政治经济、环境人口、伦理道德、科学文化无所不包。虽然社会的发展变化是永不停息的主旋律,但造福人类、使人类生活更加健康美好是永恒不变的追求,科技的发展和变化应服务于这一伟大目标。对人类的存在和人类的命运进行普世的、永恒的和根本性的社会伦理及哲学思考是这个世界最为重要的价值判断体系。它可以修正过度科技化所带来的目标偏差。科技发展和社会伦理应是相互制约、相互促进、共同发展、与时俱进的。一方面,科学的发展需要在伦理道德的规范下进行。不顾社会伦理后果、听任科技无限扩张和膨胀定会铸成人类无可挽回的悲剧。就科学技术本身而言,是无善恶之分的,也无所谓道德和不道德,重要的是使用技术的人类能否善用它。另一方面,科学所取得的成就也会带来伦理道德观念的更新。由科学技术的进步而引发的伦理道德问题是可以通过伦理观念的发展、法律的约束以及技术的自我完善得以解决的。科学求真,人文崇善,人文传统与科学构建中的价值冲突,可以通过对话和修正来达到共生和谐、平衡契合。在医学科学高度发达、医疗技术日新月异的今天,我们面临的医学科学技术发展而引发人文冲突,凸现在以下几个焦点问题上。

7.2.1 “人”的异化

“人是什么?”“我是谁?”这些古老问题的哲学追问,是人类独立意识和自我觉醒的表现,是人与动物相区别的根本标志,是冥冥之中的神奇力量对这个世界的最为珍贵的馈赠,也是几千年来哲学、伦理学、宗教、文学、艺术等人文学科起点性的问题。“认识人,发掘人的精神世界”成为各种智慧和学说交相辉映、熠熠生辉的文化领域。然而,近年来,随着医学科学技术的发展,生命科学的成就却极大地冲击了这一本源性问题,使我们原本似乎非常清晰的概念变得模糊不清、疑惑重重。

2001年2月,意大利的一位科学家宣布开始克隆人的消息引起轩然大波。2001年11月25日,美国先进细胞技术公司宣布通过克隆制造出了人类胚胎。这家公司的研究人员把人类卵细胞中的DNA取出,由此获得卵细胞空壳,将一个成人皮肤细胞中的细胞核代替上述DNA植入卵空壳内,然后诱导融合后的细胞发育。结果得到3个人类早期胚胎,其中两个发育到4细胞阶段,另一个至少发育到6细胞阶段。这表明人体单个细胞的遗传物质能被诱导发育成为幼胚胎，因而克隆人在技术上离现实可谓只有一步之遥了。

克隆人不仅摧毁社会的传统伦理道德关系，损及人类基因多样性，更为重要的是，克隆人类是对传统意义上的人类生命意义的蔑视，是对人的尊严的挑战。克隆人技术打破传统生育观念和生育模式，使人伦关系发生模糊、混乱和颠倒，克隆人的社会身份也难以界定，应当承认他是人？还是某种特殊的种群？克隆人和被复制者应具有怎样的关系？等到那时，当人类面对着同样的自身复制品时，会不会惊愕地发问："我是谁？我究竟来自何方？你又是谁？你和我是什么关系？"。那时我们的心灵还会找到一块属于自己的精神家园吗？美国前总统克林顿曾公开发表自己的观点：人类每一个生命都是独一无二的，都是一个奇迹，远不是实验室中科学试验能够创造出来的。克隆人的出现将违背孟德尔遗传定律，对人类的未来产生一个难以预料的噩梦，彻底扰乱正常的社会伦理定位。当我们对"什么是人？"这一最基本的问题都难以自圆其说时，人类的尊严又何处去寻觅？

类此这样的问题在医学发达的今天可以说是层出不穷，只是程度的差异不同而已。人工生殖技术的快速进步、超智能机器人的出现、基因技术的发展都使我们心存忧虑。这并不是杞人忧天。不是有富豪愿意出大价钱购买"正统、高贵"贵族基因，并希望为自己更换吗？从习以为常的"人造"美女，到"想变就变"的变性手术，医学提供的改造可能性越大，从自我到非我的转变就越来越频繁，外科手术、器官移植不仅是挽救人的生命的基本医疗技术之一，也逐步发展成为改造人与生俱来特征的工具。此外，与高科技相关的现代科学，通过对心智和灵魂的生理机制进行研究并不断取得惊人成果，这意味着精神现象的独立性可能会被取消，变成了物质世界的组成部分。例如，认知系统科学试图将人的思想、感知、情感和人的大脑功能联系起来，它通过很多证据来表明，精神是一种物质实体，是一连串有因果关系的物质事件的一部分。基因研究中，我们发现基因与智力特征有关联，如聪明、空间感、对速度的控制、极度焦虑趋向等。如果是这样，心灵、情感、智慧这些被认为纯粹归属于精神世界的东西就往往会被归结为物质现象及物质运动。从这一意义上来说，科学已经逼近了人文的所有的领域，否定了人的灵魂和心灵的独特价值，取消了精神的独立存在空间。

7.2.2　人的进化

人类文明的光辉从来都是在其黑暗的背景下闪烁的，现实社会中，我们往往容易看到的是科技改造自然的耀眼光环，却不容易发现光环背后的消极因素。生命是一个超越了我们理解能力的奇迹，是上亿年大浪淘沙、自然界进化的产物，也许人类还缺乏穿越千年的审慎目光，今天的努力未必会给人类带来一个光辉灿烂的结局。以往一些严重的遗传性疾病的患者根本没有办法活到结婚或抚育子女的年龄，这也往往避免了把疾病遗传给下一代的机会。医学的发展和对生命的介入已大大减缓了以往自然界对人类进化和优化苛刻的筛选过程，这究竟是忧是喜也值得深思熟虑。对生命的修改使我们原先的“必备”功能“用进废退”，甚至趋于消亡。医学科学和技术的进步，使一些原先无法治愈的疾病得到治疗，从而使一些致病的基因得以传递。在相当程度上，使得剔除遗传错误的工作停滞和延误。这与进化论的原则是背道而驰的。

有这样一个统计：在未开发的种族中，患色盲的比例非常少，如斐济岛上男性色盲的比例不到1%，而法国已达到9%，经济越发达的国家这一比例越高。甚至有人认为：人类目前已经处于生物进化的最高层，进化程度越高，就越容易走向衰退。恐龙的灭绝就是例证。而人类之所以走向衰退，医学在其中产生的作用“功不可没”。有人曾根据动物的习性，专门设计了一个“三项全能”项目：行军30千米—潜水15米——爬绳数米。研究证实，除了人类以外，所有的哺乳动物都没有能力完成这三项运动。尽管各个单项冠军可以分属各种不同的动物，人类的优势就在于它的全面性和综合性。现在人类知识面越来越窄，越来越向分科化发展，势必造成其全面综合素质的降低，这种单项进化中的整体退化是一个不祥的信号。

7.2.3 人的自由

一定意义上，人文价值的核心就是人的自由问题。因为一切人文价值，如人的尊严、地位、神圣不可侵犯，追求崇高理想、信仰和精神等都是以人的自由为基础的。所以对现代科学技术所做的人文批评，也集中在人的自由被现代技术所侵吞上。现代技术的不断完善和发展，已经使人类对技术的倚重具有了帝国主义的特点，人们仿佛越来越受制于某种物质力量。作为主体的人和作为客体的世界，都不能逃脱技术发展所带来的巨大冲击力，人正逐渐变成技术的奴隶。

7.2.4 生命的科学意义和人文意义

对于人而言，偶然性是一件具有神奇魅力的东西，正是由于不确定的未来，无法把握的命运，人们才对偶然降临的幸福和未来的前途抱有强烈的憧憬。这种神秘而奇特的感觉使生活丰富多彩、人生千姿百态、生命意义非凡、情感跌宕起伏、内心得到满足和充实。但是自然科学和生命科学的成就似乎在不断提示着我们，也许生老病死就是一种不可逃脱的“命中注定”，聪明才智就是一种与生俱来，那时人类的幸福感是否会荡然无存？

近几十年来，人类对生命的技术操作取得了惊人的成就。目前，医学已经达到可以在遗传分子的水平上，通过基因工程来修改生命，甚至创造出新的生命。

这就使我们对生命的理解产生了许多新的概念。如生命到底是一个严格确定的过程还是一种神秘现象?是可以随意操作的对象还是一种神圣的存在?人类现有的智慧和认识是否可以预测和承担这种操作的后果?在这里必然出现两种分化:其一,我们是否应该以科学的目光审视生命,专注于生命的科学意义?[①] 其二,我们是否应该以人文的情怀敬畏生命,着力开拓生命的人文意义?再进一步讲,在对生命的医学探索中,应不应该设有禁区?医学的终极目的到底是什么?正如韦伯所阐述的那样:随着科学、技术、教育等的发展,人的世界观越来越理性化,从而解除了由传统的宗教、巫术赋予世界的魔咒,将这个世界显现为一个因果机制,于是生命的意义失去了存在的基础,生命的价值也失去了终极的意义。

科学在把世界变成一个小小的"村落",在最为遥远的南极也可以享用同样口味的卡普基诺的同时,人类文化的多样性正在逐渐消亡,如果若干年之后,这个世界的一切事物都是按照1+1=2的固定逻辑毫无意外地进行,那么我们还会讴歌人生的美好、追寻精神的富有、享有实现理想的快乐吗?物化的生命还能够具有多少人文价值?虽然20世纪的生物学与医学已取得令世人瞩目的成就,克隆技术、生育控制、器官移植、抗衰延年、变性整容等方面的发展和突破,使人类在征服自然和自我进步的道路上迈出了坚实的步伐,但这些新技术的出现却引起了来自法律和伦理学的社会争论,对这些问题的剖析,恰恰体现了人类对自己未来发展方向的人文忧虑。

"医学的人文关怀"是以人为本的医学实践,体现的是对人、人的生命与人的身心健康的关爱。就医学人文关怀的时空角度而言,仍有其时代性、民族性和地域性的特点。正如有些学者指出的那样:从医学人文关怀的具体内容看,它是有层次和范围之别的。比如,医生对患者的耐心治疗、细致问诊,是一种起码的"人文关怀";"周到的服务"、"优美的环境"是"人文关怀"的进一步延伸;政府的社会医疗保障措施、媒体对医患群体权益的关注,则是一种体现公正与公平的较高层次的"人文关怀";公众积极参与医学高新技术在研发与使用等方面的伦理论证和价值评估,对生态保护与健康的可持续发展的关注,特别是对鼓励公众参与公共卫生事业与制度建设,使其成为构建现代医学文化的新生力量,这应是当代医学"人文关怀"的崭新内容。可以说,医学人文关怀的这种多元性、多样性在层次和范围上的不断延伸和扩展的历史,正是医学对人类生命与健康的探索从简单到复杂、从静态到动态、从局部到整体、从孤立到系统的人文精神的充分体现。医学人文回归的基本要义应该包括两个层面,即医学人文精神的观念意识层和医学人文关怀的主体实践层。这两个层面统一于现实的医学实践活动,共同构成体现敬

① 肖峰.论科学与人文的当代融通[M].南京:江苏人民出版社,2001,212.

畏、爱护、尊重每一生命个体身心健康和幸福的医学人文回归的基本尺度。这是“生物-心理-社会-环境”医学模式的内在要求,是人类对自身生命复杂现象与规律不断探索与认识的又一个飞跃。

7.3 人文回归——对于“过度”科学化的必要修正

7.3.1 探索科技的人文定位

探讨科学技术的人文定位,无疑要求我们寻找一种对待科学技术的合理态度、一种正确的认识。人们在对科技功绩和美好未来憧憬的同时,也应保持一种警惕。对技术的负面效应和可能包含的不利因素应保持清醒的头脑,对科学的认识也应更加深刻和理智。

第一,科学是一柄双刃剑。科学的发展,促进了经济的繁荣和社会的进步,给人们带来了从未有过的自由和巨大财富。但科学技术的飞速发展也带来了诸如人口过剩、资源锐减、环境污染、霸权威胁、战争浩劫、贫富悬殊等严重的全球性问题。对这些问题的反思,提升了人们的科学价值理性,大大推进了科学本身的人文拓展。人们的科学追求已不仅仅是求“真”,而是向“真善美”的和谐统一跃迁。科学的探索越来越多地注入了人文关怀。生态科学、环保科学等综合科学的发展,不仅反映了学科交叉与融合的趋势,也是科学理念与人文精神融合的结果。

第二,科学的发展不断证明:科学成果本身就具有美的特质,科学与人文是统一和谐的,科学只是人类文化中的一个重要角色。对科学成果状态、结构等的和谐完美,许多科学家都深有感悟。李政道、杨振宁等大家对此奥秘多年来一直执著追寻的事实,说明科学与艺术在这“不胜寒”的“高处”有着相似相通之处。美国著名物理学家、诺贝尔物理学奖的获得者盖尔曼也是一位涉猎广泛、文理相通的大家,他在其著作《夸克与美洲豹——简单性和复杂性的奇遇》中独辟蹊径地指出:物理学、生物学、行为科学、甚至艺术学和人类学都可以用一种新的途径将他们联系在一起。他认为:“自然科学、社会行为科学、古典语言、文学和艺术等领域并无显著差异……虽然专业化是我们文化发展的一个必然特征,但它仍需要各学科思想之间的统合作为补充。”他将世界上的最小物质冠名为“夸克”,这一词源自乔伊斯难以读懂的“天书”——《芬尼根守灵夜》中的一句“*Three quarks for Muster Marks*”。如果没有对文学的浓厚兴趣和广博阅览,也许就不会有这样一个物理学名词的产生。

第三,科技改变了人类的生存状态,我们完全相信科技创造奇迹的无限能力,但是我们也会发现科技发展往往与社会的伦理道德、法律制度发生冲突。还是以胚胎干细胞技术为例,从医学的角度而言,胚胎干细胞技术将会为医学的发展开拓更为广阔的前景。目前,我国有成千上万名尿毒症患者,他们依赖透析而生存,每人每年的医药费用高达数十万元。这给患者、家庭和社会带来了极大的压力和负担。虽然我们欣喜地看到肾移植技术已经成熟,但如何解决供体肾的来源呢?如何解决免疫排斥反应呢?如果掌握了胚胎干细胞技术,医生就可以取出一个患者的体细胞,把核物质转移到一个去核的卵细胞中,发育5～7天形成囊胚,从中提取胚胎干细胞,使之分化发育成一个肾脏再移植给患者。这不仅解决了肾脏的来源,也解决了免疫排斥反应,使患者可能以健康人的身份重返社会。更进一步讲,胚胎干细胞技术有望使瘫痪患者站起来,使深度烧伤的患者有"脸"见人,使糖尿患者不再谈"糖"色变,使癌症患者焕发"生"机。这难道不是人类社会的福音?难道不是从事医学科学的追求?然而,如果从更为深层的社会文明和伦理道德的角度去考虑,胚胎干细胞技术有可能带来的对人类社会的影响,的确令人担忧。因为克隆技术的进步,使得有性繁殖这一传统的繁衍后代的生育模式被无情地打破,复制人的技术在理论上成为可能了,这就将在实际生活中"后患无穷"。因为,克隆人将带来至少几个方面的尖锐问题:一是有悖人类现行的伦理法则;二是人类繁衍不再需要两性的参与,夫妻和家庭关系变成可有可无,社会结构将受到巨大冲击;三是克隆人将损及人类基因的多样性;四是克隆技术在科学上还有诸多不确定因素,极可能造成负面影响,导致胚胎变异和畸形,其结果不堪设想。更为可怕的是克隆技术一旦走出实验室被滥用,甚至用于制造基因武器,那将比核武器更为可怕,人类社会将面临巨大威胁。

再以目前研究热点基因治疗为例,1990年,患有腺苷脱氨酶缺乏症的4岁女孩实施基因治疗的成功,使人们看到生物医学技术的又一片崭新的天地;1996年,美国医学家J. Roth成功地将肿瘤抑制基因p53注射入9例肺癌患者的病灶里,取得令人振奋的治疗结果。自此,基因治疗的未来看上去无限光明。目前开展的基因治疗已经涉及到遗传病、肿瘤,甚至艾滋病、传染病、心血管病等诸多方面。基因治疗可以大致归结为三类:体细胞基因治疗、生殖细胞基因治疗和增强基因工程。就以体细胞基因治疗来说,目前参与单基因遗传病治疗的患者已有数万之众,但是体细胞基因治疗需要以反转录病毒为载体,如果反转录病毒随机整合入人体染色体中,可能激活隐性致癌基因或导致某些重要活性物质的失活,也可能因基因重组而产生具有感染力的野生复制性病毒而威胁患者、医务工作者乃至社会大众。生殖细胞基因治疗的危险性更为突出,若接受转基因受体的生殖细胞发生随机整合并可以垂直传染给下一代,将产生不可预知和难以控制的影响。例如,可能演变成癌症宜感者或其他疾病易感者,甚至可能产生非人类的一些特性和症状。所有的这一切,都亟需有一个合理方式和途径加以解决。

7.3.2 探索医学的人文回归

医学是以人体为研究对象的,以治疗疾病和增进健康为目的的。与其他自然科学相比,无论是在研究对象、研究目的,还是在价值观念、量效标准上,均存在着较大的差异。这种差异决定了“医学不仅仅是科学”,它不仅是探索人体和疾病的真理性认识,同时也是一门防治疾病、增进健康的技术,还是一种具有鲜明人道主义色彩的“仁术”。正是在这个意义上说,医学是科学、技术和仁术三者的有机统一体。因此,医学的评价标准也应是多元的,不仅要从客观性、真理性方面去界定,而且要从实用性、有效性方面去衡量,更要从人文性、人道性方面去评判。这是因为:

(1) 是人类对疾病、痛苦和死亡的畏惧催生了医学,是人们对健康的渴望发展了医学。病痛和死亡,这种源自躯体的恐惧感,往往会延伸至思想、意识和心灵。从而医学被赋予了两大使命:首先是致力于使患者摆脱躯体的病痛;更为重要的是关心患者的心灵,引导他们摆脱恐惧,提高面对病患和死亡这样非常状态时的生活质量。所以医学的目的无论从科学研究角度还是价值取向方面从来就无法回避“人”的问题。医学整体价值系统不仅体现在解除病痛的技术价值之上,也体现在抚慰和减轻患者精神痛苦的人文价值之中。医学科技不仅承载着对生命现象、生命过程的认识和研究,也担负着社会精神文化的责任,始终浸润和渗透着丰富的人文内涵,包括对生存的理解、死亡的认识、生活质量的关注和社会伦理的诠释。医学知识体系中的精神价值,如信念价值、解释价值、认知价值、审美价值,是在人文引导下产生的。“医学终极关怀是对生命价值的高度体认:医学敬畏生命,而不是生命乞怜于医学;医学是生命的仆人,而不是健康的主宰。医学终极关怀,是将生命健康视为最终目的,医学本身退为手段”。

历史上出现过无数为医学做出贡献的杰出人物,其对生命的珍惜热爱和悲天悯人的慈爱胸怀是引导他们进行医学探索、创造出伟大成就的推动力,同时,他们还是学识广博、多有建树的学者。罗马时期医学的泰斗盖仑就是以一种宗教的虔诚精神对待解剖学。他认为,在解剖中,一层一层剖视上帝造物的奥秘,才会真正心生敬畏,窥见世界的庄严美感。达·芬奇既是文艺复兴时代的艺术大师、人文学者,也是描绘精密解剖图谱的高手。内分泌专家普拉姆不仅对甲状腺疾病的治疗颇有建树,设计出许多有助于治疗的工具,同时还是一位优秀的建筑大师。史怀哲一生获得过 9 个博士学位,为了更好地治病救人,他在 38 岁时获得了医学博士学位,在非洲丛林中的一所简陋的诊所里,实践着他人道主义的理想。在他看来,在探索生命意义的过程中,仅有科学、技术的知识与实践,无法进入纯粹的疆域,甚至不能给人类带来有益的东西[①]。正是由于这些令人崇敬的思想情怀,医学才在不断进步的旅程中时时闪烁着人类精神的光芒。因此,对医学的研究必须有两种方式共生共荣:一是以科学的进取心去开拓生命的科学意义,以求为患者提供更多的医疗援助,使人类更有质量、更加健康地生存;二是关注生命的人文意义,善待生命、维护生命、珍惜生命,促进人类与自然、环境及其他生物的和谐、可持续发展[②]。

(2) 从医学历史发展的角度来看:医学的发展从来就不是孤立的。医学的每一次重大突破都是与当时的社会环境、政治经济状况、哲学思想和科学技术的发展水平密不可分。中国的儒道传统产生了用阴阳五行符号来描述人体功能的"中医"文化;古希腊的"四体液学说"与当时的水、火、空气、土四大元素形成万物的自然哲学思想相对应;文艺复兴后的以人为本的哲学理念引导着医学摆脱神学的束缚,对人体进行不断的严谨缜密的实证研究,产生了以解剖学、生理学、临床医学为基础的"西医"文化。所以,医学本质上是一种文化现象,植根于特定的文化土壤,它与文化如哲学、宗教、艺术的对话与交流就不是可有可无的外部要求,而是科学自身发展的内在要求。医学创新和其他科学创新体系一样,是以医生或医学科学家对客观事物规律的认识为基础的一种智力升华,是他们建立在长期知识积累和科学实验上的认识飞跃。医学创新首先和科学家的智力素质、聪明才智、知识根基息息相关,同时也和社会文化土壤密不可分。

(3) 尽管依靠科学的发展和进步,20世纪的现代医学已经做到在技术干预生命,但生命的奥秘在终极的意义上是人的知识是无法穷尽的。生命科学的研究活动在操作过程均显现出某种与自然科学所不同的特殊性。虽然我们今天的循证医学发展迅速,"拿证据来说话"成为医学研究的关键词,但事实上排除一切主观因素,否定医疗实践过程中人主观因素的作用是不现实的。医患的背景知识、情感起伏、对待人生的和疾病的态度,医疗价值观念对病患治疗的结果影响十分微妙,因此在治疗过程中的心理适应、调整以及医生的言语和形态在临床中具有相当重要的作用。医学作为一门特殊形式的科学形态,服务的对象是人,由于人本身是具有个体性和特殊性的,他具有各种需求——包括生存需求、生物学需求、心理需求、社会需求、行为需求、安全需求及尊严需求等,这就导致它的研究方式是极为复杂的,不可能是完全和纯粹的知识形态。无数事实证明,同样的癌症患者,有勇气面对"绝症",乐观、开朗的人往往存活的时间更长久,治疗效果也更有效。心脏病患者,当医生告知他的症状都在控制范围内时,病情的发展程度往往就会

---

① 王一方.敬畏生命——生命、医学与人文关怀的对话[M].江苏人民出版社,2000,124.
② 肖峰.论科学与人文的当代融通[M].南京:江苏人民出版社,2001,273.

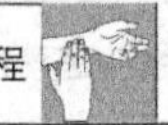

减缓。安慰剂的研究也提示医患之间如果相互信任,可以缓解疼痛或减少止痛药的需要。

(4) 不必讳言,在医学发展的不同历史阶段,医学科学和人文的重要程度是不一样的。科学推动了西方医学的发展进步,使其从一个区域范围的医学体系,扩展到了整个世界。直至今日,现代西方医学的发展前景仍无可限量。但是越来越多的迹象表明,按照目前西方医学的哲学思维继续发展,将会出现许多难以逾越的障碍。若不及时加以调整,将会影响整个医学科学的发展进程。例如,西方医学的理论基础是科崔(Koch)原则以及魏尔肃(Virchow)学说,即"病因是致病的决定因素"、"每种疾病都能在细胞中发现病变"等。这些学说在医学发展的历史上作出过重大贡献,但对病因与发病机制的认识方面常陷入机械唯物论与形而上学的歧途。当代医学所面临的一系列难题与对医学的片面理解密切相关。对于医学高新技术引起的问题,更多的是注意到医学技术本身的问题,缺乏用动态的、发展的眼光看问题,缺乏对高新技术应用的正确评价,从而导致盲目应用。美国著名医学家刘易斯·托马斯敏锐地指出,目前所谓某些高技术只不过是"半拉子技术"(half－way),一般似乎它们代表了一个突破性进展和治疗学的进步,实际上只不过是一种权宜之计。他通过回顾人类对付伤寒、脊髓灰质炎、肺结核的历史,指出没有哪种人类疾病,在技术费用成为主要问题时,医学能有足够的能力给以预防和治愈。今天,由于医学所产生的问题越来越复杂多样,人类社会越来越需要用人文思考和以人为本的价值观念来加以解决,在医学的发展进程中,也许今天已经到了一个更为倚重人文的时代。

(5) 以科学为基础的西方医学的迅猛发展和一枝独秀,使得世界各地的传统医学逐渐丧失了其原有的地位。其实,有着悠久历史的传统医学,历经千年的理论探索和经验积累已形成了一个独特的认识体系,尤其是中国的传统医学,在哲学思维、医学理论与实践方面均有许多独到之处。中国传统医学强调"天人合一",强调人的整体性与平衡对维持健康的重要性,强调从人与环境的失衡以及人体内部平衡失调的角度去认识疾病,强调因人而异、辨证施治。同时传统医学的药物主要采用天然产物,一般毒性较低且价格低廉。这对于西方医学而言,无疑是一个非常有益的借鉴,提供了不同医疗途径和判断方法,丰富了医学研究的内容,避免了对医学认识的片面性。

综上所述,作为以人为本的医学,在和人类疾病作斗争时,技术和人文关怀缺一不可。"医学科学精神和医学人文精神的任何一方面都不可能单独完成现代医学的完整构建,只有实现两种精神的理想整合,才能促进现代医学的健康发展。医学不断走向成熟的标志之一,就是医学人文精神交织着医学科学精神的维度,医学科学精神蕴涵着医学人文精神的精髓,二者形成张力,弥合分歧,互补共进,在观念层次上相互启发,方法层次上相互借用,学科层次上共同整合,精神层次上相互交融。”[①]

7.4 案例或数据

7.4.1 “人造人”还是“天然人”?

美国科学家哈尔·赫尔曼在他的《未来世界中的生物学》英文版序言中,举了一个这样的例子:一对夫妇到法院去,妻子要求更改丈夫的姓名,理由是他更换的器官太多了,已经变成另外一个人了。如果一个人将自己的器官逐步更换成人造器官,那么这个人应属于“人造人”还是“天然人”?

7.4.2 由血友病引发的思考

在原始社会,稍有缺陷的人就难以生存,自然界起到了严厉选择的作用。以血友病为例,据研究,在原始时代,血友病患者几乎未到生育年龄就全部死亡了,不可能留下后代。即使在50年以前,这种病的患者即便侥幸能够结婚,也很少有生育的机会。而现代医学技术的进步使激烈的自然选择变得缓和起来。血友病患者病死率大大减少,生育率上升,遗传给下一代的可能也随之增加,从进化论的角度而言,这无疑是一个不祥的信号。

7.4.3 经济学家和环境学家的争论

经济学家认为:在过去的两个世纪中,马尔萨斯的恐惧一直困扰着未来主义者。这位灾难预言家宣称:人口呈指数增长,其后果必然超过地球有限资源的承载力,从而导致饥荒、骚乱和战争。政府管理不善导致的后果更加严重。人类通常都能够很聪明地找到办法来应付不断增长的人口,并使大多数人都能够舒舒服服地过小日子。“绿色革命”就是一个典型的例子,当新技术不断涌现,这类例子就可以重复出现。所以人类作为地球的主宰,一定能够使人类社会不断向前发展,我们为什么要怀疑自己这种能力呢?

人类已经把一个原始而荒凉的自然环境变成了花园。地球的命运就是被人类所主宰。当社会向前发展,地球上由人类所导致的危害和混乱将逐渐趋于缓和好转。

环境学家认为:是的,在很多方面,人类的环境确实得到戏剧性的改善。人类

---

① 王一方.敬畏生命——生命、医学与人文关怀的对话[M].南京:江苏人民出版社,2000,20.

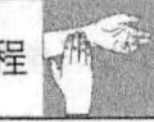

学会了怎样去建设一个由经济驱动的乐园。这也是对的。但问题是这个乐园只能建立在一个无限大的而且是可以随意改变的星球上。但众所周知，地球的大小是有限的，并且，其环境也变得越来越脆弱。没有人指望 GNP 数据和政府年度报告能够可靠地预测全球未来的长期经济形势。如果我们想知道真实的世界形势，那么，还必须有自然资源学家和生态经济学家的研究报告。人类并不是像天使一样降落在这个世界，当然也不是地球的殖民者。人类和许多物种一样，经过数百万年进化，成为一种奇特的生物，他们同其他生物紧密相连、共同生存。而我们以无知和鲁莽对待的自然环境，是我们的摇篮和幼儿园，是我们的学校，是我们唯一的一个家园。不管是谁，组成生命的每一条纤维、每一个生物化学交换过程，都密切地适应着这独特的环境。

地球不同于其他的太阳系星球，它在物质上处于一种非平衡状态。它依赖其生命的外壳来创造生命生存所必需的特定条件。当我们破坏生态系统，导致物种灭绝时，地球所提供的最大遗产也会退化消失，因此威胁着我们自身的生存。

7.5 思考与讨论

(1) 从人文的角度，您如何看待胚胎干细胞技术的研究与发展前途？

(2) 如今，诊疗科目越分越细，仪器设备越来越复杂先进，医生的脸越来越神秘莫测，患者越来越担心——不是担心口袋的钱不够，就是担心医嘱太专业化而听不懂，或是化验单复杂搞不清楚，从而陷入一种无知、无力又无奈的境地。你认为这是一种必然结果吗？

7.6 参考文献和阅读书目

[1] 蔚蓝的思维——科学与人文读本[M]. 上海：上海教育出版社.

[2] 肖峰. 高技术时代的人文忧患[M]. 南京：江苏人民出版社.

[3] 夏中义. 大学人文教程[M]. 桂林：广西师范大学出版社.

[4] 辛普里. “敬畏自然”论战的启示与挑战[N]. 中华读书报，2005 年 3 月 16 日.

第8章

外面的世界真精彩:国际医学教育标准的启迪

8.1 医学教育国际标准中的人文教育

8.1.1 规范和统一:国外医学教育标准

医学教育历来被视为是精英教育,它肩负着推动医学技术发展进步和维护人类健康的双重责任。医学作为一门古老而常新的学科体系,在其不断拓宽的知识领域中,不仅集中体现了科学技术的进步与发展,更融合了人们对生命、疾病、健康等社会文化现象的哲学及伦理思考。科学的严谨性、社会的复杂性、个体的多变性、学科的开拓性都是当代医学教育的过程中必须体现的内容。也正因为如此,医学教育的责任不应是单纯地传授知识和技能,更重要的是培养医学生的道德情操和人文关怀。目前的国际医学教育标准中,人文教育已经成为其中非常重要的组成部分。了解国际医学教育标准中的人文要求,学习国外一些著名高等医学院校人文教育的方式和特色,找出我国医学人才培养模式的差距,探讨目前社会对我国医疗卫生人才的素质期望,是我国医学教育不断走向发展和完善的重要步骤。

教育哲学、教育理念和教育模式的相互借鉴与推陈出新,是引导一个国家科学技术进步、社会发展和文化建设的重要环节。中国加入WTO后,我国的卫生事业与世界已逐渐融为一体,既相互依存又彼此开放。随着国际间医学知识、信息技术、人才交流合作的日益频繁,在医学科学、公共卫生、人口环境、医疗技术、医院管理、社会医疗保障等诸多领域,我们已经和世界其他国家建立起了越来越广阔的对话平台,确立了合作发展的目标。医学发展的全球化推动了医学教育的“国际化”,“医学作为一门全球职业,必然有它共同的核心价值观、核心专业知识和技能”。这就要求我国高等医学教育的办学体系、培养目标、培养标准、教育管理模式和运行机制都必须与国际惯例接轨，尽快建立起共同认可的职业标准。以国际化和现代化为目标的我国高等医学教育，不仅需要借鉴和参考权威的国际医疗卫生组织制订的医学教育标准，对自己的教学质量和教学成果进行评估和定位，对教学改革提供指导和借鉴，而且更需要了解西方医学价值观念，结合我国的卫生国情，形成具有中国特色、得到世界认可的高等医学教育办学体系和办学特色。

国外的现代医学教育在科学技术迅猛发展和医学观念不断更新双重作用力的推动之下，出现了一系列的变革趋势。主要包括：选拔优秀学生，实施精英教育，严格考试制度，注重品格培养；强调通识教育和博雅教育，努力使他们拥有较为渊博各科知识，现代医学教育充分认识到要造就一批有发展潜力、持续后劲、创造力的医生，必须尽可能使他们拥有更宽厚的知识面；注重临床实践，倡导终身学习，采用多种模式，提高教学质量等。[①]

目前，一些发达国家和地区在总结高等医学教育办学经验基础上，结合各自社会经济文化状况和医疗卫生发展目标，建立起了较为规范和统一的医学教育标准；在欧洲，欧盟成立后为便于各国的医生流动，设定了欧洲统一的医学教育标准；在北美，有美国和加拿大医学教育联合会、美国国家教育委员会和美国医学院协会颁发的教育标准；在澳洲，澳大利亚设立了全面的医学教育标准来规范各州的医学教育。自 1984 年起，世界医学教育联合会（WFME）便致力于领导和推动着一项全球性的医学教育合作项目——制订并实施全球通用的医学教育标准。1998 年，经世界卫生组织（WHO）和世界医学联合会（WMA）的努力，“医学教育国际标准”项目正式启动，2001 年 6 月，WFME 执行委员会通过并发布了《本科医学教育全球标准》。以这一标准为框架，世界卫生组织西太区办事处制订的区域性医学教育标准《本科医学教育质量保证指南》于 2001 年 7 月正式颁发。在此之后，英、美、澳、日等发达国家经过重新论证和修订的医学教育标准相继问世。其中世界医学教育联合会（WFME）2003 年最新版本的《本科医学教育全球标准》、世界卫生组织西太平洋地区的《本科医学教育质量保障指南》、美国医学教育联络委员会（LCME）2003 年新发布的认证标准《医科学校的职责和结构》、英国医学总会（GMC）2002 年发布的《明日医生》、澳大利亚医学理事会（AMC）2002 年发布的《医学院校的评估与认证》、日本 2001 年实施的《医学教育模式与核心课程教学内容指南》、我国台湾卫生研究院 2002 年发布的《医学院评鉴委员会手册》等文献都是对本国或本地区的高等医学教育人才培养具有指导意义的医学教育评价标准。

此外，纽约中华医学会（CMB）于 1999 年成立了国际医学教育委员会

① 顾鸣敏 胡涵锦. 21 世纪初中国高等医学教育改革的探索与研究[M]. 上海：上海科学技术文献出版社，2003.

(IIME),其使命是收集世界各国的本科生医学教育标准,制订一套医学教育的全球基本要求,使世界各地的医生无论身处何处,都能够具备统一的医学技术、技能、职业价值和态度,使医生成为全球性的通用职业。IIME 于 2001 年公布了他们制订的包括 7 个领域的个人能力标准的"基础医学教育全球基本要求"(global minimum essential requirements, GMER),这一标准在我国得到了广泛的重视,并在 8 所医学院校中陆续进行了试验性的探索推行,从而走出与国际医学标准接轨的第一步。

1972 年,美国医生恩格尔提出的"生物医学"模式已不能满足现代医学的发展以及人们对医疗保健的要求,需要建立一种新的"生物-心理-社会-医学"模式加以适应。世界卫生组织根据社会的发展和人们对医疗卫生的要求,对健康进行了重新定义,提出"健康是躯体上、精神上和社会适应上的完好状态,而不仅仅是没有疾病和虚弱"的理念,在探寻医学本源的过程中,现代医学的人文性、普世性的缺失,及由于医学科学的进步引发的对生命伦理和社会传统的挑战成为突出的问题,促使人们开始重新审视医学的目的。所有这些观念的转变都推动着医学朝着更加社会化、更加富有人性的方向发展。

8.1.2　注重人文伦理教育:国际医学教育标准的重要特征

在诸多国际医学教育标准中,重视人文精神和价值观念的培养,是重要和鲜明的特征,这大致表现为以下几个方面的共同要求。

(1) 强调职业医生的价值观念和职业态度的培养。职业态度和职业道德的培养,是国际医学教育标准中非常重视和强调的内容。例如,在《世界卫生组织西太平洋地区本科医学教育质量保障指南》中,对本科医学教育期间,医学生应具备的职业态度作了细致的阐述:

● 尊重个人,重视人文背景与文化价值的差异;
● 重视关于生与死的伦理问题的复杂性,包括有限资源的分配;
● 真诚地想减轻患者的病痛;
● 意识到与患者及其家属交流的必要,并使他们充分参与治疗计划;
● 愿以最低的费用达到最理想的康复,从可用资源中得到最大的效益;
● 认识患者和社区的健康利益是至关重要的;
● 乐意与其他卫生保健从业人员进行有效的团队合作;
● 重视自己的责任,从而在职业生涯中尽可能地保持最高的行医标准;
● 重视判定是否某一临床疾病可能超出自己的业务能力而不能有效安全地做出处理,从而需要寻求其他医师的帮助;
● 意识到用各种可能的技术去追求准确的诊断或改变疾病的进程并不总是

对患者及其家属有利的等。

世界医学教育联合会(WFME)的《医学教育全球标准》则把对职业道德的界定为医学生必不可少的一种能力，这种能力“包括知识、技能、态度、价值和行为，保持医疗能力、获取研究的前沿信息、伦理行为、尊严、诚实、利他、服务他人、遵守职业规则、正直、尊重他人”。日本2001年4月公布的“医学核心课程指南”，经过了从1998年到2001年的反复酝酿，是日本全国15所医学院校协作研究不断探讨而形成的最终成果。“指南”把“经过6年连续的医学教育，使学生形成良好的人格与稳定的心理，具备医师的素质和新世纪所要求的医学、医疗知识与技术，并能够养成自我培养和终身学习的习惯”认为是医学教育的最为重大的责任。美国当代医学学者小组、加拿大医学教育小组和大不列颠综合医学委员会专门小组在进行“社会对医生素质期望”的研究中也把医生的伦理要求和职业道德，尤其是利他主义放在首位。

同样，国际医学教育委员会(IIME)在其拥有七大领域60条具体规范的《基础医学教育全球基本要求》中，首先关注的便是职业态度、医学的价值观念和伦理塑造。强调医生在未来的行医环境中，将面临科学技术突飞猛进、信息社会变化万千、医疗保健费用高涨的压力。在这种情况下，如何还能继续保持医学传统的仁爱本色、解决由于医学科学和技术的进步而产生的伦理问题至关重要。如“医学教育全球最低基本要求”的第一部分“职业价值、态度、行为和伦理”中指出的那样，敬业精神和伦理行为是医疗实践的核心。敬业精神不仅包括医学知识和技能，而且也包括对某些共同价值的承诺、自觉地建立和强化这些价值，以及维护这些价值的责任等。这也就是说，医科毕业生必须证明他们已达到以下基本要求：

- 认识医学职业的基本要素，包括这一职业的基本道德规范、伦理原则和法律责任；
- 正确的职业价值包括：追求卓越、利他主义、责任感、同情心、移情、负责、诚实、正直和严谨的科学态度；
- 懂得每一名医生都必须促进、保护和强化上述医学职业的各个基本要素，从而能保证患者、专业和全社会的利益；
- 认识到良好的医疗实践取决于在尊重患者的福利、文化多样性、信仰和自主权的前提下医生、患者和患者家庭之间的相互理解和关系；
- 培养用合乎情理的说理以及决策等方法解决伦理、法律和职业方面的问题的能力，包括由于经济遏制、卫生保健的商业化和科学进步等原因引发的各种冲突等。

“医乃仁术”，“无德不医”。“德”是医学界至高的职业准则，无论在何种社会体系中，医疗卫生工作者都呈现为一个高度职业化和专业化的社会群体。在他们的职业生涯中充分体现了默顿所阐述的专门职业价值的三重性：即求知价值(获取该领域的系统化知识和专门技能的价值)、实用价值(运用获得的知识，去解决实际生活中的重大问题)，以及援助价值(将知识和技能结合起来用于对他人提供专门服务)[①]。现代医疗卫生体系以其“服务观念”、“集体取向”和“服务于公众”的承诺区别于其他职业，将求知价值和实用价值凝聚在援助价值中，在解决公众的疾病与健康方面问题的过程中得以体现，从而赢得社会地位和职业声望。正因为如此，医生必须“以专业性和社会认可的方式”去履行医疗行业的职业角色。所以人道主义的精神和实践是医生职业特征中最为重要的道德建设内容。

(2) 强调医学教育中的人文教育。无论西方医学还是世界其他地区自成一体的医学体系(如中医学、印度医学、阿拉伯医学等)，人文教育都是医学教育中不可或缺的重要内容。医学之所以崇高，不仅在于它攸关人们的生命健康、疾病痛苦，更在于它强烈的人道主义实践和浓郁的人文关怀。随着现代文明发展，西方医学逐渐以科学为基础构建了自己宏大的学科体系，门类越来越齐全，专业越来越深入，但医学的不断扩张和进步似乎并没有很好地解决由它产生的诸多问题：医患关系的疏远、医疗纠纷的增多、医疗资源的浪费、医疗费用的高涨、医源性疾病的增多……使得越来越多的社会公众对医学的目标是什么、现代医学到底走向何处产生质疑。医学如果失去了它的人性“温度”，与人道主义精神“南辕北辙”，这样的医学其最终的结果只能是“无人喝彩”。

生命科学的成就在推动医学技术日新月异的同时，也推动了医学与社会、医学伦理学、医学社会学等相关学科的产生。对这些医学与社会、经济、文化、宗教、伦理关系的思考探求，集中地反映了医学的人文关怀及医学的价值追求，是对医学理解的进步。医学已经不再单纯是人类对疾病的征服和对健康的追求，更蕴含着对医学的价值、道德、目的、意义和伦理体系的思索。医学人文似乎已经形成了一个新的学科群体，他们询问医学渊源、寻找医学价值、制定医学规范、研究一切医学与社会相关的社会文化现象。这一学科群的出现，是医学走向成熟的标志。

在国外的高等医学教育中，很多国家和地区已经把医学人文和相关学科作为重要的独立学科对待，并在医学教育标准中反复强调。如《本科医学教育质量保证指南》中在教育原则中着重强调所有医学院都面临的挑战是：在教会学生足够的实际知识与实用技能的同时，鼓励他们不断探求和分析，培养令人满意的职业态度。应力图在整个教学期间向学生反复灌输严谨的伦理学原则，培养并鼓励形成好的态度及职业行为，照料好患者，处理好与患者家属及其他医护人员的关系。具体到教育目标中，上述的教育原则也得到了充分的体现。在本科教育的“知识目标”的第八条中要求医学生：“具备影响人们关系的文化和社会因素，患者及其

---

① 罗伯特·K·默顿.社会研究与社会政策[M].上海：三联出版社，2001，131.

家属的心理健康，人们之间的相互作用及其与社会、自然环境的作用的知识。”第九条则要求：“具备医疗保障体系的优势与局限、保健费用、公平有效分配有限资源的原则，以及满足社会弱势群体保健需要的方法的知识。”《本科医学教育质量保证指南》的“技能目标”中第七条为：“具备与患者、亲属、医师、护士、其他医疗从业人员及社区进行清晰、周全、慎重的交流的能力。”第八条为：“严谨有效地提供咨询和向患者及其家属提供确切的信息，使他们决定是否同意采取某项诊疗措施的能力”。

世界医学教育联合会（WFME）的《本科医学教育全球标准》认为人文学科和人文知识教学的最低标准是“课程设置中必须包括并反映行为和社会科学、医学伦理学、医学法学的贡献”，使学生能够有效地和患者沟通，在临床中的决定符合伦理规范。优秀标准则是“（医疗）行为和社会科学、医学伦理学必须与医学的发展、人口和文化背景的变化、社会的卫生需求相适应。”“行为和社会科学的教学安排应该根据本地的需求、利益和传统来调整。特别要包括医学心理学、生物统计学、流行病学、卫生和公共卫生方面的课程。通过行为和社会科学、医学伦理学提供这些方面的知识、概念、方法、技巧和应具备的态度来理解社会经济、人口情况变化和文化因素对健康问题的影响。”

（3）强调“批判性思维”是医学教育中不可或缺的内容。与其他科学一样，医学是一门“与时俱进”的学科体系。对未来医生的要求必然要体现社会的需求，反映医学科学和技术的进步。从20世纪的生物医学模式到“生物-心理-医疗”等多位一体的医学模式的衍变，就体现了医学内涵和外延的不断发展。医学界似乎有一条“公理”，即医学生现在所学习的知识，十年后可能被证明是毫无意义，甚至是错误的。于是不盲从权威、不盲从教科书、不盲从今天的知识、具有理性的思维和批判性的眼光成为当今世界医学教育中至关重要的学习姿态。曾任美国科学院院士的病理学家刘易斯·托马斯在其著作《最年轻的科学——观察医学札记》一书就叙述了他在不同时期对医学的了解及不同时期医学院对医学生要求的变化：在20世纪20年代初期，医生能够做到的是诊断、向患者解释。医学院对他们的教育就是训练他们如何诊断和解释。到了21世纪，医生被要求在诊断和解释的基础上，还需要阐明原因，结合经济的选择，为患者提供最佳的治疗方案。在这个过程中，美国的医学教育标准的价值取向发生了较为深刻的变化，对医生的能力要求在不断提高。

能力培养虽然早已被认作教育目标的主要目标，但“能力”具体包含着哪些内容？我们需要怎样的能力？不同时代、不同阶段有着不同的回答。近年来，“批判性思维”成为国际医学标准中非常强调的能力要求。《世界医学教育联合会国际标准》在第二部分“科学方法”的基本要求中规定：医学院必须在整个教学期间讲授科学方法及循证医学原理，其中包括分析及批判性思维。优秀标准则提出：课程计划中应该包含培养学生科学思维及研究方法的部分。而在《基础医学教育全球基本要求》第七部分中更是对"批评性思维"作出明确和详细的要求。即：

● 在职业活动中表现出有分析批判的精神、有根据的怀疑、创造精神和对事物进行研究的态度；

● 懂得根据从不同信息源获得的信息在确定疾病的病因、治疗和预防中进行科学思维的重要性和局限性；

● 应用个人判断来分析和评论问题，主动寻求信息而不是等待别人提供信息；

● 根据从不同来源获得的相关信息，运用科学思维去识别、阐明和解决患者的问题；

● 理解在做出医疗决定中应考虑到问题的复杂性、不确定性和概率；

● 提出假设，收集并评价各种资料，从而解决问题。

之所以"批评性思维"在新时期得到广泛的重视和强调，原因之一就是因为知识经济时代的到来对医学人才能力方面提出了更高的要求。批判性思维能力、处理信息能力、学习能力、解决问题能力和全球意识，被公认为21世纪公民应具备的五大能力。

批判性思维是创新的基础，是创造能力训练的起点。所谓创造力就是指人类大脑思维功能和社会实践能力的综合体现，它是以一定的智力为基础，需要想象力、综合力和灵感、顿悟、批判力等非逻辑思维力量的帮助，通常是从现有知识领域向未知领域扩展。当今的医学领域，如同其他科学领域一样，知识的更新速度一日千里，每天都有推陈出新的科技成果问世。如果没有批判性继承知识的能力，没有独辟蹊径的慧眼，那么也许医学教育培养的只是一个"开刀匠"、"药剂师"，而不是在医学领域中一批又一批有所建树、有所成就的人才。"博于问学，明于睿思"。在纷繁复杂的各类知识、思想云涌的今天，批判性思维能力已经成为基本能力要求的重要组成部分。

(4) 强调交流技巧和沟通能力的培养。世界卫生组织一位顾问曾在我国做过一项调查：当患者诉说症状时，平均19秒钟就被医生打断；而刚从医学院毕业的年轻医生不会问诊、不会与患者交流成为一种较为普遍的现象。我们知道医患之间的沟通不仅为诊断所必需，也是治疗中不可缺少的一个方面。医学从本质而言是一门"人学"。患者不仅需要帮助照顾，需要安慰治疗，更需要尊重理解。学会与患者沟通，理解他们在病痛中独一无二的感受，是医生的基本责任之一。医学教育中还要引导和培养学生学会与同行沟通，建立起良好的合作与团队关系，学会与医疗卫生管理机构沟通，了解卫生国情和政策法规，这些都是国际医学标准中着力强调的基本内容。

著名的心理学家鲍威尔认为沟通交流分5个层次。即礼节性的沟通、陈述事实的沟通、分享个人的想法和判断的沟通、分享感觉的沟通、尖峰式沟通。目前，我们在临床医疗工作中能实现前两种的沟通方式，后三种沟通方式还有待于在前两种沟通的基础上逐步实现。在临床医疗过程中与患者沟通对医生来说是一种艺术，是值得用毕生精力研究和实践的重要问题，也是整体医疗中的一项重要内容。医患沟通往往并不是随意地了解问候，而是带有很强的专业性和技巧性，医生应该起主导作用。医生的态度是医患沟通的关键，医生必须诚恳、平易近人、尊重患者，有帮助患者减轻痛苦和促进康复的愿望和动机。沟通还要抓住、抓准机会，对不同文化层次的患者也要寻找并把握不同的心理沟通契机和谈话技巧，使医患沟通从礼节性的沟通逐渐上升到更高层次的沟通，从而提高医疗质量。

世界医学教育联合会(WFME)的《医学教育全球标准》还认为能力的培养是一个需要终身学习、贯彻于教育全过程中的导向性指标，全面和广泛的能力的指标体系应包括以下内容：

● 能够适当、有效、并充满同情地对待健康问题，促进患者健康；

● 具有生物医学、临床、行为和社会科学、医学伦理学和医学法学方面的医学知识，并运用这些知识照顾患者；

● 人际交往和沟通能力，能够保证和患者、患者家属进行有效的信息交流；

● 和医学同行、科学共同体和公众进行合作；

● 评估并使用新的科学知识来不断更新和改进临床操作和职业操守；

● 乐于并且能够帮助患者；

● 了解公共卫生和公共卫生政策，关注卫生体制的问题，包括卫生系统的组织、医疗工作者之间的协作和管理、卫生经济、资源分配，理解医疗保健的实质，系统的改进医疗服务等。

作为一名医生，其先前的学生时期要比其他专业的学习花费更多的精力和时间，而在成为一名医生以后的职业生涯中，面临不断变化的社会需求和伦理观点的挑战，仍然需要接受和掌握层出不穷的新知识。为了满足对社会和对患者的责任、实现职业道德的要求、为患者提供最好的服务，医生需要担当不同的社会角色，如健康专家、健康促进者、交谈者、合作者、学者、管理者、教育者。毫无疑问，这些都对医生的能力培养提出了更高的要求。所以在《基础医学教育全球基本要求》中，对医学生应该具有的沟通能力做出了详细的说明。例如在第三部分"沟通技能"中列举了以下方面的内容：

● 注意倾听，收集和综合与各种问题有关的信息，并能理解其实质内容；

● 会运用沟通技巧，对患者及他们的家属有深入的了解，并使他们能以平等的合作者的身份接受医疗方案；

● 有效地与同事、教师、社区、其他部门以及公共媒体之间进行沟通和交流;
● 通过有效的团队协作与涉及医疗保健的其他专业人员合作共事;
● 具有教别人学习的能力和积极的态度;
● 对有助于改善与患者及社区之间关系的文化和个人因素的敏感性;
● 有效地进行口头和书面的沟通;
● 能综合并向听众介绍适合他们需要的信息,与他们讨论关于解决个人和社会重要问题的可达到的和可接受的行动计划。

8.2　我国本科医学教育标准与国外医学教育标准的比较

8.2.1　我国本科医学教育标准与国外医学教育标准的差异

不久前,以《中华人民共和国高等教育法》为指导,在参考和借鉴国际医学教育标准,总结我国医学教育合格评估、优秀评估、水平评估和七年制评估的实践经验基础上,我国医学教育专家编写和发表了《中国本科医学教育标准》。它共有10个领域43个项目。该标准适用于我国高等医学院校的学校自评、专家组考察、对学校的认证和结论发布等实施步骤。由于我国的社会经济、教育文化发展水平的不均衡,各地的医学院校的办学水平也存在着相当巨大的差异,因此,《中国本科医学教育标准》尊重各个学校依法自主办学的权利,承认由于经济社会发展的不平衡所带来的多元格局,对医学院校的教学计划、核心课程、教学方法没有进行的强制性规定,这样便为各个学校特色办学留下了一定的发展空间。

比较我国的《中国本科医学教育标准》和国际医学标准,主要存在以下几个方面的差异:

(1) 反映在知识目标上。西太平洋地区《本科医学教育质量保障指南》等标准均强调了社会医疗保障体系的优势与局限、保健费用、公平公正有效利用卫生资源的原则,以及满足社会弱势群体保健需要的方法,充分表明了对社会医疗保障体系的重视和对社会弱势群体医疗救助问题的处理方式和态度,并把这些知识视为医学生必须掌握的知识目标之一。但《中国本科医学教育标准》则对这些方面的内容尚未予以充分的关注和必要的论述。

我国是一个发展中的大国,医疗资源分配的均衡性、城乡社会医疗保障体系的建立与完善、贫困人口的医疗救助、医疗服务的公平性和可及性等很多问题都亟待探讨和研究。以社会医疗保障问题为例,截止到2004年底,全国已有98%的地级市建立了基本医疗保障制度,参加医保的人数达到约一亿两千万人,基本上实现了从计划经济体制下的社会医疗福利型模式向市场经济条件下的社会医

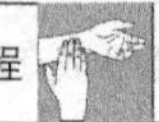

疗保险制度的根本性转变。然而社会医疗保障体制的探索是一个艰巨而复杂的系统工程，面临着来自方方面面的挑战：从长期来看，我国的社会医疗保障体系要面对人口老龄化、医疗水平的提高而带来的医疗保险费用不断上涨等一系列社会经济问题，以一个发展中国家和地区的经济水平维持和承担发达国家的健康和医疗费用；从中期看，要努力减轻社会转型时期所带来的巨大社会震荡，保证社会稳定，保护弱势群体，体现社会公平；从近期来看，要考虑如何根据宏观经济形势的波动和"供、需、支"三方不断出现的新情况和新问题，适时调整各有关项目的收支水平，注重医疗保障制度的实施效益和管理效益。此外，由于我国社会发展不均衡性，不同地区、不同行业、不同部门、不同单位的不同年龄的人群对医疗保障的需求必然呈现不同层次、不同个性的特点。医疗服务量的增加，高新技术设备的运用，疾病谱的改变，心脑血管疾病、糖尿病、高血压、癌症等高费用疾病的发生率提高，人口老龄化及大众健康意识的增强，如何在现有的综合国力的基础上实现"低水平"下的"广覆盖"，这些都是我国的医疗卫生事业必须面对的重大问题。

实践证明，大量的医学问题已不能单纯地用诊疗技术来处理，而需要考虑到复杂的社会、心理、环境等诸多因素。卫生服务的范围也将进一步拓展延伸，从单纯的诊治患者扩大到对整个健康人群的预防保健、心理咨询等多方面。尤其在我国，卫生事业在构建和谐社会中承担着重大社会责任，健康是人的基本权利之一，既是社会发展与进步的标志，也是经济发展不可突破的基线，因此卫生事业在建设和谐社会中具有无可替代的社会价值和重大作用。构建完善和健全的社会医疗保障体系，解除疾病对人们的身心威胁，注重医疗卫生事业的公益性、公平性和社会效益，充分考虑我国的人口结构、卫生需求、预防保健、医疗费用，尤其是社会满意度等多个系统之间的相互关系，是我国卫生事业发展的必然趋势。作为医疗卫生的实践者，具有这样的能力和意识无疑是至关重要的。

(2) 反映在技能目标上。利奥·G·里德曾对医患关系在当代的变化趋势进行了系统的研究。他认为自 20 世纪 60 年代起，在西方社会中已经逐渐建立起"人是消费者而不是患者"的概念，医生是"卫生服务的提供者"，医生和患者应在更为平等的基础上进行卫生保健互动，双方共商对策，共担责任。这一理念的形成是医患关系走向成熟的表现。社会经济、政治文化的进步将使人群的疾病谱、人口结构、心理与行为、健康概念以及人类赖以生存的自然与社会环境发生巨大变化，那种"一个医生，一个患者，开一个处方，做一个手术"的服务方式显然已不能适应形势的需要。医学模式的转换必将导致医疗保健服务模式发生以下根本性的转变：

- 从以疾病为主导转变为以健康为主导；
- 从以单个患者为中心转变为以家庭、群体、以至全体人群为中心；

● 从以医院为基础转变为以社会为基础；

● 从以诊断治疗为重点转变为以预防保健为重点；

● 从主要依靠医学科技和医疗卫生部门转变为上述部门与众多学科及全社会协调参与；

● 从以疾病防治目标转变为身心健康及其与环境和和谐一致为主要目标。

在这样的社会背景之下，国际医学教育标准几乎无一例外在技能目标中，把沟通技能、群体健康和卫生系统、信息管理和批判性思维作为医学生技能培养的重要内容。如国际医学教育委员会(IIME)公布的《基础医学教育全球基本要求》便对沟通技能作了详细的阐述。标准认为沟通包括以下几个层次：一是与患者和家属的沟通，以获得正确疾病信息，并将诊疗方案严谨有效地向患者和家属传递，争取患者和家属的积极配合，避免医患纠纷；二是与教师、社区、其他公共部门及社会媒体的沟通，以获得社会的理解和支持；三是与医疗机构和医师之间的沟通，创造良好的工作氛围和建立团队协作精神，相互理解，相互促进。其实，这些沟通技能不仅是对患者的理解和负责，也同样为医生自身的发展提供了一个必要的氛围和条件。

国际医学标准大多非常关注群体健康和卫生系统。的确，作为一个合格的医生，对影响群体的健康和疾病起到重要作用的生活方式、人口学特征、环境、社会、经济、心理和文化的各种知识有所认识，了解世界不同的卫生组织的组织形式和作用，合理地利用有限的卫生资源，选择最为优化和经济的诊疗方案，公平地为每一位患者提供优质服务，应该成为每一位医学专业工作者义不容辞的责任。在信息时代的今天，信息的获取和信息的管理能力已经成为一种基本的学习能力。计算机正在改变着医学的面貌，我们可以从不同的数据库和数据源中，十分便捷地检索、收集、组织和分析各种医学研究资料，为自己的临床研究带来便利。而批判性思维和研究能力也有两方面的意义：一方面，对疾病的诊断的信息要持谨慎的态度，考虑到可能存在的局限性和可信度，不盲从权威；另一方面，由于医学的浩瀚广博，日新月异，要求专业医学工作者必须终身学习，并在学习中表现出分析批判取向，有根据的怀疑态度和进取精神。而在《中国本科医学教育标准》中，对这些内容也没有作详细的要求和说明。

(3) 反映在职业价值观念上。国际医学标准非常强调尊重个人、重视人文背景和文化价值的差异，追求利他主义、责任感、同情心、负责、诚实正直和严谨的科学态度。

医生在社会专门职业中具有其特殊意义，它肩负着人们对健康的渴望，承载着患者的“性命相托”，涉及到芸芸众生的生老病死。虽然20世纪以来的医学科学和技术的进步可以用日新月异来形容，基因重组、动物克隆、人类基因组计划、胚胎干细胞研究等科学突破和医学奇迹不断涌现，为人类一些尚未征服的疾病的治疗带来的莫大的希望，但医疗技术的进步永远与人们对生命的执著追求有相当大的距离。特别是具体到每个患者、每所医院、每种不同的疾病时，过高的期望值和目前医疗技术的局限性的反差更为强烈。缩小二者间的距离取决于医疗卫生人员的对待患者的态度和实际解决问题的能力。医学教育必须折射出医学人文关怀，因为医学在医疗技术、化验报告之后，体现出的是"一种情调、一种立场、一种体验、一份关切和一种人道主义的道德实践"①，而这些理念和内容在《中国本科医学教育标准》则没有明确的表述。

8.2.2 对我国本科医学教育标准的改进建议

总体而言，《中国本科医学教育标准》的课程设置、教学标准、考核评价标准、师资标准、基础设施标准等方面，与国际医学标准基本相同，但在具体的实现过程中，我国的医学教育的办学质量还是参差不齐，用人单位对毕业生的评价也褒贬不一。所以，标准的制定固然重要，不折不扣地执行更为关键。尤其是结合目前医学院校课程设置和人才培养的实际，以下几个方面亟待改进。

(1) 人文社会学科建设及教学内容应作进一步的改革。"生物-心理-社会-医学"模式认为，人不只是自然的生物的人，人还是社会的人。从这一基本观点出发，严格地说，医学早已不是一门纯自然科学，而是有了更多的社会科学的渗透和交叉。因此，人文社会科学的一些学科对于医学教育来说，绝不是可有可无，它应该占有重要的地位。目前，我国高等医学教育中，人文社会学科无论从课程设置上还是从课程内容方面，都显得很薄弱，医学生还得不到较多的卫生资源利用、人类与社会环境、人类行为与健康等现代社会科学的知识以及自学能力的训练与培养，非智力因素的理解与培养等。对于建立"生物-心理-社会-医学"模式具有特殊意义的学科和教学内容应尽可能在较短时间内予以加强。近几年来，我国医学院校人文社会科学课程的设置作过一些改革，对医学模式转变做出了一定的反应，但是发展很不平衡，这些课程仍然处于不被重视或初级教学阶段。此外，行为学科课程应列为医科学习中重要知识领域，成为医学生的主干课程之一。

(2) 基础医学、临床医学各类课程的教学内容应跳出"纯生物医学模式"的束缚，体现预防医学、行为医学、群体医学、社会医学的整体观。目前，医科教育中基础医学、临床医学的各学科基本上是从纯生物医学模式的角度形成的，教学内容也基本以上纯生物医学的观点来体现的。在教学中，要全面体现模式的转变，除了要在课程体系上加入对于"生物-心理-社会-医学"模式具有特殊意义的学科之

① 王一方.敬畏生命——生命、医学与人文关怀的对话[M].南京:江苏人民出版社,2000,38.

外,还应在基础医学、临床医学各课程的具体教学内容方面努力体现微观与宏观的综合,体现群体、预防、社会医学的整体观,体现人是一个有躯体、有心理的统一的整体,体现预防、治疗与康复的统一。

(3) 以生命科学学科群为核心的自然科学基础课程应加大改革的力度。"生物-心理-社会-医学"模式继承了生物医学模式的优秀部分与合理主张,以新的整体化趋势指导下的自然科学的发展是其重要的组成部分,医科教育绝不应该削弱自然科学课程,而应该在新的整体化趋势的指导下,对自然科学课程进行改革与加强。医学的发展离不开自然科学的发展,尤其是到了20世纪后叶,生命科学各领域取得了巨大进展,特别是分子生物学的突破性成就,使生命科学在自然科学中的位置起了革命性的变化。未来的生命科学将以其特有的方式向自然科学的其他学科进行积极的反馈和推动,医学的很多问题将得益于生命科学与生物技术的进步。因此,对于高等医学院校,生命科学学科群应大踏步地进入课程体系并在教学内容上进行高起点的改革。医学教育中所谓的公共基础课(物理、化学、数学等)的教学内容如何突破20世纪以前的学科结构和体系,如何体现生命科学学科的新成就,如何体现公共基础课对医学课程的指导下渗透作用,如何减少与中学数、理、化课程不必要的重复等,都有待于进行研究和改革。

(4) 对医学生的素质教育应与医学模式转变的教育结合起来。随着改革的深入,新旧观念、思想的碰撞,社会生活和学习节奏的加快,怎样培养医学生的心理素质,提高适应竞争生活的心理承受能力,经得起各种挫折的考验,是医科大学生素质教育的重要方面。对学生进行医学模式转变的教育,开设心理学、精神医学、社会医学等课程,提高大学生的心理素质,使他们能够正确处理所面临的生活、社会、学业方面的困难和问题。培养良好的心理品质,有助于医科大学生具有全面适应社会、适应国内外不同文化背景的能力,这是科技竞争的需要,也是民族素质竞争的需要。

8.3 社会理想医生素质的实证研究

8.3.1 我国高等医学教育面临的主要问题

改革开放以来,我国高等医学教育取得了长足的发展。为国家培养了大批优秀的医疗卫生人才,初步建立了适应社会主义初级阶段社会经济发展、人民卫生需求的多层次、多学科、多领域的布局合理、目标明确的初、中、高等医学教育体系,大力发展和完善了进修教育、继续教育,以满足不断更新发展的医疗卫生事业的需求。值得反思的是:从科技进步和社会发展需求来看,中国的医学教育模式仍与社会对医学人才的要求存在着一定的差距。为了尽快建立与社会发展、科技进步、科教兴国战略、国际卫生环境相适应的教育体制,必须进一步加大高等医学教育改革的力度。同时,卫生人才的评价和素质要求往往和国家的卫生国情和医疗事业发展水平密切相关,对医学人才期望素质的研究可以为医学人才的培养提供有价值的实证数据。因而,以下几个问题值得关注。

(1) 我国医学教育与社会经济发展对卫生人才培养的需求不相适应。随着我国经济的发展及人民生活水平的改善,对医疗卫生事业的要求也在不断提高。虽然我国的医学教育在人才培养手段上进行了重大变革,在教学手段、管理方式、办学规模上都有很大的改进,但仍不能适应社会对卫生人才的需求。目前,我国人口与专业卫生技术人员的比例为每千人 1.47 名医师,高于发展中国家的每千人平均 0.96 名和世界平均 1.38 名的水平。然而,城乡医疗卫生人才分布不平衡、层次偏低、结构不合理现象非常突出;农村缺医少药的状况仍没有得到根本改变;预防医学、基础医学、法医学、口腔医学等专业人才尤为短缺;医师分布上,东西部地区、经济发达与不发达地区极不均衡;医疗工作者的工资、待遇存在着显著差异。这些都制约了医疗卫生事业的发展。

(2) 我国医学教育与医学科学发展不相适应。近年来,医学科学和技术以前所未有的速度迅猛发展,新理论、新观念、新方法、新技术层出不穷,促进了医学观念的转变,使诊断、治疗、预防和保健面貌为之一新。随着人类基因组计划的完成,分子医学、生物技术和生物医学工程的发展,医学的基本概念和理论、医学的思维方式、生命价值和伦理观念,都随之渗入了许多崭新的内容。新技术革命向传统的医学技术和医学理论提出挑战,这一切必然影响到我国医学教育的方方面面,优化教学内容、更新知识结构成为医学教育变革的突出内容。

(3) 我国医学教育与医学模式转变不相适应。传统的医学模式从生物学的角度去认识人体的结构功能和疾病的病因及防治。反映在卫生医疗技术上是重治轻防,重个体轻群体,重治疗轻保健康复。医学人才是以治疗型为主。在社会、经济不断发展的今天,传统的“生物医学”模式存在着明显的缺陷,排斥了心理因素、环境行为和社会因素的影响。而现代的“生物-心理-社会-医学”模式则综合了影响人类健康的各个方面。这一新的医学模式的产生,使边缘学科、综合性学科不断产生。这必然导致对医学教育在专业设置、课程结构、教学方法、师资队伍等多方面的变革。

(4) 我国医学教育与医学生的素质教育要求不相适应。医学生的素质教育应包括思想政治素质、专业素质、心理素质、身体素质和文化素质等多方面。长期以来,在医学教育中存在着注重对专业知识的传授、忽视学生全面和谐的发展的倾向,这显然离时代对医学人才的要求相去甚远。由于信息技术的飞速发展、社会节奏的加快,人们处理问题的可重复性日益减少,职业转换频率加大,这就对综合素质和理解能力提出更高的要求。同样,由于个体,群体之间竞争的加剧,医学方面的社会问题日益突出,更要求医学教育不仅要给学生知识和能力,更要给他们理智和精神。使专业性与综合性、科学精神与人文精神结合起来。而目前,我们的医学教育显然对素质教育带来的一系列的变化还缺乏深入的研究,使整个教育体制和培养目标显得滞后。

(5) 我国医学教育与国际医学标准中的某些共同要求不相适应。在以上的内容中,我们就我国高等医学教育标准与国际医学标准进行了对比,阐述了在知识目标、技能目标和职业价值观念上的差异。显然在学习国外先进教育理念、与国际医学标准接轨的过程中,最为关键的是学习国外先进的教育思想和办学理念。

8.3.2　理想医生期望素质的实证研究

为了进一步深入了解我国卫生人才的素质与国际医学教育标准的差异,了解社会对医学人才的期望和要求,我们借鉴《基础医学教育全球基本要求》的7个大类的基本要求,参照美国当代医学学者小组、加拿大医学教育者小组和大不列颠综合医学委员会专门小组的研究课题《社会对医生素质期望》总结报告相关内容,结合我国卫生改革的实际,汇总了目前医学人才评价中相关内容,设计了50个具体指标,以五点量表法的计量方式,对50个指标以"最重要、较重要、重要,较不重要、最不重要"加以衡量,并分别赋予5、4、3、2、1的分值加以统计。调查在符合上海市人事局专业人才条件的原上海第二医科大学及附属医院的临床医生、科研工作人员、教师及硕士、博士研究生中采用整群抽样的方式进行。共发放问卷410份,回收402份有效问卷,回收率为98%。当数据全部录入计算机后,用SPSS统计软件对指标加以处理和筛选。

医疗卫生是一个具有特殊功能的社会行业体系,医学专门人才具有专业化和社会化双重属性,其人才评价标准也应相应地满足社会和行业的双重价值标准,除应具备一般专业人才应有的普遍特征之外,还应具有属于自身专业特点的评价方式和基本素质、能力要求。尤其医学模式的转变、医学科学的进步、医疗卫生水平的提高及我国医疗卫生体制的转型,社会对医疗卫生人才的专业技术、人格特征和品质要求都在不断提高,使这一问题的探讨显得更有必要。

在402名调查对象中,男性比例为47.3%,女性为52.7%。其中具有本科学历127人,占调查总数的31.6%,硕士及以上学历275人,占调查总人数的68.4%。拥有高级职称者为105人,占调查总人数的26.1%;中级职称136人,为调查总人数的33.8%;初级职称和在校攻读硕士和博士研究生161人,为调查总人数的40.1%。其年龄、工作单位和专业分布详见表8-1和表8-2。

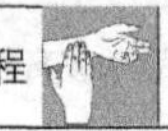

表 8-1 被调查人员的年龄、工作单位分布

年龄	频数	所占比例/%	单位	频数	所占比重/%
20～29	197	49.0	三级医院	185	46
30～39	123	30.5	二级和一级医院	24	6
40～49	45	11.3	卫生局	5	1.2
50～59	37	9.2	医学院校	188	46.8
合计	402	100	合计	402	100

表 8-2 被调查人员专业分布

专业	频数	所占比重/%
医院与学校管理	16	3.9
医学研究	34	8.5
教师	26	6.5
硕士和博士研究生	138	34.3
临床医生	174	43.3
其他	14	3.5
合计	402	100

统计分析显示：责任心、问题的解决能力、诚信和专业技术能力、创新能力、职业道德、学习能力、综合判断能力、事业心、进取心、团队合作精神成为对医生素质期望中平均得分最高的前十位指标。性别、变换岗位次数、年龄、毕业学校、职位、留学经历、冒险性、海外工作经历、专业稀缺度、所在工作单位的级别等指标则被认为是衡量医学人才较为次要的指标，位居评分的后十位(详见表 8-3)。值得强调的是，来自不同年龄、职业、职称、专业、学历和不同工作单位的被调查者对这前十位和后十位评价指标的认同度非常高，统计检验显示没有显著性差异。

结合因子分析技术，我们将 50 个衡量医学人才评价指标可以进一步分解为 6 个公因子，将 50 个人才指标中与各个公因子关系密切的指标进行聚类，以寻找公因子的特性。我们发现这 6 个公因子可以归纳为医学人才的品质素质、技能素质、综合素质、个人素质、社会标志以及个人资历。虽然这 6 个公因子对原始变量的解释程度只有 60%左右，但是仍然较能粗略地反映目前对医学人才评价中一些主要倾向。

表 8-3　最重要的前十位指标和最不重要的后十位指标一览表

序数	前十位指标	平均分值	后十位指标	平均分值
1	责任心	4.58	性别	1.89
2	问题解决能力	4.55	变换岗位次数	2.50
3	诚信\\专业技术能力	4.53	年龄	2.61
4	创新精神	4.45	毕业学校	2.99
5	职业道德	4.44	职位	3.07
6	学习能力	4.41	留学经历	3.09
7	综合判断能力	4.40	冒险性	3.13
8	事业心	4.35	海外工作经历	3.16
9	进取心	4.34	专业稀缺度	3.27
10	合作能力	4.33	所在工作单位级别	3.33

如果我们把六个大类的各项评价指标予以加权平均的话，技能素质和品质素质得分最高，并在重要性方面与其他大类具有显著性差异($P<0.01$)。如果再具体到每个大类中各个指标的认同度上，我们可以按照平均分的高低把这 50 个调查指标分门别类地加以罗列(详见表 8-4)。如在对品质素质的认识上，被调查者认为对医疗卫生人才而言，责任心、诚信和职业道德是最为重要的期望素质；相对来说，开拓精神、伦理道德感和同情心就显得相对次要。同样，技能素质中，问题的解决能力、专业技术能力、创新能力位居前列；综合素质、综合判断能力、信息处理能力和应变能力较为重要。在个人素质中，自信心、知识面和客观性比支配性、专业稀缺度和冒险性更为受到重视。社会标志中，对社会的贡献、健康状况和收入水平成为判断个人价值的重要标准，而对于医学这样的专业领域而言，学历和职称也成为个人资历中关键的标签。

表 8-4　按重要程度排列的医学人才期望素质

排列顺序	一	二	三	四	五	六
指标内容	技能素质	品质素质	综合素质	个人素质	个人资历	社会标志
平均分	4.27	4.235	3.835	3.706	3.192	3.09

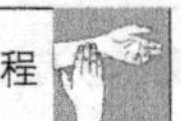

表 8-5 医学人才期望素质分类及重要性评价排序

序号	品质素质	技能素质	综合素质	个人素质	社会标志	个人资历
1	责任心	问题解决能力	综合判断能力	自信心	社会贡献	学历
2	诚信	专业技术能力	信息处理能力	知识面	健康状况	职称
3	职业道德	创新能力	应变能力	客观性	年收入	海外工作经历
4	事业心	学习能力	决策能力	灵活性	专业稀缺度	职位
5	进取心	合作能力	组织协调能力	自主性	工作单位级别	留学经历
6	敬业精神	实践能力	人际沟通能力	宽容性	年龄	毕业学校
7	实干精神	教学能力	谈判能力	成就动机	性别	变换岗位次数
8	自律性		公关能力	支配性		
9	坚韧性			冒险性		
10	开拓精神					
11	伦理道德感					
12	同情心					

8.3.3 对医学人才素质期望指标调查结果的若干思考

(1)“责任心”和“问题的解决能力”是医学行业最基本的素质,也是评价专业医疗卫生人才两个最重要的维度。

从人文角度而言,这两项基本素质的培养,是基于对病患痛苦的理解,对医学神圣使命的认同。在国际医学标准中,我们看到医学作为科学和人学的两重性得到了反复强调和运用。在医学教育的实践中,也努力使医学生认识到人是一个复杂的社会统一体,当他深陷病痛之时,需要的是多元关怀。“责任心”体现的是医学的人文关怀,“问题的解决能力”则是专业或职业医疗卫生人才价值的核心所在,它剥离了职称、学历、职位、海外留学经历等表面化的光环,是对职业承诺最好的诠释。同时“责任心”和“问题的解决能力”又是互为表里、密不可分的,医疗过程就是医务人员运用技术、知识和智慧把病患的各类的信息和五花八门的数字式检验报告衍变成为治疗行为并取得成效的过程,强烈的责任心将驱使医务工作者对医疗技术的孜孜追求,细致、周到、关切的态度能够得到患者更大程度的认同,积极配合治疗过程,从而使技术取得最大效果。所以在我们对医疗卫生人才的期望素质调查中,“责任心”和“问题的解决能力”成为最为认同的两个指标,反映了业内人士对医疗卫生事业的深入理解,浓缩了医疗行业品质素质与技能素质的本质内涵。

所以在国外一些著名大学的医学院中,体验病患的痛苦,建立作为医者的责任感和寻求最为有效的技术和经济手段帮助患者解决痛苦,是人文教育必不可少的内容。当代英国医生卡赛勒的名著《痛苦的本质和医学的目的》中提出,检验医学的试金石就是在患者遭受的痛苦面前做出什么样的反应。在目前的治疗中,强调治疗疾病而忽视患者正在遭受的痛苦并不是的医学应有的态度,医学的终极目的正由治愈疾病转变为缓解痛苦。为了让学生对痛苦有更好的认识,英国威尔士大学医学院曾设计了“痛苦的一天”课程,教学目的是通过课程的学习,介绍疼痛的各种形式,以及我们应该如何认识疼痛。一方面,了解痛苦的知识对临床工作有益,另一方面从哲学的层面,激发学生思考医学的本质。

教学对象是正在进行为期9周的特殊课程训练的三年级学生。首先,教师通过医学人文的经典著作,如上文提到的《痛苦的本质和医学的目的》、柏拉图的《理想国》、约翰.密尔顿的《当我思虑光阴的流逝》等来引导学生认识疼痛的基本观点:“疾病的涵义和痛苦是个体化的,即使两个患者有同样的症状,但他们遭受的痛苦是不同的”。评价痛苦的时候,信息往往是来自主观感觉,对于习惯与接受客观准确信息的医生来讲,这种主观信息不易于准确理解,常常导致矛盾。医生使用复杂的技术和方法通常都是针对身体,而不是针对个人。因此即使是严重的疾病,医生也经常忽视对痛苦的诊断和关心患者,使用医学手段来干预疾病进展的喜悦取代了倾听患者的不适。所以,要询问患者和注意倾听。依靠医生对患者的关注倾听,理解痛苦对个体的含义,达到一种共鸣,来帮助患者减轻痛苦,缓解痛苦。

课程的第二部分关注痛苦的基本形式。播放电影片段中不同形式的痛苦,例如,生活的烦闷愁苦、心理的折磨抑郁、战争和危机前的紧张焦虑等,随后导入疾病是整体的概念,然后介绍缓解的方式。

通过这两个阶段的学习,教师提出一个中心问题:痛苦的一天这门课程是否或怎样使你受益?让学生对学习结果进行评价。鼓励学生大胆地表达自己的观点。学生们将自己的学习体会、意见观点写在一张纸板上,教师收集纸板后,记录所有的观点,然后让全体同学投票评选他们最认同的回答。课程调查结果显示,大多数同学认为,这门课程使他们有机会停下来思考医学的本质和痛苦的意味,从不同侧面审视医生角色。

(2) 医学人才期望素质应反映医疗卫生行业的特殊性,即医学从来就不曾是一门纯粹的科学,而是包容人类社会各种价值观的综合体。

我国医学人才的评价在很长的时间内受到人才评价大环境的影响,1982沿用至今的人才标准大多是以学历和职称作为衡量的支撑点。如上海市使用的人才定义是"具有大专以上学历或中级以上专业职称的人员。其他各地区也都制定了类似的标准,只是学历和职称的具体尺度随社会经济水平的差异而有所差别,这就衍变成学历、资历、职称成为衡量与判别能力的不二尺度。

然而随着社会的发展,教育的进步,人们对人才的认识也发生了重大变化。美国在20世纪60年代提出"绩效管理",强调业绩是人才评判的重要标准,近年来,随着知识经济的蓬勃发展,人力资本成为新经济的基础,绩效与能力素质成为人才判别的两大导向。一贯重学历重资历的日本,在人事改革中明确提出"能力主义",并取消了学历统计。在我国,2003年全国人才工作会议之后,不唯学历、不唯身份、不唯资历、不唯年龄,以能力和业绩为导向的人才标准的建立,是对原有人才观念的历史性突破,得到了广泛的社会认同。

笔者的调查结果同样反映了这种认同,社会贡献成为个人的重要标志。品质和技能成为衡量人才的关键指标,医学人才评价正逐步向"能力+业绩"导向过渡。鉴于以往在人才评价上教条主义的经验教训,我们也应注意以下问题:首先,不唯学历、不唯身份、不唯资历,并不意味着不要学历、不要资历和不要职称,尤其对现代医学领域而言,严格的专业训练和实践的历练是造就优秀人才的必要条件。也许我们可以列举出若干无师自通、自学成才的典范,但在现代医学中,这样的例子并不具有普遍性。其次,作为"科学的技术"的医学,其自身的功能决定着它必须要有两只触角:医学科学的研究平台和体现医学科学研究水平的技术平台。只有两者结合,相互促进,才能促使医疗卫生造福人类。现代科学带来了医学的革命性进步,但如果没有相应的技术的进步,医学科学仍旧是空中楼阁,孤掌难鸣。我们没有理由强调"科学"而忽视"技术",我们也没有理由片面地、一味地推崇"师"而贬低"匠"。再次,人才评价标准作为一种制度建设、导向建设,需要有更宏大的目光、更科学的论证和更审慎的态度。能力固然至关重要,品质更是不可或缺。这是因为医学从来就不曾是一门纯粹的科学,而是包容人类社会各种价值观的综合体。发达国家的医学院校普遍开始重视人文教学,重视医生职业道德的培养,强调医学伦理、社区保健和公共卫生、交流沟通技巧的训练。一些医学院在招生时就强调学生的价值观、态度、关爱、勇气、服务等传统美德。目前,由于医患之间专业对话的缺失和商业价值的渗透,专业领域的道德建设显得更为重要。

(3) 医学人才品质素质应作一定的界定与分层。

自古以来,"儒医同道,无德不医"。"德"是医学界是至高的职业准则。然而对于医学人才来说,专业技能的评估和界定相对来说较为明确,可以通过测试和量化的指标加以衡量。而一些柔性人文指标的界定就相对困难,例如,职业道德、敬业精神、品质素质、人文关怀等等通过确定的途径和方式进行评判却较为困难。

国外的医学院校较为重视医生职业道德的培养,强调医学伦理、社区保健和公共卫生、交流沟通技巧的训练。一些医学院在招生时就强调学生的价值观、态度、关爱、勇气、服务等传统美德,这些与医学教育国际标准相适应。在现代社会中我们不可能要求每一个医务人员都是道德楷模,我们需要建立的是职业医生的伦理规范和品质素质的基本要求,不求至善,但求自律。“像其他职业一样,医学专业有自己的规范性的亚文化,一套期望约束专业成员行为的共享的和传递的思想、价值和标准”[①],这种根植于医学专业中的亚文化价值标准,可能和主流的社会的价值体系有一定的差异,但却成为业内人士的约定俗成,并只有身处其中的人才能真正体会其中尺度分寸。例如默顿认为:“没有距离感的职业同情是无效的,没有同情心的职业冷漠是残忍的”[②]所以,“距离性地关怀”成为专门职业的一个社会学原则。

在对品质素质的调查中,笔者列举了 13 项指标,从被调查者对其重要程度地区分上来看,显然是具有层次差异的。例如,认为同情心非常重要的比例只有 27.6%,开拓精神为 32.8%,伦理道德感也仅为 39.1%。但认为责任心非常重要的却达 67.9%,诚信为 63.3%,职业道德为 60.4%(详见表 8-6)。医患关系的研究表明,医生对其患者的态度应该是情感中立的,与患者间应保持情感上的冷淡,不能完全认同。而伦理道德是一个不断发展的概念,医学的伦理与社会伦理也有一定的差异。科学技术与伦理道德是互相促进、共同发展、与时俱进的。科学的发展需要在伦理道德的规范下进行。同样,科学所取得的成就也会带来伦理道德观念的更新。试管婴儿、胚胎干细胞的研究都曾经挑战社会伦理道德的底线,但作为医学科研领域,只要利用好、规范好,同样可以为患者带来巨大的福音。所以。我们认为对医学人才品质素质,最为重要的是责任心、诚信和职业道德。

表 8-6　被调查者对品质素质重要程度的选择分布/%

品质素质	非常重要	很重要	重要	较不重要	最不重要	累计
责任心	67.9	23.1	8.2	0.7	0	100
诚信	63.9	25.9	8.5	1.4	0.2	100
职业道德	60.4	26.4	10.4	1.7	1.0	100
事业心	50.0	34.8	14.4	0.5	0.2	100
进取心	49.3	36.8	13.2	0.5	0.2	100
敬业精神	48.3	34.8	15.7	0.5	0.7	100
实干精神	40.0	41.0	17.4	1.2	0.2	100

① 罗伯特·K·默顿. 社会研究与社会政策[M]. 上海:三联书店,2001,139.

② 同上,第 140 页.

（续表）

品质素质	非常重要	很重要	重要	较不重要	最不重要	累计
自律性	43.0	33.1	21.4	2.2	0.2	100
坚韧性	38.3	35.3	23.4	2.5	0.2	100
伦理道德感	39.1	30.1	26.6	3.7	0.5	100
开拓精神	32.8	41.0	24.6	1.5	0.1	100
同情心	27.6	32.8	31.8	6.7	1.0	100

最后需要强调的是，我国医学教育改革必须处理好借鉴国外医学人文教育经验和发展本国人文医学教育特色之间的关系。我国数千年的医学文化的发展进程中，人文传统和人文关怀始终是中医文化生生不息的发展动力。从“医者仁术”到《大医精诚》，中医文化中始终极为强调对医者的人格要求。所谓“夫医者，非仁爱之士不可托也，非聪明理达不可任也，非廉洁纯良不可信也。”我们应充分发掘我国人文主义的文化源泉，运用到现代医学的教育理念之中，逐渐在借鉴的基础上，形成我国特色的人文教育模式和途径。虽然“外面的世界很精彩”，但毕竟我们面对的是与许多发达国家不同的医疗卫生状况，走自己的路，取长补短，形成适合我国卫生国情的人文医学教育发展之路才是最重要的。

8.4 参考文献

[1] 王一方. 敬畏生命——生命、医学与人文关怀的对话[M]. 南京：江苏人民出版社，2000 年.

[2] 肖峰. 论科学与人文的当代融通[M]. 南京：江苏人民出版社，2001 年.

[3] 威廉科克汉姆. 医学社会学第七版[M]. 北京：华夏出版社.

[4] 梅人朗，陈刚，杨益等. 医学教育全球标准[M]. 上海：上海科学技术出版社，2003 年.

[5]Medical humanities at the university of Texas Medical branch at Galveston. Anne Hudson Jone and Ronald A Carson，Academic. VOL78，No. 10(2003).

[6]Humanities Education At Pennsylvania State University College of Medicine，Hershey. Anne Hunsaker Hawkins，James Ballard and David Hufford，Academic. Medicine. VOL78，No. 10(2003).

[7]Humanities At The Heart of Health Care. A Hospital Based Reading And Discussion Program Developed By The Maine Humanities Council Acadimic Medicine，Victonia Bonebaker，Literature&Medicine. VOL78(2003).

第 9 章

直面与探究:纷繁医患关系中的权利行使和法律保护

9.1 医患关系的解析

9.1.1 医患关系的法律内涵

当我们提及医学是人学的时候,强调的是医学的对象是人,医疗服务的主、客体都是人。当人与人在某个特定的环境或场合中,必然会产生这样或那样的关系。近一时期以来,“医患关系”、“医患纠纷”等词汇无论是在医疗服务和医学教育实践中,还是在媒体报道和舆论宣传中,频频出现,纷纷亮相。而在处理医患纠纷的实际工作中,正确认识医患关系具有十分重要的意义和作用。因此,全面理解医患之间的相互关系是正确处理医患纠纷的基础,明确医患双方的权利和义务是正确处理医患关系的前提。

通常来讲,医患关系是指医疗机构及其医务人员和患者、患者近亲属、监护人等之间因疾病的诊疗而形成的法律关系。

所谓医疗机构,按照 2002 年 2 月 20 日公布的《医疗事故处理条例》第 60 条的规定,是指依照《医疗机构管理条例》的规定取得《医疗机构执业许可证》的机构。国务院 1994 年 2 月 26 日颁布的《医疗机构管理条例》第二条规定:本条例适用于从事疾病诊断、治疗活动的医院、卫生院、疗养院、门诊部、诊所、卫生所(室)以及急救站等医疗机构。卫生部 1994 年 8 月 29 日颁布的《医疗机构管理条例实施细则》第三条将医疗机构的类别分为:①综合医院、中医医院、中西医结合医院、民族医医院、专科医院、康复医院;②妇幼保健院;③中心卫生院、乡(镇)卫生院、街道卫生院;④疗养院;⑤综合门诊部、专科门诊部、中医门诊部、中西医结合门诊部、民族医门诊部;⑥诊所、中医诊所、民族医诊所、卫生所、医务室、卫生保健所、卫生站;⑦村卫生室(所);⑧急救中心、急救站;⑨临床检验中心;⑩专科疾病防治院、专科疾病防治所、专科疾病防治站;⑪护理院、护理站;⑫其他诊疗机构。医疗机构也包括中外合资、合作医疗机构。中外合资、合作医疗机构是指外国医疗机构、公司、企业和其他经济组织,按照平等互利的原则,经中国政府主管部门批准,在中国境内与中国的医疗机构、公司、企业和其他经济组织以合资或者合作形式设立的医疗机构。

医疗机构作为医患关系主体的一方,对其所属的医护人员到其医疗机构临时坐诊的医护人员、医疗机构临时聘请的外单位专家或其他医护人员以及医疗机构因医疗设备故障等原因,在医疗活动中给患者造成损害的,都应承担相应的责任。所谓医务人员,1979 年卫生部颁布的《卫生技术人员职称及晋升条例(试行)》第二条将"医务人员"称为"卫生技术人员";1986 年 3 月 15 日,中央职称改革工作小组颁布的《卫生技术人员职务试行条例》中,将卫生技术人员划分为:医疗、预防、保健人员;中药、西药人员;护理人员;其他卫生技术人员。

患者作为医患关系的另一方,必须具有民事行为能力。民事行为能力是指民事主体独立地以自己的行为取得民事权利承担民事义务的能力。公民的民事行为能力是以人的认识能力为根据,与人的智力、年龄和健康状况密切相关。我国《民法通则》第十一条、第十二条、第十三条规定,18 周岁以上的公民是成年人,具有完全民事行为能力,16 周岁以上不满 18 周岁的公民,以自己的劳动收入为主要生活来源的,视为完全民事行为能力人;不满 10 周岁的未成年人及精神患者为无民事行为能力人;10 周岁以上的未成年人、不能完全辨认自己行为的精神患者为限制民事行为能力人。无民事行为能力人,因不具有独立实施民事法律行为的资格,其民事活动由其法定代理人代理。限制民事行为能力人所实施的民事行为,并不当然无效,与其年龄、智力、精神健康状况相适应的民事行为应为有效,其余民事行为则只在由法定代理人代理或征得法定代理人同意时方为有效。

9.1.2 当前医患纠纷的现状及成因分析

9.1.2.1 当前医患纠纷的现状

(1) 医患纠纷逐年上升。随着我国医疗卫生事业改革的不断深入、卫生法制建设的不断完善,我国各地大多建立了处理医疗事故的专门机构,建立了保险机制,健全了监督检查制度。但是,医患之间的矛盾仍然十分突出。例如,有的患者以医患纠纷为由拒付医疗费,使医疗机构背上沉重经济包袱;有的患者经鉴定被否定为医疗事故,仍然要求医疗机构全责赔偿,且要求赔偿的数额颇高;有的患者采取过激的行为谩骂、殴打医务工作人员,打、砸医院设备等,严重影响了医疗机构正常的工作秩序及医务人员正常的生活秩序。此外，有的医务人员不是以高超的技术、诚实的劳动、良好的服务来取得较高报酬，而是不顾患者的病情和经济承受能力，小病开大处方，或服务不到位，引起患者及其家属的不满，导致医患纠纷频频发生。

医患纠纷逐年上升的原因，一方面，由于公费医疗制度被医疗保险制度取代，医院的福利性质逐渐消失，医疗机构与患者的关系逐渐演化为医疗服务合同关系，医患双方在法律地位上变成了平等的民事主体关系，医疗机构成为向社会提供医疗保健和服务的特殊经营者，患者成为享受医疗机构服务的特殊“消费者”。这种关系的确立，成为医患纠纷急剧上升的直接原因。另一方面，在以往的医患纠纷中，患者一方往往处于弱势地位，依据传统的民事纠纷举证原则，患者很难提供出医疗机构存在医疗过错的证据，也无法通过诉讼维护自身权益。2001年12月20日，最高人民法院颁布的《关于民事诉讼证据的若干规定》中明确规定，因医疗行为引起的侵权诉讼，由医疗机构就医疗行为与损害结果之间不存在因果关系及不存在医疗过错承担举证责任。该规定的颁布施行成为医患纠纷急剧上升的间接原因。

(2) 医患双方的矛盾尖锐，纠纷恶性化。在医患纠纷中，患者及其家属缺乏相关医学知识，一旦出现患者死亡、残疾或者治疗不理想的状况，患者及其家属就习惯地归责于医疗机构，许多不理智的家属还往往采取过激的行为以求得问题的解决，类似案例已屡见不鲜。例如，湖南长沙一主治医生被患者连砍46刀致死；四川大学华西医院一教授被患者持刀砍伤，造成前额粉碎性开发性骨折、脑震荡、失血性休克；湖南一对医师夫妇双双被杀；武汉患者杨某因久治不愈，将同济来福康门诊部两名医务人员刺死、四名医务人员刺伤，患者也自杀身亡。更无辜不幸的是，北京协和医院一外科主任，因说了一句劝架的话，竟被患者的儿子用玻璃镜框狂砸不止，险些危急生命……种种现象表明，目前医患双方关系比较紧张，矛盾呈现尖锐化和恶性化。

(3) 患者对赔偿数额期望值过高。我国《民法通则》对损害赔偿的方法规定一是恢复原状，二是金钱赔偿。我国《医疗事故处理条例》规定的损害赔偿的方法就是金钱赔偿。赔偿的范围一般可以分为约定范围与法定范围。《医疗事故处理条例》确定的赔偿范围属于法定范围。医疗损害赔偿的范围限于医疗费、误工费、住院伙食补助费、陪护费、残疾生活补助费、残疾用具费、丧葬费、被扶养人生活费、交通费、住宿费和精神损害慰抚金等。除此之外，患者一方要求赔偿的其他费用，是不会得到支持的。但在医患纠纷的实践中，许多患者提出各种各样的不合理的要求，动辄十几万、几十万元，对赔偿数额普遍期望值过高。

9.1.2.2 当前医患纠纷的成因分析

传统上的医患纠纷大多因医疗过程中出现不良后果而引发，然而，目前医患纠纷成因纷繁复杂，有的并没有出现不良后果，只是医疗效果不明显时，患者也往往归责于医疗机构。此外，因误诊、漏诊、用错药、坠床、医疗收费，以及涉及隐私权、知情权等方面的问题，都成为医患纠纷的“导火线”。概括地讲，目前形成医患纠纷的原因主要表现在以下几个方面。

(1) 从患者方面看。

● 对医疗高风险的认识不足。人类对自身的认识受制于科学技术发展水平。医学界有一个国内外较为一致的统计数字，这就是医疗确诊率为70%。对于任何危、急、重症患者和疑难杂症，治疗原本就存在成功和失败两种可能，任何一个医生或医疗机构都无法保证包治百病。部分患者或家属由于缺少对这方面知识的了解，对不可抗力导致患者病情恶化的突发性缺少必要的思想准备，以至于救治的希望一旦落空或达不到原先的期望值，便容易失去自制，随即迁怒于医疗机构并形成医患纠纷。

● 缺乏法制观念。患者和家属在依法维权问题上，他们往往存在双重标准，一方面强调自己是弱者，希望得到别人的同情和法律的保护；另一方面将法律抛至脑后，置集体和他人的权益于不顾，做出了一些出格甚至违法的事情。

● 受经济利益驱动。少数患者或家属误认为只有通过闹访才能达到免去医疗费用和获得经济补偿的目的，以为“小闹小得利，大闹大得利，不闹不得利”，故得寸进尺，反复闹访，使得医患关系越发紧张。

(2) 从医方方面看。

● 极少数医护人员的不当医疗。极少数医务人员医德医风差、医技水准低或违反诊疗操作规程，直接导致医疗事故的发生；有的医护人员在东窗事发后涂改病历，逃避责任追究。凡此种种都将加剧医患纠纷的尖锐化。

● 受利益驱动。有的医务人员拿红包、收礼金；有的医护人员猛开大处方以挣“回扣”，多施检查以挣“提成”，一个轻度感冒患者上医院就诊要花上百元，一个阑尾炎手术医院给患者验血四五次，有的甚至没有实际提供医疗服务、药品和医用耗材却额外计收费用，而在医疗费用提高的同时，医疗服务的质量并没有显著改善，这都引起患者的不满。哈尔滨某医院诊治一位患者竟然收取500多万元诊疗费，其中所谓的“账单”不乏一天输血、化验十几次。虽然此案例可能属于极端，但社会反响很大，影响极坏。

(3) 从其他方面看。根据我国卫生部公布的“2005年中国卫生统计提要”的数据，我国的卫生总费用从1980年的143.2亿元急速上涨到2003年的6584.1

亿元。但在这飞涨的卫生费用构成中,政府卫生支出从36.2%下降至17.0%,社会卫生支出从42.6%下降至27.2%,个人卫生支出却从21.2%剧增至55.8%,甚至在2001年一度达到60.0%。香港中文大学政治与公共行政系教授王绍光研究发现:2000年,发达国家的政府负担了卫生总费用的73%,转型国家的政府负担了70%,最不发达国家的政府负担了59.3%,其他发展中国家的政府负担了57.2%,中国则只负担了39.4%。

另外,根据卫生部2004年底公布的"第三次国家卫生服务调查主要结果"的统计,过去5年,城市居民年均收入水平增长了8.9%,农村增长了2.5%,而城市、农村的年医疗卫生支出则分别增长了13.5%和11.8%。2003年,城市居民次均就诊费用为219元,次均住院费用为7 606元,分别比1998年增加了85%和88%;农村居民次均就诊费用为91元,次均住院费用为2 649元,分别增加了103%和73%。由此,社会普遍反映"看病难、看病贵"。"有病不医"、"中途弃治"的情况屡见报端。社会一部分低收入者就医压力大,容易出现因病致贫和因贫致病的恶性循环,加上不满其他社会不公现象,出现纠纷后就将所有矛盾一并转嫁到医疗机构。

9.2 患者权利的概述

9.2.1 患者权利的概念

何谓权利(right)?古今中外,众说纷纭。《史记》上说:家累数千万,食客日数百人,陂池田园,宗族宾客,为权利;孟德斯鸠说,权利就是"自由";格林认为是得到公认的基于每个人"善良意志"所提出而形成的共同要求和共同目标就是权利;康德把权利看作是"意志的自由行使";耶林则认为权利是"法律上被保护的利益"。我国法学界长期认为"权利就是法定行为的资格"。近年来,有的学者提出"权利是指受宪法和法律保障的公民行为的合法性"。

何谓法学上的权利?《中国大百科全书》(法学)对权利的解释是:法律关系的内容之一,与义务相对应,指法律对法律关系主体能够作出或者不作出一定行为,以及其要求他人相应作出或者不作出一定行为的许可与保障。《牛津法律大辞典》对权利一词的解释是:它表示通过法律规则授予某人好处或利益。《法学词典》对权利的解释是:法律上关于权利主体具有一定作为或不作为的许可。参考诸多释义,可以得出:所谓患者权利,就是指作为患者应该行使的权利和享受的利益,即患者能够作出或者不作出一定行为,以及要求他人相应作出或不作出一定行为的许可与保障。

权利与法律的关系如何?有三种学说。一种观点认为权利先存,也就是"天赋人权”说，以为在人类之初，就有权利，权利与人生俱来，为保护此权利，才创设法律。第二种观点认为权利与法律同时存在，法律依主观的观察，则为权利；权利由客观的观察，则为法律。第三种观点认为法律先存，认为权利为法律所创造。对上述三种学说，学者见仁见智，难以统一。

9.2.2 患者权利的基本内容

患者的权利包括哪些方面？国内学者的观点也并不一致。倘若征求患者的意见，则对此的看法也可谓是数不胜数。倘若以“法无禁止即自由”的观点来推定更是难以想象。一般来说，患者权利的内容基本包括以下一些内容。

（1）生命健康权。是指患者享有的保障自己的身体的安全性和完好性不受非法侵害，有权要求医疗机构提供符合保障人身安全要求的医疗服务。患者接受医疗服务受到人身损害有依法获得赔偿的权利。

（2）合理的医疗权。是指患者享有从医疗保健机构获得医疗保健服务的权利。合理的医疗权内容主要包括：得到导医服务和获得医疗信息的权利；获得基本医疗的权利；获得尊重人的、人道的医疗服务的权利；获得费用合适的医疗服务的权利；获得紧急救治的权利。

（3）自主权。是指患者经过深思熟虑就有关自己疾病的医疗问题作出合理的理智的并表示负责的自我决定权。合理医疗的自主权内容主要包括：有权选择医疗机构、医生及其医疗服务的方式；有权自主决定是否接受某一项医疗服务；有权决定非医疗性的服务；有权决定出院；有权决定转诊治疗；有权拒绝指定的药物、检查、处理或治疗，并有权知道相应的后果；有权自主决定遗体捐献或者器官移植；有权决定接受来访；无行为能力的患者、精神患者、老年患者、传染病患者等某些特殊情况的自主决定权。

（4）知情同意权。是指患者有权知晓自己的病情，并可以对医务人员所采取的防治医疗措施决定取舍。主要包括有权知道自己所患疾病及有关检查结果、诊疗方案的疗效和不良反应；有权请求医生在制订治疗方案时征求自己的意见；有权知道处方、检查报告和处置单的内容；有权查询医疗费用账单并有权要求医生逐项解释；有权知道提供服务的医务人员的姓名、执业身份和专业技术职称等；有权按照规定的程序查阅病历记录，了解病案中的信息；有权拒绝为了临床实验等科研或教学而不是为其直接利益所作的检查和处理；有权知道医疗机构的有关规章制度；有权在出院前一天接到出院通知；有权及时得到提前通知，被告知由第三方支付的医疗费用已经终止等。

（5）人格权。是指患者维护主体独立人格权的权利。包括享有人格独立、人格自由和人格尊严的权利。

(6) 隐私保护权。是指患者享有的与其他人、公共利益无关的个人信息、私人活动和私有领域进行支配的权利。主要包括有隐私隐瞒权、隐私利用权、隐私维护权、隐私支配权等。

(7) 保密权。是指患者有权期望医务人员对其谈话和记录等严守秘密；有权要求医务人员对其个人信息保密。

(8) 请求权。是指患者有权要求医疗机构及其医务人员对提出的疑问作出解释；有权要求医疗机构及其医务人员采取措施控制或者减轻对患者身体健康的损害；有权查阅相关的病历资料并要求获得复印件；发生医疗纠纷时，有权要求在医患双方在场的情况下共同封存病历资料；有权监督和防止病历资料的涂改、伪造、隐匿和销毁等；有权要求医患双方共同对引起不良后果的可疑输液、输血、注射用品、药物、医疗器械、手术切除的组织等进行封存保留；有权要求卫生行政机关或司法机关进行现场勘验，有权要求医患双方共同向经资质认证的技术检验机构送检；死者亲属有权要求尸检并有权要求委派代表观察尸检过程。

(9) 其他权利。是指患者风俗习惯得到尊重的权利；依法成立维护自身合法权益社会团体的权利；有权检举、控告侵害患者权益的行为；有权对保护患者权益工作提出建议；了解患者权益保护知识的权利；在医疗纠纷中获得补偿等方面的权利。

9.3　医疗机构及其医护人员的义务

9.3.1　医疗机构在医疗活动中的义务

《中华人民共和国执业医师法》、《医疗机构管理条例》、《医疗机构管理条例实施细则》、《医疗器械监督管理条例》、《医院工作人员职责》、《医院工作制度》、《中华人民共和国护士管理办法》等法律、法规和规章中，对医疗机构和医护人员在从事医疗活动中的权利和义务作了明确规定。在此就医疗机构及其医护人员的义务，作一简要阐述。

(1) 进行执业登记。医疗机构要进行执业登记，领取“医疗机构职业许可证”。必须具备的执业条件主要包括：设置医疗机构批准书，符合医疗机构的基本标准，有自己的名称、组织机构和场所，有一定的经费、设施和专业卫生技术人员，能够独立承担民事责任。同时，要按照核准登记的诊疗科目开展诊疗活动，不能使用非卫生技术人员从事医疗卫生技术工作。

(2) 对危重患者应当立即抢救，对限于设备或者技术条件不能诊治的患者，应当及时转诊。在正常情况下，医患双方应当通过通常的要约和承诺方式缔结医

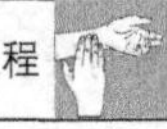

疗服务合同，双方当事人才真正进入医疗法律关系中，医疗机构才承担医疗义务，但是在特定情况下，由于医疗活动事关人的生命安全的特殊性，法律规定了强制诊疗义务，对危重患者应当立即抢救。如果有的医疗机构确实没有能力治疗某些患者的疾病，应当及时转诊，且对较重患者转诊时要派医务人员护送。

(3) 依法使用药品、医疗器械。医疗机构应该遵守药品管理法律、法规，加强药品管理，不得使用假劣药品、过期和失效药品以及违禁药品；必须执行质量验收制度，不得使用未经注册、无合格证明、过期、失效或者淘汰的医疗器械。对一次性使用的医疗器械不得重复使用；使用过的一次性医疗器械，应当按照国家有关规定销毁，并作记录。

(4) 防止交叉感染。医疗机构内因大量患者就诊，往往成为病菌的汇集地。因此，医疗机构要努力避免患者之间的交叉感染，严格隔离消毒制度。

(5) 发生重大灾害、事故、疾病流行或者其他意外情况时，必须服从县级以上人民政府卫生行政部门的调遣。我国《执业医师法》第三十七条规定，在传染病流行等紧急情况出现时，医疗机构及其医务人员必须服从政府紧急调遣，否则将承担法律责任，受到警告、责令暂停 6 个月以上 1 年以下执业活动、吊销执业证书乃至被追究刑事责任的制裁。

(6) 营造良好的医疗诊治环境。医疗机构应认真搞好环境卫生、室内卫生、个人卫生和饮食卫生，加强对患者的卫生宣传教育，为患者创造一个整洁、肃静、舒适、安全的医疗环境。

(7) 承担相应的民事责任。根据现代民法原理，法人工作人员或其雇员执行职务的行为造成损害的，应当由法人承担民事责任，我国司法实践也认可这种替代责任。医疗事故赔偿费用，实行一次性结算，由承担医疗事故的医疗机构支付。

9.3.2 医务人员在医疗活动中的义务

(1) 取得医师执业证书，按照注册的执业类别、执业范围执业。《执业医师法》第二十三条规定，符合执业医师资格考试条件的，可以参加全国统一的执业医师资格考试；成绩合格的，取得《医师资格证书》；医师经申请注册，取得《医师执业证书》后，按照注册的执业地点、执业类别、执业范围，从事相应的医疗、预防、保健活动。

(2) 遵守法律、法规，遵守技术操作规范。《执业医师法》第二十二条规定，医师要遵守法律、法规，遵守技术操作规范，树立敬业精神，遵守职业道德，履行医师职责，尽职尽责为患者服务。医师实施医疗、预防、保健措施，签署有关医学证明文件，必须亲自诊查、调查，并按规定及时填写医学文书，不得隐匿、伪造或者销毁医学文书及有关资料。医师不得出具与自己执业范围无关或者与执业类别不相符的医学证明文件。

(3) 保护患者的隐私。隐私是个人不愿意为他人知悉的生活秘密。由于医疗的特殊性，医护人员在诊疗护理中，要了解患者与疾病有关的生活秘密，包括患者的疾病起因、既往病史、家庭病史、身体缺陷、心理变态，以及患有有碍社会风化的疾病等。患者基于对医师的信赖，把自己个人的隐私“和盘托出”告诉医师，把自己的生命健康利益委托于医师处置。《执业医师法》第二十二条规定，医师要保护患者的隐私，一旦泄漏出去，即侵害了患者的隐私权。

(4) 关心、爱护、尊重患者。公民的人格尊严不受侵犯，受法律保护。患者在寻医问药、接受医疗服务时，有其人格尊严、民族风俗习惯得到尊重的权利。《执业医师法》第二十二条规定，医师应当关心、爱护、尊重患者。尊重患者的人格尊严和民族习俗，一方面是医师职业道德的要求，是医学心理治疗和康复的措施；另一方面是社会文明进步的表现，是尊重和保护基本人权的重要内容。

(5) 告知、征得患者同意。患者有知悉其疾病真实情况的权利。《执业医师法》第二十六条规定，医师应当如实向患者或者其家属介绍病情，但应注意避免对患者产生不利后果。医师对患者病情不得作引人误解、夸大或隐瞒，提供虚假情况。《医疗机构管理条例实施细则》第六十七条规定，因实施保护性医疗措施不宜向患者说明情况的，应当将有关情况通知患者家属。

医师实施有较大医疗风险的特殊诊疗活动要征得有关人员同意。医师进行实验性临床医疗，应当经医院批准并征得患者本人或者其家属同意。《医疗机构管理条例》第三十三条规定，医疗机构施行手术、特殊检查或者特殊治疗时，必须征得患者同意，并应当取得家属或者关系人同意并签字；无法取得患者意见时，应当取得家属或者关系人同意并签字；无法取得患者意见又无家属或者关系人在场，或者遇见到其他特殊情况时，主治医师应当提出医疗处置方案，在取得医疗机构负责人或者被授权负责人的批准后实施。

(6) 诊疗说明。医师对患者实施特殊的诊疗措施带有一定的医疗风险，可能产生不良后果，需进行解释说明。《医疗机构管理条例实施细则》第六十二条规定，医疗机构应当尊重患者对自己的病情、诊断、治疗的知情权利。在实施手术、特殊检查、特殊治疗时，应当向患者作必要解释。特殊检查、特殊治疗是指有一定危险性，可能产生不良后果的检查和治疗；由于患者体质特殊或者病情危急，可能对患者产生不良后果和危险的检查和治疗；临床试验性检查和治疗；收费可能对患者造成较大经济负担的检查和治疗等情形。

(7) 对急危患者的急救处置。《执业医师法》第二十四条规定，对急危患者，医师应当采取紧急措施进行诊治；不得拒绝急救处置。医务人员被人们称之为“白衣天使”，致力于解除人们的病痛疾苦。当有人生命重危、急于求医抢救，医师不得以任何理由拒之不理、不进行立即抢救，否则，就有悖于医学的宗旨，是违反情理、医德和法律的行为。需要特别指出的是，2006 年初，卫生部就公立医院不得拒绝诊治急危患者专门发文，强调了对危急患者的治病救人、救死扶伤的基本责职。

(8) 不牟私利。《执业医师法》第二十七条规定，医师不得利用职务之便，索取、非法收受患者财物或者牟取其他不正当利益。医师必须自觉地遵守医疗职业道德，牢记医师执业宗旨，在执业活动中尽心尽责维护患者的合法权益，不得在医疗机构正常业务收费之外索取、收受患者或者其家属的额外报酬或者其他财物，不允许敲诈勒索患者或其家属。

9.4 医患权利立法

9.4.1 国外医患权利立法

9.4.1.1 医师、患者权利立法的形式

(1) 国际公约或者宪章的认可。《世界人权宣言》(1948 年)对获得卫生保护的权利予以了认可，第二十五条规定：人人有权享受为维持他本人和家属的健康和福利所需的生活水准，包括食物、衣着、住房、医疗和必要的社会服务；在遭到失业、疾病、残废、守寡、衰老或在其他不能控制的情况下丧失谋生能力时，有权享受保障。

《欧洲社会宪章》(1962 年)第十三条对每个人特别是经济困难患者获得卫生保护权利予以规定：每个人有享受社会和医疗援助的权利。为了保证有效地行使享受社会和医疗援助的权利，缔约各国保证：任何人如果没有足够的来源而且没有能力通过自己的努力或其他渠道，尤其是社会保障计划和所得的足够援助来保证这种来源的话，以及在生病的情况下，应保证给予他的条件所需要的照顾。

《赫尔辛基宣言》(1964 年)阐明了患者的知情同意权利，指出："任何人体实验都必须取得受试者的同意，不允许隐瞒患者和家属在患者身上进行如何实验。""在进行以人为受试者的科学研究中，都应事先向受试者告知参加该项科学研究的目的、方法、预期效果、潜在危险以及可能要承受的不适和麻烦等情况，使他们充分知情，并使他们了解到可以有权不参加这些研究，也有权在实验过程中任何时候都可以撤销他们参加实验的承诺。"这里的知情同意权利是针对医学实验而言的，但是，伴随着人权观念的深入人心及医学的发展，该项权利已由人体实验扩大到治疗，成为患者的权利之一。

(2) 国家宪法条款认可。爱尔兰、意大利、荷兰、波兰、葡萄牙、罗马尼亚、西

班牙和俄罗斯等国家把个人获得卫生保障的权利看作一项基本的人权，并载入宪法之中。

(3) 以法律、法规的形式具体规定医师、患者的权利。芬兰(1993年)、丹麦(1998年)、美国(1998年)和挪威(1999年)等国先后颁行了患者权利法。

9.4.1.2　医患权利立法内容

(1) 世界医学会患者权利宣言(1981年第34届世界医学会通过)。主要内容：①患者有自由选择医师的权利；②患者有接受医师于不受外界干扰下，自由执行临床及医疗道德上有关判断的权利；③患者于了解正确资讯后，有接受或拒绝治疗的权利；④患者有权要求医师尊重其所有医疗及个人资料的隐秘性；⑤面临死亡的患者，有权要求应有的尊严；⑥患者有接受或拒绝宗教协助之精神慰藉的权利。

(2) 世界医学会医师专业之独立与自由宣言(1986年第38届世界医学会通过)。主要内容：①医师必须尊重及支持患者的权利；②医师必须有照护患者的专业自由；③医师必须有专业的独立以保护患者的健康；④医师执行医疗作业时，不可受制于政府或社会的医疗资源不足，而降低其医疗品质；⑤医师应关心患者的医疗经费，并在其医疗范围内主动为患者争取医疗经费。

9.4.2　我国现行法律确定的患者权利

9.4.2.1　我国的法律渊源

法律渊源是指根据法律效力不同而形成的法律的各种具体表现形式。我国学术界通常所说的法律渊源是指我国不同机关制定的、具有不同地位和效力的法律的各种具体表现形式。

我国的法律渊源包括：宪法、法律、行政法规、地方性法规、自治法规、规章、国际条约。

9.4.2.2　我国现行宪法、法律确定的患者权利

(1) 宪法确定的患者权利。

《中华人民共和国宪法》第二十一条明确公民享有获得医疗保健服务的权利，规定："国家发展医疗卫生事业，发展现代医药和我国传统医药，鼓励和支持农村集体经济组织、国家企业事业组织和街道组织举办各种医疗卫生设施，开展群众性的卫生活动，保护人民健康。"

《中华人民共和国宪法》第四十五条第一款规定："中华人民共和国公民在年老、疾病或者丧失劳动能力的情况下，有从国家和社会获得物质帮助的权利。国家发展为公民享受这些权利所需要的社会保险、社会救济和医疗卫生事业"。公

民除享有获得医疗保健服务权以外，还享有参加社会保险权、得到社会救济权。

(2) 法律确定的患者权利。

● 对患者知情同意权的保护。

《中华人民共和国执业医师法》第二十二条第三项规定："关心、爱护、尊重患者，保护患者的隐私"；第二十六条第一款规定："医师应当如实向患者或者其家属介绍病情，但应注意避免对患者产生不利后果"；第二十六条第二款规定："医师进行实验性临床医疗，应当经医院批准并征得患者本人或者其家属同意"。

《中华人民共和国母婴保健法》第十条规定："经婚前医学检查，对诊断患医学上认为不宜生育的严重遗传性疾病的，医师应当向男女双方说明情况，提出医学意见；经男女双方同意，采取长效避孕措施或者施行结扎手术后不生育的，可以结婚"。第十六条规定："医师发现或者怀疑严重遗传性疾病的育龄夫妻，应当提出医学意见"；第十八条规定："经产前诊断，有下列情形之一的，医师应当向夫妻双方说明情况，并提出终止妊娠的医学意见"；第十九条第一款规定："依照本法规定施行终止妊娠或者结扎手术的，应当经本人同意，并签署意见"。

《中华人民共和国消费者权益保护法》第八条规定："有知悉接受服务的真实情况的权利"。

《中华人民共和国药品管理法》第五十八条规定："医疗机构应当向患者提供所用药品的价格清单；医疗保险定点医疗机构还应当按照规定的办法如实公布其常用药品的价格"。

● 对患者医疗权的保护。

《中华人民共和国传染病防治法》第十四条第一项规定："对甲类传染病患者和病原携带者，乙类传染病中的艾滋病患者、炭疽中的肺炭疽患者，予以隔离治疗"；第二十四条第二项规定："对除艾滋病患者、炭疽中的肺炭疽患者以外的乙类、丙类传染病患者，根据病情，采取必要的治疗和控制传播措施"。

《中华人民共和国母婴保健法》第二十四条第一款规定："医疗保健机构应当为育龄妇女和孕产妇提供孕产期保健服务"。

《中华人民共和国执业医师法》第二十四条规定："对急危患者，医师应当采取紧急措施进行诊治；不得拒绝急救处置"。

● 对患者赔偿权的保护。

《中华人民共和国献血法》第二十二条规定："医疗机构的医务人员违反本规定，将不符合国家规定标准的血液用于患者的，由县以上地方人民政府卫生行政部门责令纠正；给患者健康造成损害的，应当依法赔偿"。

《中华人民共和国药品管理法》第九十三条规定："药品的生产企业、经营企业、医疗机构违反本法规定，给药品使用者造成损害的，依法承担赔偿责任"。

《中华人民共和国民法通则》第一百零六条第二款规定："公民、法人由于过错侵害国家的、集体的财产，侵害他人财产、人身的，应当承担民事责任"。

《中华人民共和国消费者权益保护法》第十一条确定"受到人身、财产损害的，享有依法获得赔偿的权利"。

● 对患者隐私权的保护。

《中华人民共和国母婴保健法》第三十四条规定："从事母婴保健工作的人员应当严格遵守职业道德，为当事人保守秘密。"

9.5　化解医患纠纷的种种思考与可能

9.5.1　把握权利边界，避免权利冲突

当前，在医学科学日新月异、医疗设施日益先进的同时，医疗质量却有所滑坡，医疗纠纷时有发生，社会舆论强烈。在医疗服务的实践中，少数医务人员不尊重患者权益，工作马虎了事，未能很好履行医务人员的义务。有的患者及其亲属漠视医务人员的权利，一旦个别愿望不能得到满足便谩骂、殴打医务人员，干扰破坏正常的医疗秩序。为了保障人民群众的身体健康、保证医疗服务质量，创造良好的医疗服务工作环境，我们应坚持"以人为本"，增强"医患纠纷无小事"的忧患意识，高度认识和重视医患纠纷和医患矛盾的社会影响。

在日常医疗服务过程中，医患之间的关系是相互依存的，医务人员的权利、义务与患者的权利、义务是密切联系的。医务人员的权利往往是患者的义务，患者的权利往往是医务人员的义务。相对于权利而言，医疗机构和医护人员的义务更直接关系到患者的生命和健康。倘若权利发生冲突，孰重孰轻？被法律规定或确认的各种权利，都有各自特定的范围，体现的都是权利人的一种行为资格，无法区分这种资格的高低，关键是搞清楚权利边界。任何权利都有特定边界，权利边界通过立法、司法解释、法律原则、公序良俗等是可以划定的。

比如，当患者的隐私权和公众的知情权发生冲突，如何处理？众所周知，隐私权与知情权是法律赋予每个公民应该享有的权利。隐私是一种与公共利益、群众利益无关的，当事人不愿他人知道或他人不便知道的信息，当事人不愿他人干涉或他人不便干涉的个人私事和当事人不愿他人侵入或他人不便侵入的个人领域。隐私权，是自然人享有的对某个人的，与公共利益、群体利益无关的个人信息、私人活动和私有领域进行支配的具体人格权。如前所述，隐私权的内容主要有隐私隐瞒权、隐私利用权、隐私支配权、隐私维护权。隐私权的立法旨意在于公民有权隐瞒、维护自己的私生活秘密并予以法律保护，防止任何人非法侵犯。知情权，是

指公民有权知道其应该知道的信息资料，表现在医疗服务方面，患者有权知悉疾病诊断治疗情况等。知情权的根本目的是保障公民知的权利，有权依法知悉和获取信息，满足其知情的需要。公民一方面享有知情权，享有知悉、获取信息的自由和权利；另一方面又享有隐私权，不希望自己的事情让别人知道。如何协调隐私权与知情权的冲突，应以个人利益服从社会政治与公共利益为前提，个人隐私原则上受法律保护，但是如果涉及社会政治与公共利益，要根据具体情况不同对待。个人隐私应当符合法律规定，合乎公共道德准则和社会需要，应当服从社会公共利益，不得违反法律的规定，不得损害国家和社会公共利益。尤其面对突发事件，面对传染病的袭击，由于涉及公共利益和公众的健康和安全，个人的隐私权与公民的知情权发生冲突，应对个人的隐私权加以限制，甚至于使其不受法律的保护，这种情形下可以说没有个人隐私可言。

9.5.2 健全机制，防止和减少医患纠纷的发生

要健全以医德、医风、医技为主要内容的教育培训机制，使广大医务人员具有良好的职业道德和作风、较完善的医疗技术，使医患之间形成互相信任、互相尊重的和谐氛围；强化对医疗服务的督查力度，自觉接受社会舆论的监督，自觉接受患者的监督；完善卫生行政部门信访工作机制，制定规范化信访接待制度，尤其是领导干部接待日制度；医患双方都要增强化解医患纠纷的法治意识，按照相关的法律法规化解医患纠纷、规避矛盾激化。

9.5.3 主动应对，加强立法

尽管法律不是万能的，它不可能防止任何具体医患纠纷的发生，但是，完全可以通过法律法规的不断完善，降低发生纠纷的频率，从而使实际发生的纠纷在总量和冲突烈度上控制在社会可以承受的范围之内。

医患之间矛盾的增多和加剧，其中一个重要原因就是对医疗机构、医务人员与患者之间的权利义务关系认识不够，法律上规定不明确，缺少必要的制约与保护。虽然，我国一直非常重视对患者权利的保护，已在一系列的法律法规中确定了患者的权利，但是，迄今为止，没有一部关于保护患者的专门性法律，我们可以借鉴国际上有关患者权利立法的经验，尽早制定《患者权益保护法》。其主要内容应当包括以下几个方面：

(1) 立法目的。为了保护医患双方合法权益，明确医患双方的权利和义务，维护社会稳定，促进医学技术发展。

(2) 调整对象。主要调整医患双方之间因疾病的诊疗而形成的法律关系。

(3) 确定患者的权利。

(4) 规定法律责任。包括刑事责任、民事责任和行政责任。

胡锦涛总书记在全面、系统阐述构建社会主义和谐社会科学内涵时，将民主法治作为社会主义和谐社会的有机组成部分。要达到民主法治的要求，涉及到方方面面的工作，而不断推进卫生事业发展是其中重要的一环。同样，不断推进卫生事业发展，正确处理好医患关系，是不容忽视的重要方面。

一般来说，在治病救人问题上，医生和患者的利益是一致的，但在经济利益上，患者和医生却往往存在矛盾。医生要增加收入，患者就要多交费；减轻患者负担，意味着医生可能要减少收入。妥善地处理好医务人员和患者之间的利益关系，就要求医务人员必须根据患者病情和经济承受能力，通过提供良好的服务来实现自我价值，不能靠损害患者利益等不正当手段来获得自我利益。医务人员应以高超的技术、诚实的劳动、良好的服务来取得较高报酬。对以"医"谋私、违法乱纪，靠"吃回扣"、"拿红包"等不正当手段来填补个人的钱包，必须予以坚决反对，严肃查处。

要在全社会形成良好的医德医风氛围，必须加强医护人员的自律意识和综合素质的提高，而成人的品德行为的形成是一个不断渐进的过程，因此在医学院校对医学生——未来的医护人员应特别注重这方面的教育和培养。医学生毕业后，无论从事何种具体的医疗卫生工作，都与广大人民群众的生命安全健康紧密相关。医疗卫生工作的服务对象和服务过程，涉及到每家每户和每一个人的切身利益。也正是在这个意义上说，医学院校要特别注重卫生法制的教育，增强医学生的卫生法律知识，树立"以病人为中心"、"视患者如亲人"、"想患者之所想，急患者之所急"等理念，努力为患者解除痛苦，减轻负担，为提高全民族健康水平贡献自己的一份力量。

9.6　案例或数据

9.6.1　国外医患权利立法内容简介

(1) 美国患者权利宣言(1972年)。主要内容：①患者有权得到医院合理周到之治疗，并得到人格之尊重。②患者有权要求医师使用一般人都能理解之语言说明其疾病之诊断、治疗，预后等内容，并有权知悉医师之姓名。③医师在手术或治疗前必须向患者说明情况，并取得患者的同意，当治疗或护理方案有重大变更时，仍要向患者说明情况，患者有权知道手术或治疗人员的姓名。④患者在法律许可内有权拒绝接受某种疗法，并有权了解此一拒绝将引起什么后果。⑤患者有权干预涉及其个人秘密的某些治疗计划，在病例讨论、会诊、检查治疗过程中，均享有保密权利。凡与诊治无关的人员，唯有在取得病患同意后始能参加诊治。⑥患者有权要求将其诊治资料作为保密资料处理。⑦患者有权要求医院在可能范围内对其提出的要求做出合理的回应。⑧患者有权再予治疗的有关的范围内，了解所住医院与其他医院与其他医疗机构或教育机构的关系，也有权了解诊治人员的职务关系。⑨患者有权拒绝认为对其治疗有影响的人体试验，也有权拒绝参加类似的研究计划。⑩患者有权要求医院在出院后继续得到合理的治疗，有权事先知道预约门诊的时间、地点、医师姓名，并有权要求医院提供与医师或其他代表讨论继续治疗问题的方式。⑪患者不论其付款来源或方式如何，都有权对医疗费用进行审查，并要求医院做出合理解释。⑫患者有权了解涉及其自身的行为之各种医院规章制度。

(2) 芬兰患者权利条例(1983 年)。该条例包括现有法律中未规定的患者各项权利。主要内容：①医疗保健权。根据患者健康状况的需要，在卫生服务资源允许的范围内，享有医疗保健权。在医疗保健活动中，应尊重患者的人格、尊严和自信，并为其保守秘密。②入院治疗与终止治疗。在考虑患者入院治疗、治疗方法以及终止治疗问题时，应一视同仁，平等对待。医师有权决定患者入院治疗或终止治疗。③知情权。患者有权了解本人健康状况以及各项治疗决定的重要性。④自决权。有关患者的医疗保健决定，应取得医患双方的共同理解。在患者拒绝某种治疗方法的情况下，应尽可能选用另一种可能接受的医疗措施进行治疗。⑤法律上无行为能力的患者的地位。⑥保守秘密。有关患者的健康、病情或家庭境况以及其他有关问题，未经本人允许不得泄露给局外人。⑦提出异议权。如果患者对医疗保健不满，有权向该卫生保健机构的主治医师提出异议。对提批评意见的患者应当提供方便。⑧患者专员(听取批评、收集意见的人)和患者委员会。⑨人体科学实验。应根据患者权利的规定，以及在医疗保健活动中应遵循的原则进行。⑩道德委员会。道德委员会由医师、卫生服务人员和患者代表组成。

(3) 日本患者权利宣言(1984 年)。此权利宣言，为患者和医疗从业人共同携手合作的第一步。主要内容：①个人尊严。③平等接受医疗之权利。③接受最佳医疗的权利。④知情的权利。⑤自己决定权。⑥隐私权。

9.6.2 我国行政法规确定的患者权利简介

(1) 对患者生命健康权的保护。

《医疗事故处理条例》第二条规定："本条例所称医疗事故，是指医疗机构及其医务人员在医疗活动中，违反医疗卫生管理法律、行政法规、部门规章和诊疗护理规范、常规，过失造成患者人身损害的事故。"

(2) 对患者医疗权的保护。

《尘肺病防治条例》第十九条规定："各企业、事业单位对新从事粉尘作业的职工，必须进行健康检查。对在职和离职的从事粉尘作业的职工，必须定期进行健康检查"。第二十一条规定："各企业、事业单位对已确诊为尘肺病的职工，必须调离粉尘作业岗位，并给予治疗或疗养。尘肺病患者的社会保险待遇，按国家有关规定办理。"

《传染病防治法实施办法》第五十二条第一项规定："对患者进行抢救、隔离治疗"；第五十二条第七项规定："组织对传染病患者、病原携带者、染疫动物密切接触人群的检疫、预防服药、应急接种等。"

(3) 对患者知情权的保护。

《医疗机构管理条例》第三十三条规定："医疗机构施行手术、特殊检查或者特殊治疗时，必须征得患者同意。"

(4) 对患者隐私权的保护。

《艾滋病防治条例》第三十九条规定："未经本人或者监护人同意，任何单位和个人不得公开艾滋病病毒感染者、艾滋病病人及其家属的姓名、住址、工作单位、肖像、病史资料以及其他可能推断出其具体身份的信息。"

《传染病防治法实施办法》第四十三条规定："医务人员未经县级以上政府卫生行政部门批准，不得将就诊的淋病、梅毒、麻风病、艾滋病患者和艾滋病病原携带者及其家属的姓名、住址和个人病史公开。"

(5) 对患者赔偿权的保护。

《医疗事故处理条例》第四十八条第一款规定："已确定为医疗事故的，卫生行政部门应医疗事故争议双方当事人请求，可以进行医疗事故赔偿调解。"

《放射性同位素与射线装置放射防护条例》第二十四条规定："发生放射事故的单位或者个人，应当赔偿受害者的经济损失及医学检查治疗费用，并支付处理放射事故的各种费用。"

9.6.3　典型案例

9.6.3.1　医院的经营收益权与急救患者的生命健康权的权利冲突

在某市有一小孩，因被开水烫伤，被父母送到该市的一家医院，但因带的钱不够付诊疗费，被医院拒收。父母又将孩子送到第二、第三家医院，因同样的原因被拒收。又到第四家医院，在孩子父母的苦苦哀求下，医院进行了抢救，但因耽误时间太久，未能挽回孩子的生命。孩子的父母向法院提起诉讼，要求四家医院予以赔偿。

在本案中，孩子的父母认为，救死扶伤是医院的职责，由于抢救时间的耽搁，

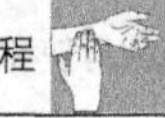

导致孩子死亡,医院应该承担赔偿责任。

医院认为,医院虽然有救死扶伤的义务,但医院因抢救急诊患者事后不能付费或病好后不结账而逃走的不在少数,每年因此而欠费达几十万元。医院作为一个医疗经营单位,看病先交钱是医院的制度,经营收益权也是医院的合法权利。

最后,法院支持了孩子父母的诉讼请求。

本案以原告方获得胜诉而告终,但是医院方面提出的问题仍然存在。从伦理角度分析,医院不能因为患者没有医疗费而见死不救,但从法律上看,医院的经营收益权同样应该受到法律的保护。这两种权利在实践中经常发生冲突。

9.6.3.2 医院见习教学与患者隐私权的权利冲突

女青年阿静因未婚先孕去某医院做人流手术。当其躺在手生台上接受检查时,医生突然叫进20多名见习生。阿静要求见习生回避,却被医生告知没有关系,并让其躺好配合医生接受检查。接着,医生以阿静为活体标本,向在场的见习生现场讲解人体器官各部位名称、症状等。

阿静认为,医院的做法严重侵犯了患者的人格尊严权和隐私权。一般情况下,患者对于自身的特殊部位,享有不受他人非法观看、探究或拍摄的权利。医生为查明病因检查患者身体不构成侵权,但是主治医生以外的人对患者的隐私部位进行观看,则是不能允许的。

医院认为,教学实习医院担负着培养学生的任务,任何患者都可能成为教学实习的对象。见习生具有双重身份,既是学生,又是未来的医生,患者在诊疗过程中对于医生而言没有隐私权,所以见习教学行为是传授知识而非侵犯患者隐私权的行为。

学者认为,医院为完成教学任务,可以采取某些特定的方法,包括以患者作为教学标本的方法,但是这种教学方法必须以合法为前提,事先应该征得患者或者其家属的明示同意,否则无异于将患者等同于教学仪器,是对患者人格尊严的严重侵犯。

9.6.3.3 连体女婴分离手术引发的生命权的权利冲突

英国一妇女生下连体婴儿,这对姐妹腹部相连、脑袋各朝一边。姐姐体内有一套健全的心、肝、肺,妹妹的这些器官却没有生理功能,甚至连大脑都没有发育完全,妹妹依靠姐姐的这套器官维系生命。医院的产科医生诊断:如果不施行分离手术的化,那么两人共享的器官将很难承受日益增大的压力,最多只能活3～6个月,就算奇迹发生的话,也绝对不可能长大成人。但婴儿的父母认为医生无权提前剥夺她们中的任何一个的生命。他们向法院起诉医生企图“谋杀”自己的孩子。

英国高等法院作出的一审判决是:分离手术必须进行。

孩子的父母在一审判决后提出上诉,该案件呈送英国上诉法院。该院法官作出的裁定是维护一审判决。

最后,连体女婴茱迪和玛丽终于在英国曼彻斯特圣玛丽医院接受了分离手术。

《医生道德通报》的编辑理查德·尼尔逊表示,法院的这个判决开了一个危险的先例:以牺牲一个人的生命来换取另一个人的生命。

学者认为,尼尔逊的观点是不对的。从形式来说,连体姐妹二人各有独立的生命权,但妹妹的生命权事实上是不完整的,是全部依赖姐姐的器官维系自己的生命。因此,妹妹在客观上是否具备生命权的构成要件,是大有疑问的。更为重要的是,医生的科学诊断表明,如果不实施分离手术,姐妹俩最多只能活6个月,就算发生奇迹,也不可能长大成人。由此可见,妹妹的生命权应该有边界,不能为了维系妹妹的生命权,而牺牲姐姐的生命权。

9.6.3.4 患者隐私权与生命健康权的冲突

20岁的王小姐因子宫出血而心理负担沉重。在一家心理门诊的心理医生作了"绝对保密"的承诺后,王小姐坦白了自己的心病:因未婚先孕擅服流产药物造成子宫出血不止。在心理治疗过程中,王开始出现昏迷状态,心理医生见状便违背承诺,向有关医生道出了实情。经抢救,王脱离了危险。但心理医生遭到王的责怪,隐私被他人知道。

有的人认为,在本人不同意的情况下,医生绝对不能公开患者隐私,心理医生违背自己的承诺,侵犯了王小姐的隐私权。

有的人认为,当患者出现生命危险时,首先考虑到应该是抢救患者的生命,生命健康权大于隐私权。

学者认为,人的隐私权对一些特定人是没有约束力的。比如,司法人员有权获知与犯罪事实有关的个人隐私,医生有权获知患者的病史。在本案中,心理医生违背承诺,道出实情,相关医生本身就是负有救死扶伤的特定人员,不能说心理医生侵犯了王小姐的隐私。

9.7 思考与讨论

9.7.1 关于我国宪法对公民基本权利内容的思考

宪法是法律体系的核心部分,具有同其他法律相同的特征。宪法作为根本法，又有与其他法律不同的特征。这是因为在内容上，宪法规定国家最根本的问题，比如，宪法规定国家的性质、国家的政治制度、经济制度、公民的基本权利与义务等国家生活中的根本性问题；在法律效力上，宪法具有最高的法律效力，宪法是普通法律的立法依据和基础；在制定和修改的程序上，宪法有严格的要求和程序。

列宁曾经说，什么是宪法？宪法就是一张写着人民权利的纸。我国 1982 年新《宪法》诞生后，不仅赋予公民广泛的权利和自由，还将“公民的基本权利和义务”一章由原来宪法中的最后一章提前到第二章，仅位于“总纲”后面，成为我国开始高度重视公民基本权利的标记。2004 年 3 月，我国《宪法修正案》规定：宪法第三十三条增加一款，“国家尊重和保障人权”。

我国宪法规定公民的基本权利：

①平等权。②政治权利和自由（选举权和被选举权；言论、出版、集会、结社、游行、示威的自由）。③社会经济权利。④文化教育权利和自由。⑤人身自由。⑥宗教信仰自由。⑦妇女的权利和婚姻、家庭、儿童、老人受国家保护。⑧国家保护华侨、归侨和侨眷的合法权益。

“人权入宪”，这是宪法层面完善人权保障制度的重要内容。但也有学者认为，一些基本的、重要的公民权利在现行《宪法》中还应加以补充和完善。

请问：你还期待哪些权利应当以宪法的形式予以肯定？

9.7.2 医院与女友谁对谁错？

在某妇婴保健院有这样一个案例：一位男子在婚前检查时被查出患有梅毒，医生要其治愈后再结婚。女方从医生处了解了该情况，立即与其分手。该男子认为，性病属于个人隐私，医院不应该向女方泄漏。

你看了上述案例后，是否认为医院侵犯了该男子的隐私权？

9.7.3 一元钱“讨说法”值不值？

《安徽商报》刊登了一篇题为“口香糖与牛皮糖”的讽刺小品，述说某电影演员在安徽拍电影期间，和当地的出租车司机发生纠纷并大打出手。文章据此评论该演员的脾气就像牛皮糖一样。该演员得知后，向法院提起诉讼，要求《安徽商报》赔偿其精神损失费一元。

有的人认为，索赔一元，只为主张权利，用法律武器维护自己合法权益，说明人们的法律意识正不断增强。

有的人认为，诉讼请求仅为具有象征意义的一元钱，以诉讼讨说法的行为具有产生轰动效应、增加知名度的商业价值，从而有可能被当事人滥用诉权。

有的人认为，此类小额财产赔偿，是否有诉讼的价值值得深思。

长期以来,“法治”思想在人们的观念中比较淡薄,受自给自足的小农经济的长期影响,中国的法律文化中深深地打上了“厌诉”的烙印,人们怕“打官司”、“告状”,有的嫌麻烦,不愿意通过法律维护个人的权利。

看了上述材料后,你认为一元钱“讨说法”值不值?当合法权益受到侵害时,如何寻求法律救助?

9.8　参考文献和阅读书目

[1] 高志明主编. 法律与权利[M]. 北京:中国社会出版社,2004 年 1 月.

[2] 唐德华主编. 医疗事故处理条例的理解与适用[M]. 北京:中国社会科学出版,2002 年 5 月.

[3] 赵同刚主编. 卫生法立法研究[M]. 北京:法律出版社,2003 年 8 月.

[4] 祝铭山等编著. 精神损坏赔偿[M]. 北京:人民法院出版社,1999 年 9 月.

[5] 梁慧星主编. 民法总论[M]. 北京:法律出版社,2004 年 9 月.

第10章

构建文化底蕴：让我们在文学经典中采撷

10.1 中国文化与中国文学

10.1.1 文学的本质

当我们谈论起医学是人学时，再把视野拓宽些，就不难发现其实文学也是人学。因为，他们都把人作为出发点和归宿点。因此，注重医学生的人文素养的教育，不能不提及文学。如果说要构筑医学生的人文底蕴，那么文学就是其最必需的基础。古今中外，文学的发展与人类自身的发展息息相关。增强医学生的文学修养、了解一定的文学知识、掌握相当的文学鉴赏能力，对于医学生人文素养的形成，具有重要的意义和作用。

文学的历史源远流长，名篇佳构恒河沙数，名家圣手代不乏人。但是文学是什么这个问题却众说纷纭、莫衷一是。数千年来，文人与哲人都试图以自己的语言对此加以回答。有人从文学与现实的关系出发，认为文学是“反映”与“再现”；有人从文学与人生的关系出发，认为文学是生命的翻译，是生命存在的方式；有人从文学与理念、精神的关系出发，认为文学是智慧的产物、虚幻的世界，是一种重新创造的价值体系；有人从文学与感觉、情感的关系出发，认为文学是感知，是情感的宣泄这种种阐释新颖独特，但是不能不说其立足点只是文学的外部。倘若从文学内部的角度，就其更为广阔的意义来探讨，我们可以说，文学所要揭示的是人类丰富而广阔的内心世界和人心的深层结构。

因此，可以毫不夸张地说，文学就是人类的心灵历史，就是人类的心路历程。文学通过对人与人、人与社会、人与自然以及人与自我四方面关系的错综复杂、惊心动魄的描写，让我们看到了人类内心宇宙、情感世界、精神内涵的多姿多彩及复杂变幻的种种奇观。翻开中外文学史,我们可以发现任何一位伟大的文学家都对人类心灵的复杂微妙有着惊人深刻的洞察力。

荷马史诗中的阿喀琉斯是希腊民族最典型的代表,他那丰厚热烈的感情、无敌无畏的战斗精神特别是积极高亢的人生价值观念都是典型希腊式的。然而,阿喀琉斯的脚踵却成了他的致命弱点。这一隐喻实际上表现出希腊人对正在萌发的个人意识的深重忧虑和善意批判;但丁的《神曲》所反映的是西方人从中世纪到现代资本主义时期的心路历程;莎士比亚的悲剧揭示了文艺复兴时代人们的主体意识刚刚觉醒时的慌秫;《浮士德》则体验和展示了近代人在启蒙精神照耀下那广阔而奇丽的内心矛盾。

文学揭示并且拓展了人类心灵的丰富性和深邃性,反过来,人类心灵的丰富深邃又滋养了文学,推动文学不断发展。文学与心灵互为因果、相互应和。不仅如此,文学还是人类探索、追求和达到自由的手段、工具和体现。

人类的历史是从必然王国走向自由王国的历史。人类的最高境界是实现"建立在个人全面发展和他们共同的社会生产能力成为他们的社会财富这一基础上的自由个性"。这里所说的"自由"当然不是随心所欲的任其所为,而是对必然的认识和对世界的改造,是社会需要自觉地成为个人需要、理性融于情感的至高境界。文学的最高宗旨是实现人的精神与审美的自由、发展和解放。

作为社会现实和人类心灵的形象反映,文学必然要显示人类在历史发展中的种种处境及其相关的心灵变化,从中人们可以感受到人类对自由探索、追求和向往的艰苦奋斗。马克思在论述人类自由的问题时这样说:"人的依赖关系(起初完全是自然发生的),是最初的社会形态。在这种形态下,人的生产能力只是在狭窄的范围内和孤立的地点上发展着。以物的依赖性为基础的人的独立性,是第二大形态,在这种形态下,才形成普遍的社会物质交换、全面的关系、多方面的需求以及全面的能力的体系。建立在个人全面发展和他们共同的社会生产能力成为他们的社会财富这一基础上的自由个性,是第三阶段。第二阶段为第三阶段创造条件。"[①]而作为审美意识形态的文学,它在反映这一奋斗历程的同时,还是人类不自由态的自由补偿。也就是说受着社会和精神的种种羁绊的人们,可以在营造文学的审美世界时和文学营造的审美世界里获得某种自由感。

10.1.2 中西文学的区别

由于不同的自然环境、生产方式、思维方式和语言特点,各个国家和地区的文学呈现出不同的风格特征。这种特征只有通过比较才能加以彰现。中国文学可

① 参见马克思恩格斯全集.第46卷,第104页.

以以西方文学作为参照进行对照。孔子说："知者乐水，仁者乐山；知者动，仁者静；知者乐，仁者寿。"[①]冯友兰先生借用这段话来比喻海洋性国家希腊与大陆性国家中国在民族性格上的差异。也就是说，古希腊人崇尚知识和智慧(知)，中国古人崇尚伦理(仁)；古希腊人热爱海洋，具有大海般汹涌澎湃的性格，而中国古人向往高山，具有深沉、稳重的气质；古希腊人信仰"动"的哲学，崇尚力量、勇敢和冒险，而中国古人则喜欢"静"，崇尚和谐、稳定和恬静；古希腊人追求现世的欢愉，赞美肉体和粗犷的声色之美，而中国古人则节制情欲，追求长寿。

这样的性格差异同样适用于西方文学与中国文学的比照。就大体而言，我们可以说西方文学具有以下特征：叙事性、哲理性，象征性、抗争命运，批判人性，超越现实。阅读这样的作品，常常使人产生诸如人是什么、人从哪里来、要到哪里去之类的本体意义上的思考；而中国文学的特点是抒情性、伦理性、现实性，执著于现实层面，描写现实人生的悲欢离合和英雄壮举。阅读这样的作品，引起的往往是情感上的波澜，我们为主人公的情感和遭遇而激动不已，同时可能激发起一种效仿的冲动。

10.1.2.1 西方文学的特征简述

西方文学起源于古希腊的史诗和悲剧。"荷马史诗"是西方文学史上最古老的璀璨明珠，因为出自盲诗人荷马之手而得名。它包括两部姊妹篇《伊利亚特》和《奥德赛》。两部作品都是有关神的故事和英雄的传说。前者主要涉及特洛亚战争，集中描写最后 4 天的战斗和 21 天的葬礼。作品描写了"雄大而活泼"的战斗场面，刻画了具有巨大力量的英雄形象，具有高度完整性和统一性的情节，充满了悲壮的英雄气概；后者主要描写希腊英雄俄底修斯在特洛亚战后还乡的故事，集中在最后 40 天的漂流遭际。作品以静穆的格调塑造了一位百折不回、勇敢顽强的自然征服者的形象，并且赋予他丰满动人的个性特征。这部作品还开创了西方文学史上以个人遭遇、命运为主要线索的艺术创作之先河，为文艺复兴和 18 世纪流浪汉小说及其后的批判现实主义小说奠定了基础。

古希腊悲剧一说起源于"酒神颂"，悲叹酒神狄俄倪索斯在尘世遭受的痛苦并赞美他的再生；另一说起自阿提刻农村在节庆时关于死亡等悲惨事件的严肃表演。亚里士多德曾经给悲剧下定义，认为悲剧描写的是严肃的事件，目的在于引起怜悯和恐惧，并导致情感的净化；主人公往往出乎意料地遭到不幸，酿成悲剧，其间悲剧的冲突就成了人和命运的冲突。这些悲剧主要不在于写悲，而在于写人对于命运的不懈探求和人与命运进行殊死抗争的那种明知不可为而为之的英雄

① 参见论语，雍也第六.

气概和无畏精神。古希腊最为著名的悲剧家是埃斯库罗斯、索福克勒斯和欧里庇得斯。埃斯库罗斯的《被缚的普罗米修斯》通过普罗米修斯与宙斯之间不可调和的尖锐对立和冲突,刻画出不畏强暴、不怕牺牲、敢于斗争的伟大的普罗米修斯的形象。这一形象曾被马克思称为"哲学的日历中最高尚的圣者和殉道者"。而索福克勒斯的《俄狄浦斯王》在这方面有更为惊心动魄的描写,它被亚里士多德赞扬为希腊悲剧的典范。像《被缚的普罗米修斯》一样,《俄狄浦斯王》也取材于古希腊的神话传说。它的主题是描写个人的坚强意志和英雄行为与命运的冲突,表现了善良的英雄在力量悬殊的斗争中不可避免的毁灭。俄狄浦斯的悲剧命运在于:他清白无辜,却要承受莫名的罪恶;他越是竭力反抗却越是陷入命运的罗网;他越是真诚地想为城邦消弭灾难,却越是步步临近自己的毁灭。

10.1.2.2　中国文学的特征简述

中国的神话没有专书,散见于《山海经》、《楚辞》、《淮南子》以及《穆天子传》等著作中。这些神话故事一般都很简短,如我们都比较熟悉的《女娲补天》、《后羿射日》、《大禹治水》等,往往寥寥数言,情节简单,没有细致具体的形象刻画,也没有错综复杂的关系描述,但表现的是神与英雄开天辟地、征服自然的伟大功业。

虽然神话对后世文学也产生过一定的影响,但是中国文学的源头则在《诗经》、《楚辞》。《诗经》是我国古代第一部诗歌总集,涉及西周初期(公元前11世纪)到春秋中期(公元前7世纪)约500多年的漫长历史。这些作品除了小部分带有叙事成分之外,大部分为民间的抒情歌谣,关切现实生活,反映时代精神,感情真挚深切:有的歌唱劳动与爱情;有的描写被压迫阶级的困苦生活;有的讽刺与批评黑暗政治,有的怀疑和反抗神权思想。与《诗经》形成文学双璧的是《楚辞》。前者为无名氏的总集,后者是有名有姓的文人著作。如果说《诗经》带有我国北方中原地区的特点,充满现实主义精神的话,《楚辞》(主要指屈赋)则是"书楚语,作楚声,纪楚地,名楚物",具有鲜明的南方色彩,充满浪漫主义精神。屈原的代表作是《离骚》。在这部作品中,作者将他的思想、感情、想象、人格融为一体,通过绮丽绚烂的文采和高度的艺术,叙述自己的历史和理想,表达对昏庸王室和腐败贵族的愤恨,倾吐热爱祖国、热爱人民的深厚感情。其感情之狂热,想象之丰沛,文采之华美,所追求理想之崇高,再杂糅以神话传闻、宗教风俗的各种描写,形成一种后人难以企及的鲜明风格。

10.1.2.3　中国古代诗歌的特点

中国古代文学历来以诗歌为正宗,因而有必要对中国古代诗歌的特点略作介绍:

(1) 抒情性。这一点前面已有介绍,在此不赘。我们要强调的是,中国古代诗歌抒情不同于西方的直接性，而是深受儒家文化“中庸之道”的影响，形成“哀而不怒、温而多婉”的特点。

(2) 诗贵有含蓄不尽之意。中国古代诗歌无论抒情述怀，还是言志议论，总是或者通过比兴手法，或者塑造生动形象，或是运用典故，委婉曲折地加以表达。

(3) 讲求意境。王国维指出：“词以境界为上。有境界自成高格，自有名句。”[①]意境是中国古代诗人追求的目标，也是评判诗歌的最高标准。

“何以谓之境界？曰‘写情则沁人心脾，写境则入人耳目，述事则如出其口也。古诗之佳者，无不如是’。”[②]

“羚羊挂角，无迹可求。透彻玲珑，不可凑泊。如空中之音，相中之色，水中之月，镜中之像。言有尽而意无穷。”[③]

我们先看下面几首诗：

死去原知万事空，但悲不见九州同
王师北定中原日，家祭无忘告乃翁。（陆游）

莫道下山便无难，赚得行人空喜欢
身在万山重围里，一山放出一山拦。（杨万里）

千锤万击出深山，烈火焚烧若等闲。
粉身碎骨全不惜，要留清白在人间。（于谦）

前不见古人，后不见来者。
念天地之悠悠，独怆然而泣下。（陈子昂）

众鸟高飞尽，孤云独去闲。
相看两不厌，只有敬亭山。（李白）

千山鸟飞绝，万径人踪灭。
孤舟蓑笠翁，独钓寒江雪。（柳宗元）

从前三首诗中，我们不难发现陆游的诗显然是一首抒情诗。作者通过直接的述说，表达其对山河破碎的悲愤和收复失地、统一祖国的遗愿，情感强烈，令人感

---

① 王国维. 人间词话.
② 同上
③ 严羽. 沧浪诗话.

动。杨万里的诗则是一首说理的诗。作者通过对在群山环抱中上山下山的日常生活事件的解释和理解，表达自己由此所获得的启发和思考。读者的理智也受到了挑战。比如，由此我们会联想到自己的生活、学习、工作和事业，任何事情都不可能一帆风顺，必然会遭遇各种各样的困难，而且，克服了一个困难，另一个困难又会接踵而至。人生就是克服困难的过程，我们必须做好心理准备。于谦的诗叙述的是石灰的锻造过程。字里行间弥漫着一腔豪情、一种英雄主义的精神。这首诗借石灰自喻，表达作者对国家的忠诚清白和坚贞不屈、不怕牺牲的英勇气概，可见这是一首言志的诗。以上诗歌堪称佳作，但都不是有意境的诗。

我们再看后三首诗。陈子昂这首《登幽州台歌》，前一、二句写悠远的时间，作者穿越时间隧道，贯通过去、现在和未来，第三句写辽阔的空间，“上穷碧绿下黄泉”，三句写尽了时空的苍茫无限和虚寂寥落。第四句“独怆然而泣下”如同一束强光，一下子给一切涂上了情感色彩，读者感受到了作者那种怀才不遇、悲愤难抑的情绪。整首诗情感激越，意境沉郁。读后令人想味无穷。李白的诗前两句写景，创造了一个广阔的空间环境。鸟的高飞使空间得以无限延伸，突出其辽阔；孤云飘浮突出其悠闲。后两句看似写景，实质抒情。人与山相对而立，深情互望，进行情感的交流。如果联系作者生平经历，便可体会此情此景。李白素有“申管晏之谈，谋帝王之术——使海县清一，寰区大定”的宏愿大志。但是在朝廷三年，皇帝只是视他为应景的御用文人，并不让他发挥政治才能，加上周围奸官佞臣中伤诽谤，他不愿同流合污，即坚决请还。然而身在江湖，他又心存魏阙，报国之志至老不灭。因此在这首诗里，我们可以感受到作者怀才不遇的苦闷，恃才傲物的孤高，以及时光不再的苍凉。该诗格调潇洒，意境悲凉，耐得咀嚼。最后一首，通篇写景。前两句描写一幅冰天雪地的图景，显得苍茫辽阔，寒气逼人，后两句写人，一位蓑笠老翁，舟中垂钓。与严酷的自然相比，人的肉身显得如此渺小脆弱，但人的人格力量、精神气质却可与山河一比高下。这首诗意境深隽，令人深受鼓舞。

后三首诗可以称得上有意境的诗。它们有一些共同的特征，即具有深沉的感情和微妙的心理感受。此外，它们具有一定的传达形式：

(1) 通体协调的心理环境。在现实生活中，外界环境特定的形体结构及运动形式可以和特定的心理状态相应，从而具有触发某种心理的作用。一旦意象的构成、运动的形式与心理状态间形成了某种关系，便有了协调的形式感。形式感的协调又表现为两层意思：一层为物象自身的形态；另一层为物象的组合。后者体现出心理环境的整体性。

(2) 灵动通透的空间感。主要指诗歌中意象所构成的环境空间。

(3) 生长隽永的意味蕴藉。所谓意味，不仅是感情，而且包括寓于作品中的人生睿智，这种睿智含蓄蕴藉，消融于整个作品之中，使读者有“味之无尽”、“握手已违”的感觉。

以上几点并非意境的严格定义，只是粗略的概括。另外，评判诗歌的优劣，意境也不是唯一的标准。作品可以意境见长，也可以风骨取胜，同样也可以气势擅场。根据“接受美学”的看法，“一千个读者就有一千个哈姆雷特”，就是说不同的读者自有不同的审美意向和审美趣味，“统于一尊”的做法是违背审美本义的。

10.1.3 中国文化的特征及其对中国文学的影响

中国文学的上述特征的形成离不开中国文化的影响。

其一，中国文化历来视诗歌为文学的正宗。孔子就非常重视诗歌，不仅亲自编纂删定了《诗经》，而且告诫自己的儿子说：“不学诗，无以言”，“人而不为《周南》、《召南》，其犹正墙面而立也与？”[①]意思是一个人如果缺乏诗歌的修养，就无法与人说话，只能面墙而立。中国的历朝历代都设有专门机构采风，即去民间采集当地歌谣，以辨识民风民情，调整国家政策。唐朝以来的科举考试，甚至还“以诗赋取士”。在中国古代文学的长河中，我们可以发现是诗歌汇成汹涌的主流，而叙事文学（小说）要从现代文学，即从 1917 年新文学运动起，才超过诗歌占领主导地位。倘若比较中西古典小说，我们还可以发现一个有趣的现象：即使是叙事文学，中国的古典小说也带有浓郁的抒情色彩。如《红楼梦》，每一章的标题往往是对仗工整的诗句，作者借人物之口，创造了很多优美的诗，并且善于描写诗情画意的场面，渲染抒情的氛围。

其二，中国文化十分强调“文以载道”、“诗言志”，重视文学（包括诗歌）的现实政治功用和崇高价值取向。孔子认为诗三百“一言以蔽之，曰：思无邪”，[②]即诗歌应该传达健康高尚的思想感情。他谆谆教导学生：“诗，可以兴，可以观，可以群，可以怨。迩之事父，远之事君。多识鸟兽草木之名。”[③]意思是诗歌会激发情感，增强观察力，扩充同情心，缓和情绪。无论对家庭或是对从政都有帮助。《诗大序》说：“诗者，志之所在也，在心为志，发言为诗。”意思是说，诗歌是内心情志的表达，情志指的是远大志向和高尚情感。

其三，中国文化的伦理倾向也对文学产生了巨大的影响。人类有史以来，产生过三大原精神，即古希伯来先知奠立的信仰精神，古希腊智者建立的求知精神和中国圣人倡导的仁爱精神。西方的信仰精神和求知精神在西方社会的发展中曾经发挥过巨大的历史推动作用，尤其是文艺复兴和工业革命以来，在理性和科

---

① 论语，阳货.

② 论语，为政第二.

③ 同上

学主义的指引下更是取得了长足的进步,但是进入 20 世纪,西方社会面临三重生态危机:一是人类出于自身的欲望,无度开发、掠夺自然而形成的自然生态危机;二是经济全球化策略下的世界贫富分化现象所产生的社会生态危机;三是消费文化开拓了人类无尽的欲望致使人性扭曲,信仰失落,价值取向倒错,进而导致精神生态危机。信仰精神逐渐衰落,求知精神所奠定的理性和科学主义走向极端。面对严峻的挑战,世人一方面继续拓展科学技术,以优化认识工具和实践手段;另一方面则返回人类传统文化,寻求生态文化的价值资源,以便建立切合新世纪实际的生态观和价值伦理观。正是在这样的大背景下,西方一些有识之士纷纷把眼光转向东方,尤其注目于中国。1988 年,75 位诺贝尔奖获得者在巴黎向全世界发出警示:"如果人类要在 21 世纪生存下去,必须回头到二千五百年前去汲取孔子的智慧。"[①]显然,随着中国综合国力的增强和国际地位的提高,中国文化必将获得世界的重视,获得勃兴并发挥重要的作用。

在仁爱精神的指引下,中国文化历来讲究修身养性,呈现出鲜明的伦理色彩。在儒家文化中,"仁"是核心。孔子说:"志士仁人,无求生以害仁,有杀身以成仁"。[②] 仁是什么?孔子认为:"夫仁者,己欲立而立人,己欲达而达人","己所不欲,勿施于人"。[③] 所以仁就是爱人,就是正确处理与他人的关系,设身处地地为他人着想。

作为中国文化核心的中国哲学具有如下特点:一是"合知行",即思想学说与生活实践融成一片。这是一种"实践理性",把理性引导和贯穿在日常生活、伦常感情和政治观念之中;二是"一天人"。人生的最高理想是达到"天人合一"的境界。而达到这一境界的唯一途径就是"以涵养为致知之道",故修身养性殊为重要;三是"同真善",真理即至善,求真乃求善,真善合一。穷理即是尽性,崇德亦为致知。正是这些特点决定了中国文化鲜明的伦理倾向。

10.1.4　中国文学的世界影响

"我相信,我们正站在一个新的综合、新的自然观念之上,也许我们最终有可能把强调定量描述的西方传统和着眼于自发组织世界描述的中国传统结合起来。"(普里戈金)

"本世纪有可能在中国发现一个新希腊——一旦我们充分了解了中国诗歌,无疑会从中发现一种纯真的色调;事实上,从现有的译本中,我们已经影影绰绰地

① 南洋商报[N]. 1990 年 8 月 29 日.

② 论语,卫灵公第十五.

③ 论语,雍也第六.

窥见了这种完美性。屈原、李白等人肯定是下个世纪的财富。人们从他们那里可能得到的巨大启发,如同以前的文艺复兴受益于希腊人那样。”(庞德)

“我的心立刻紧贴古老的中国心。我们西方人真是野蛮人,几乎一点也不懂什么叫做诗。”(艾伦? 厄普伍德)

以上引用的论述,都出自西方著名科学家、文学艺术家之口。从中不难发现他们对中国文化、中国文学的赞赏和崇敬。中国文学甚至在创作上也给予他们很大的启发。试以美国文学为例,爱默生是美国历史上最重要的思想家之一,对于美国文化和民族性格的形成具有巨大的影响,他在1836年阅读了孔子的著作,受到启发,“产生了许多新的想法”;梭罗,美国最早生态伦理的思想家,在其名著《瓦尔登湖》中,几乎每一章都引用《论语》《中庸》中的语录;大诗人庞德很早就开始翻译唐诗,并且出版译作《论语摘要》、《中庸和大学》;尤金·奥尼尔,1936年诺贝尔奖获得者,经常阅读《道德经》、《庄子》,其创作深受影响,他甚至在1928年来上海造了一座别墅,取名为“大道”;艾略特,1948年诺贝尔奖获得者,在其名著《荒原》中大段引用中国古代文化、文学中的名人名言。

10.2 人:文学的“特质”

10.2.1 文学审美活动的目的和意义

文学是写人的,文学必须反映作为社会关系的总和的人的活动。如果从这样的角度理解文学是人学,恐怕还是肤浅的人学观。我们必须从人的目的论的高度来理解这一命题的深刻性,即文学是人的自由人性的价值形式,是人的本质的历史发展的审美展示。艺术的发展是人的发展的超前反映和外观形式,艺术的目的就是人性的发展和完善,艺术的发展必须朝自身的这一目的回归。然而,迄今为止,人类社会的一切物质生产都受制于人的现实需要的片面有限的目的,劳动还不是自我实现的形式。人类不断向大自然掠夺自己生存和享受的资料,而大自然也以自己的方式不断报复。因此,在这种情况下,人类的自由是有限的。而只有在艺术活动中,人才能获得充分的自由性,人在艺术活动中,通过“内化”和“外化”两个过程超越了物质生产中人与自然的对立关系而达到统一。

人与自然趋于统一和谐,必须通过两个途径:一是客观事物现象的符号化,即把现实的对象改造和转换为一种情感和经验的感性形式(艺术形式),使之成为标志人类某种精神价值的符号;二是主体人的完善化,即主体在艺术创造和欣赏过程中摆脱世俗功利心,用审美意识和审美个性观照世界,自由地处理对象,因而感情得到升华,人格受到陶冶。这两个过程是两种超越:一是超越对象的实体性(它是借助人的思维抽象作用完成的),二是超越主体的现实关系、现实意识(这是凭藉人的联想和情感升华等心理功能实现的)。

艺术审美活动的本质就是人为了摆脱现实生活的缺陷,而用自身理想的尺度来创造世界的精神活动,同时又是人们为了超越自身发展的不完善而按照理想尺度自我改造的精神活动。而这一切都根植于人类特有的自我意识的精神能力和自我实现的心理冲动,这正是美与人同源的内在根据。人的伟大即在于能借助于这种精神主体能力,不断进行双重超越,从而实现自身的进化。正是从这一角度看,我们可以说,审美的艺术的人才是真正的人、最完善的人。

10.2.2　文学审美活动的功能

审美和艺术是使人类摆脱困境,恢复人性的完整和生命的意义的最终途径。人本主义心理学家马斯洛的"需要层次"理论指出:"人类的需求构成了一个层次体系,即任何一种需求的出现都是以较低层次的需求的满足为前提的。人是不断需求的动物……"[①]按照他的理论,人有五个层次的需要:生理、安全、爱、尊重和自我实现。其中自我实现是最高的需要,这是一种发展性的无私的超越性的需要。它是对日常生活的功利态度、实利意识的暂时超脱,主体对个人情欲、私利意识的不断净化陶冶,从而体现为自由超然的人生态度、心灵境界。席勒说:"审美的国度是自由的国度,是对现实的否定","审美是人性的完成"。西方马克思主义的重要代表马尔库塞认为,由于技术统治,现实意味着感性本身的异化,人要求解放,"个人感觉的解放应该构成普遍解放的序幕,甚至是基础,自由社会应该建立在新的本能需要上","审美之维可以作为一种对自由社会的量度,一个不再以时尚为中介,不再建立在竞争的剥削或恐惧的基础上的人际关系的天地。需要一种感性,这种感性摆脱了不自由社会压抑性满足。这种感性受制于只有审美想象力才能构织出的现实所拥有的方式和形式"。[②]

迄今为止,人类进行的活动大致可以分为三种:一是实践活动。这是人类全部活动的基础,对人的发展起了基础作用,但是由于该活动根本特征在于其目的的直接性,它是为满足人的生存而进行的,必须遵守自然的必然性。因此,它对人类的能力是有限发展,人所获得的自由也是有限的。二是理论活动。这种活动超越了主体的直接目的性,以对客观世界必然性的认识为指归,表现为对世界的认识和理解。但是它仍是不自由的。因为要以主体的合目的性形式加诸于对象,仅是对实践活动的深化和补充。三是艺术审美活动。这是非功利性的、以人的全面

---

① 马斯洛.人类动机理论[M].北京:九州出版社,2003 年 9 月.

② 西方马克思主义文学论文选[M].北京:中国社会科学出版社,1987 年 2 月.

感觉占有对象的活动。审美活动是高度个性化的活动，是个性得到充分发展的活动。在审美活动中，人以一种全面的方式，也就是说，作为一个完整的人，把自己的全面的本质据为己有。审美活动的人获得全面发展的意义，在于人的需要的领域得到最集中的展现。我们知道，人的发展程度和人生境界，也就是人的自由程度取决于人在何种需要的驱使下从事活动，在活动中满足何种需要。只有自我实现需要的满足才是人的全面自由本性的实现，而这只有艺术审美活动才能完成。因为在审美活动中，人们暂时切断了与现实的纯功利性联系，采取观照的态度对待自己面临的一切。由于没有利害得失、哀愁苦乐等外在因素的约束，想象力、理解力、价值判断、情感好恶就可以遨游于无沾无碍的自由王国，各种心理功能处于和谐一致的状态之中，主体在心理上体验到一种在现实生活中难以获得的超越性自由。

如果把上述功能视为直接功能，那么社会交往功能则是其间接功能。审美活动的社会交往功能具体表现在：

(1) 承担社会控制功能，推广社会统一规范。审美活动是一种强有力的信息传播媒介，当文艺反映人的理想和规范，创造新的习惯、道德和新的思想方式的时候，他就对社会构成了规范和榜样。

(2) 提供社会归属感，增进个人群体意识。托尔斯泰在《什么是艺术》一书中说："艺术的感动人心的力量和性能就在于这样把人从离群和孤立中解放出来，就在于使人和其他人融合起来。"美国社会学家戴维·里斯曼在《孤独的人群》中将历史划分为三种社会形式，每一种形式都有相应的权威，体现人们不同的动机和价值观，并形成相应的感情：①传统社会处处以传统为引导权威；②市场资本主义社会，接受实业家精神的内在引导，坚信自立，崇尚自主；③20 世纪 60 年代以后的后现代主义社会，由于媒介的发达，社会趋于整一，"他人引导"产生同一性，人们不再愿意处于孤独状态。艺术即提供了维护社会内部平衡的规范和价值的工具，组织群体感觉经验，提供统一的价值标准。

(3) 制造社会仿效榜样，给予个体发展的方向目标。社会学认为，每一个要想进入社会的个人都有一个社会化的过程。在这个过程中，个体通过无数次的审美实践，不断学习社会的审美规范、审美价值观，逐渐形成自己的个性，明确自己的目标。

(4) 引导社会时尚主流，推动社会文化发展。虽然文学随时代的变迁而变动不居，但是由于文学的超越性和前瞻性，它不仅反映时代的文化追求、审美意向，更引领社会的时尚潮流。

10.2.3　文学审美活动与医学生

文学的历史几乎与人类的文明史同样源远流长，它在人类的历史（和社会发展）进程中曾经发挥过巨大的作用。因而任何一个民族、国家都极其重视文学，将其视为民族和国家兴旺发达的标志之一。早在两千年前，孔子就指出诗可以“兴、观、群、怨”，认为文学艺术具有巨大的整合社会的作用。魏晋时期的陆机在《文赋》中写道，文章（包括文学作品）乃“经国之大业，不朽之盛事”。汉朝的汉武帝专门设立“乐府”这一机构，负责去各地采集诗歌，从中获取百姓对朝廷的意见，以便调整法令政策。唐朝的统治者倡导写诗，并且以身作则，更有甚者，在科举考试中，还“以诗赋取士”。古代如此，现代同样这样。梁启超等改良主义者为了救亡图存，学习和借鉴法国大革命的经验，力主用小说启发民众，在《小说与群治》一文中疾呼：“吾以为吾侪今日，不欲救国也则已；今日诚欲救国，不可不自小说始，不可不自改良小说始。”文学成了救亡图存的重要手段（当然，在某些特定时代，文学的作用是被夸大了，被当作工具用于其他用途了。

文学对社会的个体同样给予了极大的助益。阅读欣赏文学作品可以增加知识，提高艺术修养，陶冶情操，开阔视野，增强爱国思想等等，这已经成为常识。其实文学对于现代人来说，具有更为重要的现实意义。我们知道，内心焦虑是现代人的通病。这是因为在科学主义的引导下，现代社会发展迅猛，竞争激烈，现代人头上高悬着“适者生存”法则这条鞭子，再加上物质主义和消费主义的诱惑，理想和现实之间永远存在着无法跨越的差距。要克服这种焦虑，不能指望历史车轮的缓转、倒转，只能设法让社会的发展更合理，也就是我们国家现在所倡导的“和谐社会”。但是这是一个长期的过程，不是一个国家毕几年、十几年乃至数十年之功就可以完成的，它有待于社会生产力的发展，全民道德水平的提高，除此之外，还有待于整个世界环境的改善以及国际和平局面的形成。

然而，就个体而言，我们可以努力的，就是从自己做起——那就是经常阅读、欣赏文学作品，不断提高自身的修养。正如前文所述，文学的审美作用有助于人们获得精神自由、心灵舒畅。我们不能期待每一个人成为文学家和艺术家，因为这需要天赋、阅历、毅力等条件，但是稍加培养教育，每一个人都可以学会欣赏文学艺术。在欣赏审美活动中，我们暂时摆脱了日常生活的细碎烦恼、忧虑痛苦，采取超越、关照的态度，通过想象，“物我两忘”，遨游在文学想象的世界里，在心理上体验到一种现实生活中无法体验到的自由。这种暂时的解脱、超越和自由对于现代人来说是必不可少的。

此外，更为重要的是在文学作品中，人们可以获得生命的意义和生命的肯定。尼采说：“艺术在本质上是肯定，是祝福，是存在的神话……”，“艺术使生命成为可能的伟大手段，是求生的伟大诱因，是生命的伟大兴奋剂。艺术是生命的本来使命，是生命的形而上学活动。艺术比迄今为止的全部哲学家更正确，因为他们没有离开生命循之而前进的总轨道。”[①]很显然，在尼采看来，创作是文学艺术家生存的动力，创造作品是其生命活动的过程，而作品则是其生命意义的呈现。与此一致的是，人们通过阅读欣赏文学作品，也可以在精神层面及生命的意义层面上获得提升。我们的眼界开阔了，襟怀坦荡了，境界高远了，追求的目标和道德的层次也就提高了。我们不会再为蝇头小利而斤斤计较，也不会为名誉地位而勾心斗角，更不会为日常琐事而烦恼忧虑。相反，我们会为曾经有过的“低层次奋斗”而羞愧难当；我们会为曾经有过的“蹉跎岁月”而扼碗叹息、痛苦不已。焦虑的内涵改变了，焦虑的层次提升了，于是焦虑不再是心理的消极负面因素，也不再是生活中难以跨越的障碍，它变成了积极的动力，推动和催促我们参与到有意义的工作中去，过一种有意义的生活。海德格尔说：“人诗意地栖居。”这句话有两方面的含义；一是人与自然和睦相处；二就是人要过一种有意义的生活。这是人之所以为人的本真意义上的生活。

阅读欣赏文学作品对我们医学生还有特殊的作用。医学这门科学具有两重性，它是运用医学知识和技术解决人的问题，它包括技术要素和人道要求两方面。由于现代先进科学技术的迅猛发展，现代医学中的技术因素大大膨胀。由于人道因素在新的社会转型中没能得到相应重视和张扬，于是出现了失衡状态。原先人与人的关系变成了人与金钱的关系、人与机器的关系。因此需要重建科学的医学与人文之间的平衡。文学艺术是提供人文、人道精神的重要基地。小说家可以比医学家教给我们更多的人性知识，通过虚构方式更接近真实的人生。

另外，目前的医患关系具有不对称性。患者是弱势群体，医生则占主导地位。医生具有专业的威信和职业的权威，而患者由于特殊情境所造成的依赖性，他们必须服从医生，必须满足医生所规定的治疗条件。在这种情况下，需要更多的是医生感情的投入。医生应该设身处世地为患者着想，同情他们的遭遇，体会他们的痛苦和恐惧，甚至耐心倾听他们的絮叨。阅读和欣赏文学作品的实践告诉我们，文学在这方面对我们大有助益。我们知道，感情渗透于文学创作的始终，究其原因，大致有以下四条：其一，创作起因于感情。作家在现实生活中经历了各种事情，集聚了相当的感情，当其达到饱和时，便会迫使他拿起笔来。巴金在谈创作体会时就曾经说过：“是过去的生活逼着我那起笔来的”，“我有感情无法倾吐，有爱憎无处宣泄”，“一颗心无处安放，倘使不能使我的心平静，我就活不下去”。[②]正是

① 尼采.悲剧的诞生[M].北京：作家出版社，1986年3月.

② 巴金谈创作[M].上海：上海文艺出版社，1983年6月.

为了倾吐感情、宣泄爱憎，巴金辛勤写作，笔耕不止，直至耄耋之年，依然壮心不已，为中国文坛奉献出一部部佳作。其二，作者的感情决定作品的主题倾向。感情与认识关系密切，高尚的感情才能提炼出深刻的主题。其三，感情渗透在创作活动的一切环节。从构思选材，立意布局，直至修改润饰，作者无一不受着感情的支配。因为作者在整个作品中所表现的已经不是纯客观的自然，而是“情化的自然”，即浸润着作者感情的自然。其四，感情的高下强弱决定着作品的感染力。托尔斯泰在《艺术论》中解释艺术活动时指出：“在自己心里唤起曾经一度体验过的感情——用动作、线条、色彩、声音以及言辞所表达的形象来传达出这种感情，使别人也能体验到这同样的感情——这就是艺术活动。”这里，托尔斯泰以丰富的艺术实践经验概括了艺术创造与欣赏的特征，即作者用形象表达感情，而读者也是通过感情的媒介进行欣赏。因此经常阅读欣赏文学作品，会净化、丰富我们的感情，对我们善待患者、改善医患关系起到积极的作用。

随着改革开放的深入进行，经济大潮裹挟一切，社会转型为以经济为中心的形态，原先在社会生活中占有重要地位的文学开始走向边缘。经典作品受到冷落，长篇小说无人问津，“写诗的人数多于读诗的人数”成为嘲笑文学的流行笑话，连不少作家也耐不住寂寞，纷纷跳离文学的“苦海”。尤其是，据说现在已经进入读图时代，文字将成为昨日黄花。这引起了人们的疑惑：文学过时了吗？文学要消失了吗？其实，文学不会过时，更不会消失。文学将伴随人类始终。现在的文学只不过是卸去了以往强加在它身上的重重盔甲，回到了原本的地位和意义上去了。马克思说：“作家绝不是把自己的作品作为手段。作品就是目的本身；无论对作家或是其他人来说，作品根本不是手段。”文学回归本体以后，它将不再是知识精英的专利，在精神上，从贵族化转向平民化，通过更高程度的开放而复归艺术本质。

10.3　透视与素描：中国文学的历史演进

10.3.1　中国文学史的时期划分

中国文学史大致可以分为四个时期：

(1) 古代文学：包括先秦文学(从上古至秦以前)，秦汉文学，魏晋南北朝文学，隋唐五代文学，宋元明清文学。

(2) 近代文学：鸦片战争至 1917 年“五四新文学运动”。

(3) 现代文学：1917 年至 1949 年。

(4) 当代文学：1949 年至今。

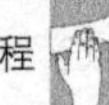

10.3.2 中国古代文学史概述

先秦文学的内容主要有诗歌、散文,此外有民谣和神话。民谣的创作想来在当时一定为数不少,但由于时代久远,现在仅存数例。神话主要涉及自然神、英雄神和异人异物的故事。虽然与古希腊的神话相比,我国神话显得比较单薄,但是它的英雄主义精神和高贵的美学理想、奔放的幻想以及夸张的手法给后世作家起着积极的影响。

(1) 诗歌。以《诗经》和屈原《楚辞》为代表。它们分别代表了文学上的两种不同流派,是我国现实主义和浪漫狐疑文学的奠基者。在我国文学史上起着典范的作用。

《诗经》的内容可以分为风、雅、颂三部分(风、雅、颂原来是地方、王城、庙堂音乐的名称,后人将其指称内容),其中风和小雅中的作品最值得珍视。它们表达了人民反剥削、反压迫的斗争精神,对理想爱情和婚姻的向往追求以及对劳动生活的热爱。《诗经》在艺术上具有以下特点:朴素自然的艺术风格,复沓的章法,和谐的韵律,最为重要的是赋比兴的手法。赋即直接写景抒情,铺写内容;比即比喻;兴用于开头,先用一两句诗描写景物,以引起下面的内容。楚辞是以屈原为代表的一种中国南部楚国一带的新诗体。屈原的代表作有《离骚》、《天问》、《九歌》、《九章》等。《离骚》是一篇宏伟壮丽的政治抒情诗。全诗 373 句,共 2 400 多字。其思想内容主要表现诗人强烈的政治责任感、伟大的爱国献身精神、高尚的操守人格以及不屈不挠的斗争意志。

(2) 先秦散文。这里说的散文与现代意义上的散文概念——诗歌、小说、戏剧、散文有所不同,它是与古代韵文相对的体裁。可分诸子散文和历史散文两种。诸子散文,如:《论语》、《墨子》,《庄子》、《孟子》等,是以议论、说理为主的论说性文章。这些散文思想解放,敢于批判陈旧的制度、意识和传统,要求对一切事物作出新的认识和理解。其中很多思想、观念和理论都带有原创意义,构成了一个百家争鸣、学术文化空前繁荣的局面。历史散文如《春秋》、《左传》、《战国策》、《国语》等,是以历史人物思想、活动、历史事件为主的历史著作。其中又可分为记录帝王诏命言辞的记言体和记载重大事件的记事体。虽然这些著作理应属于学术著作,但是由于讲究语言技巧、注重谋篇构思、擅长形象表现,具有浓厚的文学色彩和极高的文学价值。

(3) 秦汉文学,内容包括汉赋、诗歌、司马迁的《史记》。汉赋是汉代最流行的文体,分为大、小赋。大赋内容主要是歌颂国势之强盛、都市之繁华、物产之丰饶、宫殿之富丽以及田猎歌舞场面之壮观。有时带有讽喻劝诫的意味。小赋则反映了黑暗现实、讥讽时世、抒情咏物。赋体的特点主要是铺陈写物,“不歌而颂”,手法夸张,辞藻华美。代表作家有贾谊(《鹏鸟颂》)、枚乘(《七发》)和司马相如(《子虚》、《上林》)。

被鲁迅誉为“史家之绝唱”“无韵之离骚”的《史记》是我国第一部以任务为中心的纪传体通史。司马迁写《史记》的目的是要“究天人之际,通古今之变,成一家之言”。他秉持“不虚美,不隐恶 ”的公正态度揭露统治者的暴行暴政,刻画他们的丑恶面目;热情描写人民的反抗和斗争,歌颂爱国人物和有重大历史贡献的人物。这部作品在艺术上也有相当高的成就:精粹的语言艺术,生动形象的人物塑造,复杂的情节描写和细节刻画。

(4) 乐府诗和古诗十九首。乐府诗中具有较高价值的是民间歌辞,它们反映了劳动人民的受欺凌的穷困生活,揭露战争和徭役带给人民的苦难,以及男女青年对爱情的向往。古诗十九首主要反映的是下层知识分子求官不遂、仕途失意的悲叹和游子思归的愁苦。它是我国文学史上早期文人五言诗的典范,为五言诗的发展起了奠基的租用。

(5) 魏晋南北朝文学。这一时期是我国文学的自觉时期。其标志为:①玄学的兴起。这是一种新的世界观和人生观,对宇宙、人生和人类自身进行纯哲学的思考。②文艺理论的盛行。新的诗学使文学摆脱了经学的束缚,形成了新的美学追求。文章乃“经国之大业,不朽之盛事”成为共识。③文学团体的形成,如建安七子、二十四友、竹林七贤、竟陵八友等。这一时期的文学内容有:

“建安风骨”与建安七子。建安是东汉献帝的年号。但是文学史通常把这一时期作为魏晋南北朝的开端。他们的诗歌主要反映社会动乱和人民的苦难,抒写个人的抱负和遭遇。“建安风骨”是刘勰对建安文学的概括:“观其时文,雅好慷慨,良由世积乱离,风衰俗怨,并志深而笔长,故梗概而多气也。”意思是建安的作品能饱含感情、全面而深刻地反映和描写现实生活的真实面貌。其中曹操父子三人对此都有很大贡献。

陶渊明及其田园诗。他的作品主要表现对劳动和农家生活的热爱,摆脱官场、返归自然的悠然舒畅的心情。艺术上具有外表平淡冲和与内在意味隽永相统一以及抒情、绘景和说理融为一体的特点。

文艺理论著作有刘勰的《文心雕龙》、陆机的《文赋》、钟嵘的《诗品》以及曹丕的《典论。论文》。

民歌和山水诗的兴起。

小说的兴盛。此时小说可以分为两类;一为志怪小说,记述神仙方术,妖媚鬼怪、殊方异物、佛法灵异;一为志人小说,记述人物的逸闻琐事、言谈举止。前者代表作有干宝的《搜神记》,后者有刘义庆的《世说新语》。

(6) 唐代文学。唐代文学呈现出百花齐放的局面,诗歌、散文、小说都有很大的发展。诗歌成就尤其突出。据《全唐诗》所录，就有诗人2200余人，其中独举风格者五六十人，作品48900多首，共900卷。

唐诗兴盛的原因：①经济繁荣；②思想解放、文化活跃；③文学摆脱宫廷和贵族的垄断，为中下层知识分子所掌握；④统治者重视和倡导。

唐诗分期及其代表作家：

初唐——“初唐四杰”和陈子昂。

盛唐——李白和杜甫，孟浩然、王维和山水田园诗，高适、岑参和边塞诗。

李白浪漫主义表现在：①理想与现实的矛盾；②反权贵、轻王侯、傲岸不屈的反抗精神；③狂放不羁、谋求个人自由。

李白诗歌的艺术特点：感情激越，夸张大胆，想象奇特，意象超越现实，语言清新、不拘一格。

杜甫的现实主义表现在：①面对现实，讽喻时事；②反映民生疾苦；③热爱生活，描写日常生活。

杜甫诗歌的艺术特点：高度的艺术概括，雄浑壮阔的艺术境界，细致入微的表现手法，语言苍劲凝练、准确有力。

中唐——白居易，元稹，韩愈，柳宗元，李贺。

晚唐——杜牧，李商隐。

唐代散文：韩愈与古文运动，柳宗元的散文。

唐代小说：统称为传奇，这是有意识创作小说的开端。现存唐代传奇主要收录在《太平广记》内，代表作有《李娃传》、《莺莺传》等。

(7) 宋朝文学。诗歌和散文仍占有重要地位。唐宋诗歌进行比较，前者以情胜，重风神，其本体为非理性的心理体验与感觉；后者以意胜，重气骨，其本体是技巧上的巧思与内容上的道性。

散文方面，“唐宋八大家”中有六位是宋人。

宋词成就最高。词起源于隋唐之际民间流行的“曲子词”。在形式上具有“调有定格，句有定数，字有定声”的特点。每首词有词牌，即原先之曲谱。在词的发展史上，柳咏、苏轼和辛弃疾在词史上占有重要地位。

柳咏是婉约派的代表，词多写羁旅行役、离愁别绪，男欢女爱、都市繁华，艺术特点是长于铺叙，曲折委婉，语言通俗，创制大量慢词。

苏轼开创豪放风格，扩大题材，其艺术特点为意境阔大、豪放飘逸、情感奔放。

辛弃疾的词是爱国之士的心声，词风以苍凉、雄奇、沉郁为主调，而又表现出多样性和丰富性。

宋话本，在说话艺术的基础上产生，是我国白话小说的开端。

(8)元代文学。代表是杂剧和散曲。散曲由词演变而来，包括小令和套曲两种形式。

中国戏剧性表演早在《诗经》《楚辞》中就有反映,而戏剧的形成期则在北宋末年至金朝末年,直至元代而兴盛。杂剧的结构一般由四折组成。折是音乐的单位,也是情节发展的段落,相当于现代戏剧的一幕。杂剧的剧本主要由曲词和宾白组成。

关汉卿是我国戏剧史上最早最伟大的作家。其作品内容有三类:一类为揭露黑暗政治,涉及社会冲突;一类为描写妇女生活和斗争;另一类是历史剧。代表作是《窦娥怨》、《救风尘》、《单刀会》等。另有王实甫的《西厢记》,纪君祥的《赵氏孤儿》。

《窦娥怨》通过窦娥和黑暗社会现实的冲突,表现了封建社会妇女的悲惨命运和她们的反抗精神。

(9) 明代文学。以小说为主。有《三国志通俗演义》、《水浒传》、《西游记》,另有白话短篇小说"三言"(《喻世明言》、《惊世通言》、《醒世恒言》)和"二拍"(《拍案惊奇》、《二刻拍案惊奇》)。

《三国志通俗演义》通过魏、蜀、吴三国间的政治、军事斗争的故事,揭示了当时社会的黑暗腐朽,谴责统治者的残暴和丑恶,寄托了明君贤相的政治理想,并在一定程度上反映了人民的苦难。这部小说结构严谨,故事情节井然有序,人物形象鲜明生动,语言文白相间,简洁明快。

《水浒传》揭露了封建统治的罪恶,歌颂了反抗黑暗势力的英雄,揭示"官逼民反"的社会现实。在艺术上,通过人物的言行举止,浓墨重彩的刻画带有民族特点的人物性格,人物与情节的安排主要是单线发展。

《西游记》运用游戏笔墨,通过神话故事歌颂了敢于反抗权威、百折不回的斗争精神,也从侧面寄托了对现实的激愤。这是一部神话小说,想象夸张奇特,幽默诙谐,带有深刻的寓意。

戏剧主要有汤显祖的《牡丹亭》。

(10) 清代文学。主要有小说,《聊斋志异》、《儒林外史》、《红楼梦》;戏剧〈长生殿〉、〈桃花扇〉。此外,晚清还诞生了话剧。

《红楼梦》以贾宝玉与林黛玉的爱情悲剧为主线,描写了封建大家族由盛而衰的历史轨迹,深刻反映了当时的社会现实,揭露了封建统治者的罪恶本质,从而揭示了封建社会必然崩溃的历史趋势。在艺术上,《红楼梦》通过日常生活的精心提炼和细致描绘,如实再现了各色人等的本来面貌;善于以心理描写揭示人物的精神世界;语言生动流畅、色彩鲜明,富有表现力。

10.3.3　中国现代文学发展略述

中国现代文学的时间跨度从1917年到1949年。其开端的标志是1917年

《新青年》1月号和2月号上发表的两篇文章，即胡适的《文学改良刍议》和陈独秀的《文学革命论》。1949年7月，全国第一次文学艺术家代表大会的召开标志着现代文学的结束、当代文学的开始。

中国现代文学可以分为四个时期：

(1) 1917～1920年，现代文学发生期（“五四”新文学运动时期）。

这段时期提出了新的文学主张和观念，如：文学的目的是为人生，文学要有“宏深的思想，坚信的主义，优美的文艺，博爱的精神”；翻译介绍了大量的外国文学作品；新的文学创作大量涌现：议论性散文，现代白话诗（胡适等），小说（鲁迅的《狂人日记》）。

(2) 1921～1927年，为发展第一期。

此阶段成立了很多文学社团，如：文学研究会，创造社，新月社等。

这时期的作品有：鲁迅的《呐喊》、《彷徨》，郭沫若的《女神》，新月社诗人徐志摩、闻一多的诗歌等。

(3) 1928～1937年7月，为发展第二期。

这时期的作品有：鲁迅的杂文，左翼作家（柔石、丁玲等）的创作，矛盾的《子夜》，巴金的《家》，老舍的《骆驼祥子》，曹禺的《雷雨》、《日出》，沈从文的《边城》，张爱玲的《金锁记》，戴望舒的现代派诗歌等。

(4) 1937年8月～1949年9月，为发展第三期。

这时期的作品有：艾青的自由体诗歌《向太阳》、《火把》以及“九叶诗人”的诗歌，赵树理、孙犁、沙汀和艾芜等人的小说作品。

10.3.4 中国现代文学与古代文学的区别

中国现代文学与古代文学的区别主要表现在以下几个方面：

(1) 从文言文学到白话文学，意味着贵族化精神转化为平民化精神。

(2) 从以善为中心到以美、真为中心，意味着社会化转化为个体化。

(3) 从封闭到开放，意味着单一性进步到多元性。

(4) 从时间型、故事型转化为空间型、人物型，意味着以外在事件为本位过渡到以内在世界为本位。

10.4 诗歌例举与欣赏

10.4.1 中国古代诗歌的知识和特质

10.4.1.1 中国诗歌的分类

中国诗歌分为三大类：

(1) 根据作者群体分为：民歌、民谣与文人诗歌。

(2) 根据表达方式分为：抒情诗、叙事诗与咏物诗。

(3) 根据所用语体分为：传统诗歌与新诗。

新诗分为：新格律诗、自由诗与散文诗。

传统诗歌分为：

- 古体诗：四、三、五、七及杂言(以语言划分)；
  骚体、乐府、行、歌行及古体绝句(以体裁划分)。
- 近体诗：律诗与绝句。
- 词：小令、中调及长调(以字数划分)；
  正体与别体(以节拍划分)。
- 散曲：小令、套曲及带过曲

10.4.1.2　诗歌的特质

与小说、散文、戏剧相比，诗歌的特质是用意象语言呈现出来的原创性的思维。这种思维既是原发的(主要不是推导或因袭而来的)，且又创造了具有感染力的想象的事物及其语言表现形式。它涉及到这样几个特质：

(1) 原创性的思维。它饱和着新鲜丰富的想象和感情。这是诗歌最基本、最显著的特质。当然，所有的文学创作都离不开感情和想象，但是在诗歌中却最为强烈鲜明。

(2) 意象。意象不同于形象。形象主要指感官可以认知的具体语言形象，而意象则不但包括形象，而且包括内心活动之象；形象是来自意识的更具客观现实存在性，意象是来自无意识的更具深厚的主体意蕴性。美国大诗人埃兹拉·庞德说："意象是理智和情感刹那间的错综交合——哪怕一生中只表现一个意象，也强似写下长篇累牍的冗长。"

(3) 诗性语言。首先要求精练，用最俭省的文字传达至为丰富深邃的思想感情；其次是委婉含蓄，让人把玩回味；再次要求内在音乐性，不一定是声音的韵律，还可以是情感和思想传达的节奏感；最后要求独创性。不能因袭，不能重复，要始终保持新鲜感。

10.4.2　诗歌例举

行路难(李白)

金樽美酒斗十千，玉盘珍羞直万钱。

停杯投箸不能食，拔剑四顾心茫然。

欲渡黄河冰塞川，将登太行雪满山。

闲来垂钓碧溪上，忽复乘舟梦日边。

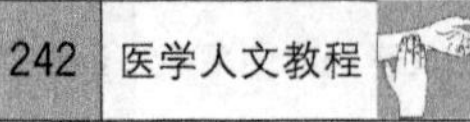

行路难，行路难，多歧路，今安在。

长风破浪会有时，直挂云帆济沧海。

白帝（杜甫）

白帝城中云出门，白帝城下雨翻盆。

高江急峡雷霆斗，翠木苍藤日月昏。

戎马不如归马逸，千家今有百家存。

哀哀寡妇诛求尽，恸哭秋原处处村。

马嵬（李商隐）

海外徒闻更九州，他生未卜此生休。

空闻虎旅鸣宵柝，无复鸡人报晓筹。

此日六军同驻马，当时七夕笑牵牛。

如何四纪为天子，不及卢家有莫愁？

定风波（苏轼）

莫听穿林打叶声，何妨吟啸且徐行，竹杖芒鞋轻胜马，谁怕？一蓑烟雨任平生。

料峭春风吹酒醒，微冷。山头斜照却相迎。回首向来萧瑟处，归去，也无风雨也无晴。

摸鱼儿（辛弃疾）

更能消几番风雨，匆匆春又归去。惜春常怕花开早，何况落红无数。春且住，见说道、天涯芳草无归路。怨春不语，算只有殷勤、画檐蛛网，尽日惹飞絮。

长门事，准拟佳期又误。娥眉曾有人妒。千金纵买相如赋，脉脉此情谁诉？君莫舞，君不见，玉环飞燕皆尘土。闲愁最苦。休去倚危楼，斜阳正在，烟柳断肠处。

豹（里尔克）

它的目光被那走不完的铁栏

缠得这般疲倦，

什么也不能收留。

它好象只有千条铁栏

千条铁栏后便没有宇宙。

强韧的脚步迈着柔软的步容

在这极小的圈中旋转。
仿佛力之舞围绕着一个中心
一个伟大的意志在其中昏眩。
有时眼帘无声的撩起,
于是有一幅图像浸入,
通过四肢紧张的静谧,在心中化为乌有。

一代人(顾城)
黑夜给了我黑色的眼睛
我却用它寻找光明

远和近(顾城)
你,
一会看我,
一会看云,
我觉得
你看我时很远,
你看云时很近。

10.4.3 诗歌赏析

下面我们分析欣赏两首诗。第一首是李清照的词《永遇乐》:

落日熔金,暮云合璧,人在何处。染柳烟浓,吹梅笛怨,春意知几许。元宵佳节,融和天气,次第岂无风雨。来相召,香车宝马,谢他酒朋诗侣。

中州盛日,闺门多暇,记得偏重三五。铺翠冠儿,撚金雪柳,簇带争济楚。如今憔悴,风鬟雾鬓,怕见夜间出去。不如向帘儿底下,听人笑语。

这是双调词,写元宵节的事。上片主要写今日之景象和心情。起头两句写夕照鲜明,晚霞艳丽,正好欢度佳节,但是第三句"人在何处",立刻给诗歌抹上了阴郁的色彩。反映出诗人寂寞孤独的境遇和心情。接着三句描写早春美妍的景色,然而"笛怨"两字表明诗人却不愿加以欣赏,她甚至希望突如其来一场风雨。于是她辞谢了朋友节日游玩的邀约。下片前六句回顾往昔。那时她是一位贵族小姐,特别看重元宵节。"争济楚"的"争"生动地表现出她的时髦打扮和喜悦心情。此后,笔锋一转,诗人用对比的手法写出今日的伤心:既无心梳妆打扮,又不愿夜间出门;宁愿龟缩在窗帘后边,暗暗地听别人的欢声笑语。结尾两句,格外传神,写出一位历经沧桑的老人忍不住欢乐的诱惑,又时时被理智压抑的痛苦矛盾的心态，读后真让人感叹唏嘘，备感凄凉。这首词表达了诗人南渡后，国破家亡、流离失所的苦难和孤独寂寞的心情，也从一个侧面反映了南宋江河日下的情势。

接着我们欣赏戴望舒的《印象》：

是飘落深谷去的，幽微的铃声吧。
是航到烟水去的，小小的渔船吧。
如果是青色的真珠，
它已坠落古井的暗水里。
林梢闪着的颓唐的残阳，
它轻轻地敛去了，
跟着脸上浅浅的微笑。
从一个寂寞的地方起来的，
迢遥的，寂寞的呜咽，
又徐徐回到寂寞的地方，寂寞地。

这是一首现代诗。首先我们简略概括一下古典诗歌与现代诗歌的区别：其一，古诗以经验所写的诗往往只能概括日常经验和学问，很少上升到哲学的象征层次，读者感受深刻的是作者的人格、感情、文句和意象；而现代诗让人感受的是体现了诗人情感思想的事物本质，是诗人内心对于人生经验的外化形式，往往带有哲理的思考，带有象征意义。其二，古诗的节奏是一种音乐节奏，表现在词句的形式和韵律上，清晰而鲜明，而现代诗的节奏主要表现在情绪和思绪的流泻上，模糊舒缓如沉思般，带有理性的节制。《印象》就体现了这样的特点。所谓“印象”，就是诗人面对日落景象所感悟到的某些思绪。全诗分为三节。第一节包括前三句，写的是美的消失。动听的声音飘散，小小的渔船消失，美丽的真珠坠落。第二节是一个长句，写实，落日缓缓西下，终于黑暗笼罩一切，甚至面对美的笑容也消失了。其实第一节是第二节引起的联想，即落日印象。第三节用“迢遥的寂寞的呜咽”这一意象传达出人类与生俱来的恐惧和无奈。这就是“爱美之心，人皆有之”，但是美的东西总是转瞬即逝，人类永远无法把握。阅读欣赏这首诗，我们似乎看见诗人沉思的面容，跟着他的联想和暗示，费神地去寻觅。一旦豁然开朗，其欣喜与激动是难以形容的。

10.5 思考与讨论

(1) 中西文学的区别何在？

(2) 以诗歌为例试分析中国古代文学的特点。

(3) 试分析某首诗歌的意境。

（4）试论文学与医学的关系。

（5）以自己的文学经验论述文学与人生的关系。

（6）在治疗疾病方面，有一种“艺术治疗法”（包括音乐、绘画、诗歌等），你能谈谈其中的主要原理吗？

10.6　参考文献和阅读书目

[1] 游国恩等. 著中国文学史[M]. 北京：人民文学出版社，1963年1月.

[2] 中国现代文学史（中央广播电视大学教材）[M]. 北京：中央广播大学出版社，1985年4月.

[3] 杨周翰等著. 欧洲文学史[M]. 北京：人民文学出版社，1979年1月.

[4] 洪子诚著. 在北大课堂读诗[M]. 湖北：长江文艺出版社，2002年10月.

[5] 吴晓东著. 从卡夫卡到昆德拉[M]. 上海：三联书店出版社，2003年8月.

[6] 唐诗鉴赏辞典[M]. 上海：上海辞书出版社，1986年12月.

[7] 唐宋词鉴赏辞典[M]. 扬州：江苏古籍出版社，1986年12月.

[8] 中国古代名句辞典[M]. 上海：上海辞书出版社，1986年7月.

[9] 名作欣赏[J]. 太原：北岳文艺出版社.

第 11 章

“书籍是人类进步的阶梯”：“我爱生活，我爱阅读”

11.1 “读万卷书、行万里路”

11.1.1 知识与阅读：人的智慧和品格

一年 365 天，被确定为节日和具有特定意义的日子如此之多，如“教师节”、“护士节”，“高血压日”、“防艾滋病日”，使得我们难以把它们都一一牢记。但对于我们大学生来说，有一个值得铭记心头的日子，它与个人成长、阅历丰富、素质提高密切相关，那就是“世界读书日”。

1995 年，联合国教科文组织把每年的 4 月 23 日定为“世界读书日”，提出了“让世界上每一个角落的每一个人都能读到书”，这一看似简单而真正实现却又不乏艰难的口号，旨在让读书成为每个人日常生活不可或缺的一部分，进而推动人类社会朝着文明大道不断向前。设想一下，如果每年的 4 月 23 日，世界各个角落所有的人都手捧书本、专心研读，那将是一个多么壮观的情景！在五大洲、四大洋，遍布“地球村”的各个国家（地区）不同层次类别的人群，尽管使用着不同的语言、不同的文字，却又不约而同地做着一件相同的事情——“读书”，这又是多么让人激动不已！4 月 23 日，这是全世界“读书人”共同的节日，如能持之以恒、坚持不懈，必将取得有益于自身发展、民族发展、国家发展的“多赢”效应。

中国是一个人口众多的国家，但人口的大国不等于是人口的强国。怎样把我们“人口”的资源转化为“人才”的资源，是我国现代化发展的重要问题。在这一点上，教育的普及和读书风气的普及，将是关系到民族的素质和国运兴衰的一件大事。

就医学人才培养和医学人文素养形成而言，医德高尚、知识面宽、基础扎实、医技高超,都是基本的要求。其中,对于“知识面宽”的理解,本身也应作“知识面宽”的解释。这也就是说,医学生的知识面,不应仅仅局限于医学领域(尽管医学科学自身领域已具有的和不断发展着的知识成果或许已令人目不暇接),而且要把人类历史发展进程中的文化结晶当作是拓宽自身知识面的对象。这种对专业以外知识的了解和把握,并不是以成为这些领域的专家学者来要求,而且通过这一重要的学习理念和途径,从“知识面宽”进入到“素质全面”的目标。也正因为如此,“知识就是力量”(培根)、“知识是珍贵的结晶,文化是宝石放出的光泽”(泰戈尔)、“生活的全部意义在于无穷地探索尚未知道的东西,在于不断地增加更多的知识”(左拉)、“知识有如人体血液一样的宝贵。人缺少了血液,身体就要衰弱;人缺少了知识,头脑就要枯竭”,因而“人的知识愈广,人的本身也愈臻完善”(高尔基)等至理名言,非但未蒙上历史的“尘埃”,而是在今天仍然给予人们以深刻的启示,成为不断催人奋进的谆谆教诲。

“知识就是力量”,然而知识从何而来?辩证唯物主义阐明了知识来源于实践和直接经验这一基本观点。但随着科学技术的发展,人们获得知识的途径,更多地则是通过学习、了解间接经验、借助于书本,这也是符合辩证唯物主义的基本原理。可见,知识与书本之间的联系是如此地紧密和关键。相对于我们医学生来说,虽然医学专业的特征非常鲜明,但除了学习医学“教材”以外,还需要拓宽视野,广泛阅读教材之外的“书本”。这也就是任何一本汇集千百年来东西方思想家、理论家经典论断的《名人名言》,都少不了设置阅读书籍的专栏的原因。例如:“玉不琢,不成器;人不学,不知道”(孔子)、“书犹药也,善读之可以医愚”(刘向)、“理想的书籍是智慧的钥匙”(托尔斯泰)、“生活里没有书籍,就好像没有阳光”(莎士比亚)、“读书在于造成完全的人格”(培根)、“书籍是青年人不可分离的生命伴侣和导师”(高尔基)……

书,是文化积淀的表现。从时间和空间上讲,她有着贯通上下数千年历史、连接远近数万里距离的特性。通过读书,人们则可以超越时空界限,从古往今来人类文明瑰宝中汲取丰富的养料。在读书的不经意间,我们能同李白、杜甫对话,可同荷马、但丁交流,也正是当这样的“不经意”成为良好的习惯,人们享受着读书乐趣,日积月累,川流不息,“一发而不可收拾”,逐渐成为一个完整意义上的人。

借助当下比较流行和时髦的话来讲,读书是人类的“专利”。书籍这种形式一经问世,人类就用它来传承知识,积累文化,涵养情志,使一代又一代的知识成果薪火相传,也使得一代又一代的人在前人的基础上,实现超越,促进社会的发展和进步。让我们打一个日常生活中的比喻:如果人们来到动物园或杂技场,看见猴子或小狗捧着书在“朗读”,大家感到的只是新奇和滑稽,一笑了之;但是如果在幼儿园或公园里看见有个小孩在拿着书“牙牙学语”,就会受到众人的称赞,还会觉

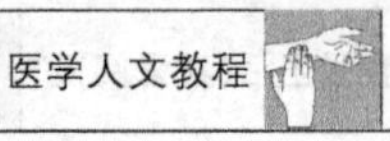

得这个小孩将来肯定大有出息。是“书”,把人与动物分了类。人在生产劳动和社会生活中创造了文字,进而形成了书册典籍,成为人创造文明、发展文明的一个重要手段和基本标志。

“书籍是人类进步的阶梯”。从古至今,爱书、惜书、读书都为世人所推崇,人们通过阅读来获取知识、增长本领、提升品位,使个体融入社会并为社会服务建立了真才实学的基础。另外,读书不仅决定了个人职业爱好,也影响了个人的思想性格。人们常说,读《红岩》和李白的诗,长了气骨;读杜甫的诗和托尔斯泰、巴尔扎克、雨果的小说,增强了社会责任;读了《牛虻》、《天才》以及《烈火金刚》,使人更懂得了坚强和忍耐;而读《红楼梦》、《钢铁是怎样炼成的》,则更注重人的情感和意志。从某种意义上说,每一部作品都是作者个人人生经验的总结,尤其是伟大的作品,更具有强烈的艺术感染力,对读者总有着这样和那样的影响。

“书犹药也,善读之可以医愚”。如果结合我们医学教育和医疗服务,把书比作“药”,把读书当作“治疗”愚昧的方法和途径,也是非常确切的。今天,人类已进入新的世纪,读书不仅成为一个人修养深浅的标志之一,也成为人们完善自我、塑造自我、提升自我、凝聚智慧的重要途径之一。阅读对人成长的影响是巨大的,一本好书往往能改变人的一生。生活中因为读了某一本书,而使人的命运有了根本性改变的故事比比皆是。而一个民族的精神品格和文化素质,在很大程度上也取决于全民族的阅读水平。

医学人文素养的形成,归根结底有益于我们医学生在20世纪初重要战略机遇期间,在传承华夏文明、涵养民族气质、培育民族精神和弘扬时代精神、提升国家创造力方面,有所作为,担当起一份社会的责任。而这前提之一,就是读书学习,这是无法回避的必经之途和必由之路。“书到用时方恨少”——这已是千百年来不少前辈对自身反思的佳句名言,其中包含着悔恨、懊恼,以及对自己以往成长经历中缺乏“再坚持努力一下”的毅力。就现代社会的个体来说,“万宝全书”显然在知识经济时代难以成全,但“博览全书”则是可以激励和鞭策自己完善人格修养的动力和要求。

文学艺术历来是陶冶人们道德情操、抒发人类美好理想、丰富人们艺术享受、推动社会发展进步的一个重要领域。一部人类社会发展史,是人类生命繁衍、财富创造的物质文明发展史,更是人类文化积累、文明传承的精神文明发展史。人类社会每一次跃进,人类文明每一次升华,无不镌刻着文化进步的烙印。因此,文化的力量,深深熔铸在民族的生命力、凝聚力、创造力之中。其中,书籍成为了重要和主要的载体。

700多年前,波斯诗人萨迪在跋山涉水、托钵化缘的漂泊生活中,曾留下“没有求知欲的学生,就像没有翅膀的鸟儿”这样形象而又富有哲理的话语。难道我们在登上月球、探究宇宙的时代,就不需要再次鼓起翅膀,翱翔于中外古今的知识空间吗?我们理应强调:既要以智慧读书,又要在书中读出智慧,读出深度、读出精彩;读出生命的价值,读出事业的辉煌!

11.1.2 历史的回归:上好阅读的“必修课”

不知从何时起,读书似乎成为了文科学生的“份内事”、“必修课”,而作为目前把医学划归到自然科学的理科学生和广义上的“读书”之间,有着难以跨越或者说是无须跨越的鸿沟。当今社会,是个需要不断学习、不断“充电”的社会;实践在发展,科技在进步,进一步验证了“学海无涯”、“学无止境”!——多读书、会读书、读好书,正是“学习型社会”对我们每个人提出的时代要求。因此,就个人而言,读书是学习的最基本途径;就社会而言,则“书籍是人类进步的阶梯”。这充分表明“读书”蕴涵着“个人发展”与“社会进步”的双重属性。历史和现实一再表明:读书,是掌握知识、拓宽视野最基本的途径,也是提升人文素质最重要的方式。同时,历史和现实也一再表明:如远离了读书,则谈不上学习,更谈不上有什么发明创造。

人称21世纪是生命科学的世纪,这表明了生命科学在本世纪有着十分光辉灿烂的前景。生活、学习在这一时代的医学生,是幸运的。因而,围绕生命科学或临床医学等一些有价值、有兴趣的学科,对相关的各种书籍杂志报刊进行“竭泽而渔”式的阅读,积极开动脑筋,相互分析比较,从中发现和领悟到深层的文化意义和精神体验。长此以往,坚持读书的“你”,思想就活跃自由了,各种创新的思维也就逐步形成了,在某些领域,你就有了发言权。

“阅读的广度,改变生命历程的长短;阅读的深度,决定思想境界的高低。”医学院校学生的学业负担较重,是一个不争的事实。但这绝不是说,医学生的“读书”,除了“读教材”就别无其他书籍可作为选择。一个令人十分遗憾却又相当普遍的现象:医学院校的图书馆、阅览室,一般都有各类藏书、杂志、报刊以及大学学报,更有不少医学院校“不惜重金”购买的外文原版书籍。但我们的医学生,尤其是在基础阶段的前期学生,大多是不和这些宝贵的精神财富“打照面”的。这实在是非常的可惜,真有点像杜牧所形容的那样:“浮生却似冰底水,日夜东流人不知”。虽然我们医学生也到图书馆、阅览室,有时还要提前去放本书“占”个位置,但这无非是为了找一个比较舒适、安静的场所,而看的“书”,依然是自己带来的“教材”。因此,我们有必要“强化”一个十分简单和明确的论断:教材可以归类在书籍的范畴,但读书决不能简单等同于读教材。让诸如“书到用时方恨少”的后悔、感慨,成为过去;愿我们的医学生在知识的海洋中自由翱翔,在“触类旁通”中真正成为基础扎实、知识面“宽”的创新型人才。

著名科学家、中科院院士杨雄里教授曾不无幽默但又意味深长地说过,是“文学课让我捡了大便宜!”杨教授向青年学子亲切回忆道:“我在中学时正是文理不分科的时候,所以阅读了大量的古今中外的文学作品,这使我今后的科研工作受益匪浅,让我拣了个大便宜”。杨雄里教授认为,青年大学生,尤其是理工科的大学生,应该补好人文修养的课。杨雄里教授称,科学家也应该有丰富的精神世界。对中国古典文学、外国文学,对音乐,特别是古典音乐,对哲学都应该有一些了解,很难想象一个没有文学、没有音乐、没有哲学的头脑的人会具有丰富的精神世界。他自己就有亲身感受:“我的知识面广,对我进行国际交流提供了更多的便利。和德国的同行谈黑格尔、贝多芬、卡拉杨;和法国的同行谈雨果、巴尔扎克;和俄罗斯的同行谈普希金、柴可夫斯基……这样一来,彼此的距离就拉近了,在科研的合作中也更融洽。”杨雄里教授说:“在我看来,科学上的成就和语言文字的功底有着某种必然的联系,因为科学研究需要严密的逻辑思维,而思维主要是通过语言文字来进行的。语言文字修养的高低,直接影响到人的思维能力的强弱,文学修养又能影响到人的语言表达能力。连语言都不能很好运用的人写不出好的科技论文。而且有了一定的语言基础与文学修养,也有利于学习外语,因为各种语言都有相通之处。”

做任何事都有个目标或目的,读书自然也有个追求。“书中自有黄金屋,书中自有颜如玉”,这是古人劝子弟读书最“普遍”、最有“诱惑力”的目标和目的,但仅仅把获取物质利益作为读书的目的,这不免显得低俗。“十载寒窗苦,金榜题名时”,读书为了科举,求得功名,古往今来大有人在。而现代人把读书与“学历”、“就业”等同起来,就好比医学生把读书作为留在大城市三级医院工作的“砝码”,就会丧失许多读书本来应有的“趣味”。平心而论,通过读书学习,掌握某种本领和技能,谋求较为理想的职业,这本身也无可厚非,但如果只是注重了读书的“功利性”,而忽视了读书还有“非功利”的一面,或者更确切地说,忽视了阅读有助于“滋补”精神的作用,这就不全面了。

也正因为如此,我们医学生不能仅仅把自己当作“坚定的”阅读“教材”的捍卫者,并且总是以“有用”还是“无用”的判断来“左右”自己阅读的选择。这倒不禁使人联想起当人们在思考、争辩、质疑学习哲学到底“有用”还是“无用”时,中国社会科学院哲学研究所研究员徐有渔先生曾说过这样一段话,“哲学只对有精神追求的人有用,它只对不在意哲学是否有用的人有用。”这大概对于今天我们对于阅读哪些书是有用,哪些书是无用的“甄别”,也有方法论意义上的作用。

英国诗人弥尔顿说过:“书籍绝不是没有生命的东西,它包含着生命的结晶,包含着像他们的子孙后代一样活生生的灵魂;不仅如此,它还像一个小瓶子,里面储存着那些撰写它们的活着的智者最纯粹的结晶和精华。”书之为物,不仅仅是冷冰冰的墨迹和纸张,它有体温,渗透着昔者或彼者的生命体验和智慧表达。书中所表达的不同的生命方式,探求和激发与之对应的人的生命潜能;读书也就成了在字里行间发现自我、丰富自我、调节自我的心理过程。正是有这种书中生命的存在,我们才有理由信服英国哲学家培根的话:

- 读史使人明智,
- 读诗使人灵秀,
- 数学使人周密,
- 自然哲学使人精邃,
- 伦理学使人庄重,
- 逻辑修辞学使人善辩。

步入 21 世纪的世界,国力的竞争转变为文化与科技的竞争,归根到底是人才的全面素质和能力的竞争。世界文明的步伐镌刻着知识的烙印前行,中华民族的腾飞也必将以知识凝聚力量——读书不能不说是一个重要和主要的途径和方法。读书是我们知识的重要来源,是当代中国发展进程中的巨大动力和社会风尚,不读书,便不能进步,不能成为一个文明的现代人。

我国历来就有“读万卷书、行万里路”的传统,中华民族从来就是一个热爱学习、勤奋读书的民族,读书学习成为我们民族精神动力不竭的源泉。在当今建设富强民主文明和谐社会,无论是从“量”还是“质”的方面,更需要全民族的科学文化知识和综合素质能力有一个飞跃和提高!

11.2 “阅读经典”:“为中华崛起而读书”

11.2.1 阅读率连年下降与阅读习惯的养成

目前,发达国家都把人文素质的培养作为终身教育的主要内容,一些知名高校更是将导读东西方的经典作品作为培育学生的重要途径,这已成为当今世界高等教育发展的一个趋势。在这方面,我国人文素质教育与通识教育虽还有较大的距离,但也以“迎头赶上”、“时不我待”的态势,采取了相应的措施积极应对。近年来,国内许多高校采取新生进校不分专业、组织文理学院或搭建板块式平台等方式,深入开展人文素质教育与通识教育,其效果自然还有待于时间和实践的检验,但毕竟是有益的探索和尝试。

李嘉诚先生在创办长江商学院时明确提出,“‘长江’的培养目标,不是只讲竞争力、没心没肺挣钱的经济动物。我们的目标,是培养具有国际竞争力同时充满人文精神的世界级企业家。”“没心没肺”的说法,看起来似乎不太令人舒服。但李先生对人才培养应充满人文精神的见地,真可谓是入木三分。虽说这是对商学院学生和企业家的要求，但推而广之，这也是对医学生和医务人员的要求，更进一步说，人文精神是对现代人的共同要求。

然而，有一个不容忽视和必须加以高度关注的问题，这就是加强和改进人文和通识教育，不只是外在、客观的要求，更需要的是内在、主观的自觉。国外高校把历史积淀的经典阅读，作为所有专业学生学习的教学内容和教学手段，激发学生学会“学习”的主动性和自觉性。但多年来我国的教育教学“导向”，以及社会大环境的变化，使得越来越多的青年学生与阅读产生了“隔阂”。不爱读书、不会读书、更不愿意花一定的时间去阅读经典作品这一人类宝贵的精神财富，已经成为一个不争的普遍现象。

2006 年 4 月，由中国出版科学研究所组织实施的第四次“全国国民阅读调查”结果公布[①]，揭示了当前我国国民阅读中不少“尴尬”的问题：“在我国识字者人群中，图书阅读率持续走低”；“认为读书越来越重要，但读书的时间却越来越少”；“声称‘不习惯’读书的人群中，青年人所占比例竟然最高”！

“全国国民阅读调查”作为一项滚动比较的调研项目，自 1999 年起，每两年进行一次。此次调查按照多层抽样方法，选取了不同规模、不同区域的 20 个地区的城市和农村，采取入户调查方式，共取得 8 000 个有效样本，获取了 500 万组调查数据。就“我国识字者人群中的图书阅读率”这一调查结果来说，连续 6 年来持续走低。具体数据为：

- 1999 年为 60.4%，
- 2001 年为 54.2%，
- 2003 年为 51.7%，
- 2005 年为 48.7%——首次低于 50%。

我国国民图书阅读率持续走低的相关数据表明：在我国图书阅读者中，每人每年平均阅读图书 4.5 本。以城乡户籍划分，2005 年城镇居民的读书率为 58.8%，平均每人每年读6.4本书；农村居民的读书率为43.0%，平均每人每年读3.3本书。与 1999 年起的前三次调查结果相比，城镇居民和农村居民的读书率均呈下降趋势。

有关“不读书”原因的调研数据是：“没时间”的占 43.7%；“不习惯”的为 29.1%。需要强调指出的是，“没时间”读书的群体构成中，主要为中青年；而在“不习惯”读书的人群中，近一半也是十八九岁的青年人。如果撇开这次调研数据而作一般的推测，青年人“没时间”或“不习惯”读书，势必包括了大学生这一群体。就医学生而言，沉重的学业也使他们只顾及学习“教材”，而“没时间”或“不习惯”

① 六年来图书阅读率持续走低. 文汇报，2006 年 4 月 22 日.

医学专业以外的“课外阅读”,可能也是“充足的理由”。

此外,本次调研在对在购书方面的结果显示:城镇读者之中“从不购书”的比例略有上升,而农村读者之中“从不购书”的比例呈下降趋势。此外,2005 年读者的购书周期比以前有所延长,购书周期为半年的读者,无论是在农村还是在城市,都已经成为比例最高的组别。

“没时间”读书和“不习惯”读书,与当今经济社会和人的全面发展的客观趋势形成了强烈的反差。科学技术发展,市场经济竞争激烈,生活节奏加快,的确都可以用一个“忙”来形容。但是否都“忙”到“没时间”读书呢?看来,两者并不存在必然的联系。人是社会生活的主体,尽管现代社会比“日出而作、日落而息”的年代不知要“忙”上好几倍,但只要自觉意识有心阅读,时间总是有的。“呼僮不应自升火,待饭未来还读书”,这一宋代大诗人陆游的诗句,现代文人梁实秋曾将它抄写了贴在墙壁上,鞭策自己不能够浪费“待饭未来”那段时光,要善于利用零碎时间读书。这也就是古人所谓的“马上、枕上、厕上”的“三上”之功。倘我们人人都有了这份自觉,或者我们医学生和大学生有了这份自觉,下次再作调研,想必“没时间”、“不习惯”读书的比例将会下降。

鲁迅先生关于采取“随便翻翻”的阅读方式,是十分有意义的。他认为,嗜好读书,“就如游公园似的,随随便便去,因为随随便便,所以不吃力,因为不吃力,所以觉得有趣。”事物总是呈现出“一分为二”的辩证法。我国社会生产力的不断发展,一方面使得人们工作学习生活的节奏加快,但另一方面由于提高了效率,使得人们有了较多的“休闲”时间,节假日也多了不少。一年 365 天中,仅双休日就占了 1/4 多,还有近年来的两个“黄金周”长假,都给了人们自由安排的充裕时间。在这期间,遵照鲁迅先生所说的那样,花一些功夫,“随便翻翻”,也是一种怡情悦性的好方式。但可惜的是,目前这样“嗜好读书”者太少,在我们高等学府的学子中也太少,没能“忙里偷闲”,合理利用时间多读点书。

当然,“没时间”的主观因素或更为“内在”的本质原因,主要还是“不习惯”。一个人经常喜欢或不喜欢做什么,与有没有形成习惯有很大关系。习以成性、习惯成自然。但习惯往往是要靠从小养成。一个人小时候接触到的书籍,都可能埋下一些种子。这些种子有可能刺激日后作为一个有心人继续读书和思考问题的兴趣,也有可能发芽生长成一个专门的学问体系。读书是“终身”的旅行、“终身”的事业。读书的习惯,也就是读书的“自觉性”、“主动性”。不是要我读书,而是我要读书,永远当主语的人是“大写”的人。每个人的条件有差别,但读书的欲望全然在于我们自己,学习的欲望是一种“学然后而知不足”、“知不足而要求足”的欲望,要充分挖掘、发挥每个人遇到的每个机遇所提供的可能。知识和学问是无限的,而人的生命是有限的。因此,要以有限的生命投入到无限的读书中去,就必须

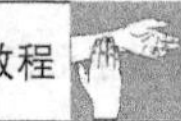

把读书作为“终身”的习惯。

但使人无不感到遗憾的是，长期以来“被动式教育”(在此尚且不称之为“应试教育”)，使得我们现在的大学生从小学生时起，就没有养成自觉、自主地阅读自己喜欢的书籍的习惯，而且不仅是学校的老师，而且包括我们的家长大多把孩子“随便翻翻”课外阅读的兴趣爱好“扼杀”在摇篮之中。久而久之，中国的学生，除了读教材，并不懂得什么是读书；除了能够在各类“奥赛”中屡屡得冠，但在创新意识方面就往往“相形见绌”。人的内在潜能是多方面的，要从不同角度开发自己的潜能。只要我们做有心人，能充分发挥有限的学习条件给我们提供的可能性，自小就形成浓郁的读书趣味，经过锲而不舍的努力，是可以发展成专门的知识系统的。

因此，一个人如果从小就能养成良好的阅读习惯，一生都会受用无穷；一个民族具有热爱阅读的追求与渴望，这个民族就会充满智慧和希望。当年，中华民族处于水深火热灾难之中，青年周恩来曾振聋发聩地向世人发出呐喊：“为中华崛起而读书!”今天，人民当家作主的新中国屹立在世界的东方，中国特色社会主义建设事业取得举世瞩目的成就，但在经济文化都比较落后的前提下，实现中华民族的伟大复兴和社会主义现代化，任重而道远。其中的关键，首先要实现人的现代化，无疑是要着力提高国民的整体素质。也正因为如此，重温“为中华崛起而读书”，同样有着现实的时代感。不可否认，当今时代的阅读，无论是其内涵还是外延都更为深刻而广泛，也已远远不限于图书甚至纸介质出版物，但仍然不可否认，在那浩渺的书卷里，博大精深的中华文化得以汇聚，光辉的中华民族精神得以传承，灿烂的中华文明得以延续，实现中华民族崛起的精神养料得以源源不断地汲取和提炼!

11.2.2 阅读经典：构筑人文修养根基的“必修课”

我国国民图书阅读率持续走低，尤其是中青年占了较高比例，不得不让人引起警觉；注重培养青年人的阅读习惯和阅读能力，不得不特别要重视青年大学生的阅读习惯和阅读能力。希望在青年，他们是国家的未来，是实现中华民族伟大复兴的栋梁。因而，按不同类别、层次的学生，引导他们直接与本专业和相邻专业的经典相沟通，并逐步养成一种提升自身品味的良好习惯，成为当前深化教育教学改革的重要而迫切的议题。

读书是了解掌握人类智慧的过程，阅读经典更是如此。通过阅读经典，可以咀嚼某一思想的体系是怎样形成及在阐述理论方面是怎样展开逻辑论证的。读一本经典，好比是跟着作者的思路作了一番“旅行”，读完后或心旷神怡，或百感交接，读者往往能深切体验到经典的精神力量，体验到人类的智慧和思维的发展，在有意无意、润物细无声之中，滋养了一种文化的魄力。

一般说来,在西方社会,不管你从事什么行业、具体做什么工作,在所经历的家庭、社会、学校的教育内容中,大多诵读过或学习过荷马史诗、柏拉图或亚里士多德等希腊哲学,西塞罗等罗马政论,以及莎士比亚的文学作品等。这已成为多年来的历史传统,也正是在这样的历史传统的不断延续过程中,既传承了文化,也练就了普遍的人文修养基础。

在法国,中学生即开始学习笛卡尔、马勒伯郎士的哲学,孟德斯鸠、卢梭的政治学等。而对所有大学生,则要求阅读希腊、罗马的典籍,以及有关宗教、历史、哲学、伦理、政治、经济等古典名作。现代欧美大多数有一定成就的科技人员,其成长过程中都反复受到经典文化的教育,他们浸润于经典文化的氛围之中,潜移默化地拓宽了思维,促进了创新。

在美国,不少大学明确以博雅教育作为大学教育的目标,要求学生在大学的学习,不只是局限于某一个专业,而是要有广博的知识与修养,要接触不同学科,同时了解不同文化经典。尤其值得注意的是,学生在不同领域选修的课程,其学习的方法和要求,主要是经典导读,其课程名称也十分鲜明地以名人名著命名。例如,荷马的《奥德赛》或《伊利亚德》,柏拉图的《理想国》,亚里士多德著作选或其《伦理学》、《政治学》,奥古斯丁的《忏悔录》,中国思想家孔子著作选读或《论语》,中国道家哲学选读或老子的《道德经》,《孟子》选读,《庄子》选读,马丁·路德著作选,马基雅维利的《君王论》,密尔顿的《失落园》,蒙田散文选,但丁的《神曲》,摩尔的《乌托邦》,卢梭的《社会契约论》及《论人类不平等之起源》,莎士比亚的《哈姆雷特》及《暴风雨》,牛顿著作选,达尔文著作选或《物种起源》,马克思恩格斯著作选或马克思的《共产党宣言》或恩格斯的《家庭、私有制与国家之起源》,韦伯的《新教伦理》,黑格尔的《精神现象学》,培根的《新工具》,笛卡儿的《方法论》及《沉思录》,洛克的《政府二论》,霍布斯的《利维坦》,尼采的《悲剧的诞生》,弗洛伊德的《梦的解析》,库恩的《科学革命的结构》,《可兰经》,《艺术史》及《世界文明》等。

他山之石,可以攻玉。加强包括医学生在内的青年大学生的人文素质,广泛地阅读东西方经典名著是不可或缺、无法回避的基本要求。古今中外的学术经典,经历了千百年来时间的考验,蕴涵着深长久远的文化意蕴,给人以不断反思、创造性的、追求上进的精神空间,是永不枯竭的源头活水。马克思曾经说过,希腊艺术、史诗或莎士比亚的价值是超越时空的,在一定意义上说,那是一种规范和不可企及的范本。同样,各民族长期以来所形成的文学、艺术、宗教、哲学、道德、伦理、历史等经典,西方近现代政治学、法律学、社会学、人类学、经济学、哲学、历史学、文学等经典,都是人类文明发展进程中非常宝贵的资源。

需要强调的是,今天我们提及的经典,绝不仅仅局限于西方文化的范畴。中华民族历来以悠久而丰富的文化著称于世。在五千多年的历史演进中,在祖国这片广阔神奇的土地上，勤劳智慧的我国各族人民自强不息、百折不挠，在改造山河、改善生活的不懈奋斗中，创造了饱蕴中华民族思想精髓和价值追求的灿烂文化。从我国秦汉以前的诗经、楚辞到汉赋、唐诗、宋词、元曲以及明清小说，从五四运动时期兴起的新文化到新中国成立以来的社会主义文艺，我国人民创造的形式多样的优秀文学艺术，描绘了我国人民壮阔而又艰辛的奋斗历程，展示了我国人民细腻而又丰满的艺术情趣，记录了我国人民充实而又多彩的社会生活，是中华文化宝库中的瑰宝，是中华文化史册中色彩瑰丽的篇章。中华民族的优秀文化，生生不息，绵延不绝，是我国人民几千年来克服艰难险阻、战胜内忧外患、创造幸福生活的强大精神力量。

因此，具有五千多年悠久历史的文明古国，中华民族的传统文化历经大浪淘沙，依然是人类文明发展的精华。作为炎黄子孙的青年大学生，有必要、有责任使中华民族传统文化的优秀成果世代相传。尽管目前对"国学"的内涵外延，在学术上有着不同的分歧，但决不能以"工具化"、"实用性"的心态而一概排斥，也不能因"现代化"、"时代性"而全盘否定。因此，《论语》、《孟子》、《大学》、《中庸》，以及《老子》、《庄子》、《左传》、《史记》、《汉书》、《诗经》、《楚辞》等中华民族传统文化经典，应当成为青年学子的必修课目。但这种对文化的传承，不是为了装饰和点缀"教学改革"，也不是为了纯功利地"换取"学分，而是应内化为"How to do?"(怎样做事?)"How to be?"(怎样做人?)的基本准则，成为"立身行世之本"、"安身立命之道"。

著名物理学家、诺贝尔奖获得者杨振宁教授曾在山东大学，为广大师生做了一场题为"归根反思"的精彩学术讲座。回顾自身的成长经历，杨振宁教授说首先他很感激自己的父亲。因为父亲没有走很多聪明孩子父母所走的错误道路，他并不是急于培养儿子的数学天才，而是专门请人来教儿子学习《孟子》。到了初三的暑假时，杨振宁已经可以把《孟子》流利地从头背到尾，另外，他还学了很多唐诗、宋词。杨教授强调，这些学习使他一生受益无穷。为此，杨振宁教授深情地寄语青年学者：要保留传统的民族韧性，多去图书馆，放眼未来，博古通今。

11.2.3 恪守阅读品位：不为纷繁世俗所惑

展现在人们面前一个十分严峻和棘手的问题，是由于多种原因造成了这样一个后果，即目前大多数大学生，除了被动地看一些专业教材以外，"博览群书"、"随便翻翻"地阅读，已成为一种奢望，更不要说去引导他们去阅读那些对他们来说已经十分遥远和陌生的经典原著。历史和现实雄辩地证明：静下心来用心地阅读一些经典作品，比读那些三四次转手的编著或拼凑的教材，要意味深长得多。但是要改变多年来形成的"读书＝考试＝文凭＝就业"的思维定势是非常困难的。

我们还应面对新的历史发展阶段所带来的一个“新”的现象,那就是人们称当今世界进入到了“读图”时代,这也就是说,“读书”应让位于“读图”。“读图”时代以“迅雷不及掩耳”般之势到来,并成为一个极为普遍的现象,这不能不让人感到惊愕和感叹不已!君不见大街小巷或中小学课堂并延伸到大学校园,严格意义上手捧阅读的已不再是“书”,而是“图”——即一个页面上只有一两个字词,其余部分都是图画,因而这只能是“图”或“图画书”。把连环画与小孩子相提并论,这可能已经成为了历史。因为现在青少年所阅读的图画书,其中的文字含量比连环画要少得多。现在的大学生(包括医学生)已缺乏阅读长篇小说的“耐心”,在市场经济的喧闹声中,人们已疏远了莫泊桑、巴尔扎克,也不了解熟悉安娜、哈姆雷特……

从“读书”到“读图”,虽然只有一字之差,但长期缺乏文字阅读,而仅仅依赖视觉感官来理解客观对象,使得当今的青少年,包括一大部分大学生,其语言的组织能力和连贯性受到了影响,即兴式的表达自己内心情感或思想理念变得相当的困难。思维的轨迹如同“图画书”的每一页所包含的少得可怜的字词那样,除了“哇”或“哇噻”等一两个“时尚”及“通用”的呼喊外,稍长些表达自己见解的句子已很不习惯,逻辑性、完整性以及思想的深刻性更是成为了一种“苛求”。

更令人感到遗憾的是,当今社会又走入了“大众文化=通俗文化=低俗文化=庸俗文化”的怪圈,一些经典被蹂躏为“戏说”、“大话”,以至于“水煮”。这种缺乏对经典的尊重,势必造成难以对经典敬畏,更谈不上对经典自觉的热爱。长期以来,我们的年轻一代,从小学、中学、大学一路走来,已“习惯”了“硬性”的、“填鸭式”的喂养,养成了学习上被动的心态和怠惰的精神状态,特别是思想上的懒惰,不善于张开思维的翅膀、积极开动脑筋。君不见在大学的课堂上,主动向教师提问的学生,已是凤毛麟角,下课后向教师提出自己的疑问的学生更是几乎为零;而被教师点到名后站起来回答提问的学生,一般都有这样的“习惯性”动作——捧着教材寻找“标准答案”。再则,在一些学术讲座和报告会上,主讲人报告结束以后,主持人向听众提出有什么问题要与主讲人直接对话时,会场内总是一片可怕的“寂静”。长此以往,我们的青少年学生,除了人云亦云、亦步亦趋,再也不可能具有原创性与想象力的基本素质。

我们更应该清晰地认识到,在当前“知识经济”和“信息爆炸”的时代中,知识的产生、传播、接受和更新,都在以超大规模的方式进行。人们要跟上时代的步伐,或者说不被历史所抛弃,就必须不断地学习。学习不是一种“一次性可以穷尽”、“一劳永逸”的活动,它是一种“多级递增”的无止境的生命过程。改革开放以来,外来知识大量涌入,让人应接不暇;中国本土宏大的经验和智慧也在不断推进,正在陆续整理和书写之中。因此,学习者的学习对象是丰富的,但要掌握并进

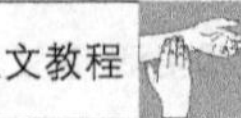

行创新则是艰难的。

青年学子跨入医学院校的大门，大多是有志于医学领域并立志成为医学专家，把自己的意向同提高人类的生命质量紧密地联系起来，这也就是医学的崇高！但要做到这一点，就应该首先把医学领域中最有文化含量和深度的经典性著作读上几种，以便建立自己的知识框架、话语体系和运思空间。医学是人命关天的大事，面临的对象异常复杂，这就愈要有充实的知识来武装自己。一名优秀的医学生如果和社会上"时尚"的年轻人一样，一生只读不入流的印刷物，是不可能进入医学神圣的殿堂，不可能拥有较高的人文思想境界，更不可能成为一个真正的医学大家。

此外，医学人文教育和大学人文素质教育一样，都必须符合人的生理、心理发展客观规律，理应是循序渐进、逐渐提升的过程，而并不只是针对进了大学的大学生才开始的人文精神思想理念的灌输。从"理想化"的角度看，大学人文素质教育应是在中小学良好基础上的新的飞跃。但事实上，这一"理想"与"现实"之间是不相吻合的。长期以来，我们缺乏青少年素质教育的系统构架，使得"普教"(中小学包括幼儿园)与"高教"(大学)在教育思想、办学理念以及管理体制方面"各自为政"，虽"朝夕相处"但"老死不相往来"。这造成的不良后果之一，就是宝贵的大学教育资源不得不为中小学教育的"缺位"而重新"补课"，而也正因为是"补课"，因此，难以达到本应在中小学教育中符合少年儿童心理、生理特征的效果，以及符合这一年龄段的基本要求和为今后进一步成长发展打下扎实的基础。

如同医学遗传学所揭示的那样，近亲繁殖，后代质量不容乐观。学科间的相互交叉、渗透，必将碰撞、产生创新的火花；也正是在这个意义上说，科学理性离不开人文想象力。

杨玉良，复旦大学副校长、中国科学院院士。他曾深有感触地说，由于专业和工作的关系，以前只读科学，很少看文学。但有一次，一位中文系教授给他写信，短短几句条分缕析，让他甚为佩服。在那位教授指导下，杨院士读起了《古文观止》。"落霞与孤鹜齐飞，秋水共长天一色。渔舟唱晚，响穷彭蠡之滨；雁阵惊寒，声断衡阳之浦。"他随即朗朗背诵起《滕王阁序》中的名言佳句。"每次我读《滕王阁序》，总是心潮澎湃，眼前似乎呈献出一幅优美的画面。"杨院士认为，科学讲的是理性精神，但仅仅有理性精神还不够，还需要有想象力。"科学大师哪一个不是具有汪洋般的想象力，否则如何创新呢？[①]"文学具有的特性，不仅丰富了科学家的想象力，也有助于科学研究的创新发展。杨院士亲身体验所归纳的真知灼见，值得我们医学生们回味、深思。每一位在生命科学和医学科学领域刻苦钻研，以

① 科学理性离不开人文想象力.报刊文摘，2005年11月30日.

企获得成就的青年学子,你是否读过《古文观止》? 您是否愿意像杨院士那样也读一读《古文观止》?

让我们认识一下世界著名数学家丘成桐教授。丘教授初学广东,学成香港,成就世界,是国际数学界公认的“近四分之一世纪里最有影响的数学家”。1982年,丘教授33岁,因在数学科学领域的杰出贡献,获得了有“数学界诺贝尔奖”之称的“菲尔兹奖”①,1994年,获得瑞典皇家科学院特别设立的克拉夫特奖,1997年,获得美国国家科学奖。

2006年春天,“庞加莱猜想”②的破解,震动了全世界的数学界,也震动了全世界的科学界。尤为值得强调的是,是中国本土的科学家朱熹平、曹怀东,用300页的证明纸,第一个完成了一个伟大数学猜想的最后一步! 这是一件令全体中国人感到骄傲的事情。

“庞加莱猜想”是几何学和拓扑学的中流砥柱,不攻克它,就会给高维拓扑学的研究带来极大的困难,就不能成功地对三维空间进行更深入的了解。而三维空间在物理学等许多学科里是一个最重要的空间。庞加莱提出这个猜想,使数学家们开始进入高维拓扑学的境界。因此,100多年来许多大数学家都希望解决这一难题。

丘成桐教授曾深有感触地说过,他对“庞加莱猜想”的研究,也花费了许多功夫。“庞加莱猜想”整个完成的过程,与他本来的构思也有相同和类似的地方。现在,“庞加莱猜想”得以破解,是一项伟大工作的完成,世界各国的数学家都为之而兴奋不已。丘成桐教授还充满情感地说过,当听到“庞加莱猜想”被破解的消息,他当即起床写了一首诗。尽管他再三表示这首诗写得不好,但仍强调这是他真实心情的表白:

我曾小立断桥,
我曾徘徊河边,
想望着你绝世的姿颜。
我曾独上高楼,
远眺天涯路,
找寻你洁白无瑕的脸庞。
柔丝万丈,

---

① 菲尔兹奖特别注重对青年科学家的提携和鼓励,因此,按照菲尔兹奖的颁奖规则,获得该奖的科学家年龄不能超过40周岁。

② “庞加莱猜”想是1904年法国数学家亨利·庞加莱提出的一个拓扑学上的猜想,即在一个封闭的三维空间,假如每条封闭的曲线都能收缩成一点,这个空间就一定是一个三维圆球。

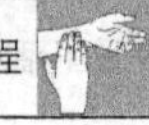

何曾束缚你轻妙的体形。
圆月千里，
何处不是你的影儿，
漫漫长空，
你何尝静寂，
光芒一直触动着我的心弦。
那活动的流水，
那无所不在的热能，
不断地推动你那深不可测的三维。
活泼的舞姿，
终于摒弃了无益的渣滓。
造物的奥秘，
造物的大能，
终究需要他自己来启示。
在那茫茫的真理深渊里，
空间展开了它的华丽:平坦而素朴。
然而在这典雅的中间却充满可厌的精灵。
啊，
我们终于捕捉到这些精灵！
就在这一刹那间，
她却展现出她灿烂的身形。
让我们来祝贺，
我们终于听完了宇宙这完美歌剧的一章。
让我们高歌，
让我们来挑战，
让我们再揭开大自然的另一章。

丘教授在朗读完这首诗以后，专门说明:这首诗描述了我 30 年来研究证明“庞加莱猜想”的整个“心路历程”！

丘教授认为，科学家除了用实验、数据来描绘客观世界的某一领域的研究对象以外，还要用音乐、文学来表达自己的心声。通过它们，我们的心灵与大自然交流，大自然迸发出的火花使我们对科学有进一步的认识。

丘教授从切身的感悟中，对年轻学者寄予希望。他曾说，我们将年轻人看得最重要，因为只有他们才能够做第一流的学问。二三十岁，正是做大学问的时候。年轻人的脑力、活力比年纪大的人强得多，在学术界做伟大学问的人，都是从年轻的时候就开始努力了。

年轻人如何做第一流的学问,丘教授认为以下三个方面是非常重要的。

(1) 要和很多不同学科的学者交往。丘教授深有体会地说,他本人和物理学家有很多来往,因为从他们那里得到了很多想法,这是仅仅从数学家身上所得不到的。从表面上看,这些想法不一定对证明数学问题有帮助,可是从他们那里得到灵感和感情,能够和自己产生共鸣。丘教授十分注重数学与文学、数学与物理的联系,因为从那里可以培养出自己的感情。

(2) 要练就种种修养,无论是数学、物理、文学的修养都需要。在美国的名校,比如哈佛大学或者斯坦福大学就很注重通才的培养。一个学期里,学生应该去学不同的学科,有了这些教育,才能够掌握种种不同的接触大自然界的方法和能力。而且,我们还要从朋友、同学那里得到养分——这些是我们做学问不可缺少的养分。

(3) 要多念书,不仅读专业的书,也读其他方面的书,这样才可能成才。这些知识是你考试所不能得到的。因为考试是其他人写下的题目,你去解决,并不是你自己去创造,我们讲的是怎么样去创造,怎么样去解决,这两个过程是连在一起的。

需要作点补充的是,丘教授还曾以散文的笔调,以中国文学行云流水的境界来思考数学,写下了《数学和中国文学的比较》一文,通俗地阐述了抽象的数学美。

如果说以上两位都是科学家,那么让我们“结识”一位政府官员——上海合作组织的秘书长张德广。上海合作组织是唯一一个总部在中国的国际组织,作为首任秘书长,张德广的一言一行备受关注。他有丰富的双边外交工作经验,曾担任过中华人民共和国驻美利坚合众国大使馆参赞、中华人民共和国驻哈萨克斯坦共和国特命全权大使、中华人民共和国驻俄罗斯特命全权大使。2003 年 5 月,被上海合作组织成员国元首峰会任命为上合组织秘书长,2004 年 1 月 15 日正式就任此职。

想象着那沉甸甸的工作担子和压力,人们很希望能够知道张秘书长在业余时间最喜欢干什么? 当然,这其中还有人曾认为秘书长根本没有时间拥有自己的“业余爱好”。但张德广的回答却是干脆利落:我的业余爱好就是“看书!”既然张秘书长愿意袒露关于自己看书的爱好,于是问题也就接踵而来,好在是“有问必答”——

问:“请问您喜欢看哪些书呢?”

答:“主要是国际政治类、中国古代思想家的书。”

问:“哪个古代思想家对您的工作帮助最大?”

答:“孔子,其次是老子。”

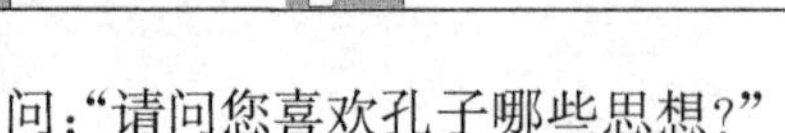

问:“请问您喜欢孔子哪些思想?”

答:“和!”

问:“那最近案头常翻的书是什么?”

答:“四书五经!”

问:“请问有什么新的体会吗?”

答:“温故而知新!”

……

从以上简短的一问一答中,我们不得不得出这样一个结论:张秘书长的回答得如此迅疾,足以表明他头脑十分清晰、思路非常敏捷。更令人回味无穷的,是他那对“温故而知新”的独到诠释:“概括起来说,四书五经就是‘故’,现实情况就是‘新’。”也正是具有这样深邃的思想底蕴,张德广在上海合作组织中不仅担任秘书长的职务,而且还扮演着以下三者统一的“角色”:上海合作组织这个国际组织的当家人、各个成员国利益的服务者、中国传统文化瑰宝孔子思想的实践者。

从以上三位前辈的成长过程中,我们不得不进一步思考当前加强和改进医学人文教育教学的艰巨性。因为,进入大学的青年学生,在性格、人品、修养等方面已基本“定型”,而缺乏儿童、少年阶段人文素养的熏陶、培育,意欲在高校中得以塑造成素质全面的创新人才,其“覆盖率”和“成功率”是不容乐观的。因此,如果不是一再地感叹和埋怨,那么只有在加强和改进大学生人文素质教育的同时,从“源头”上注重青少年人文素质的提高,真正实现“大、中、小学纵向贯通”、“家庭、学校、社会横向相连”。当然,实施这样的“系统工程”非得要“伤筋动骨”不可。

需要指出的是,随着经济社会发展,高等教育从“精英化”走向“大众化”,并不隐含着“降低”教学的质量、“放松”学习的要求、“稀释”文凭的“含金量”。我们仍然要在大学中“守护”大学的精神境界,引导学生成为具有大智大慧的人,完善知识结构、提升人格品位,克服喧哗烦躁的现实社会生活中盛行的“处事功利化”、“人格虚无化”、“精神平面化”的弊端,使大学成为高扬人文精神、崇尚知识理性的一方“净土”。

11.2.4 做一代又一代中国人文化脊梁:不断提供经典佳作的“好教材”

加强青少年人文素养,是个系统工程。营造整个社会的人文环境,仅依靠教师的宣讲或编纂教材,是远远不够的。如同“诚信体系缺乏”、“看病难、看病贵”等成为“社会问题”那样,必须凝聚全社会的力量协同作战,攻克难题。然而,从“守土有责”的社会分工而言,作为自身职责的有关部门,更需要有一种宏观思路和责任意识,为提高全民族素质和构筑高尚的心灵,留下值得历史记载和具有社会效应的“痕迹”。

在市场经济的大浪潮中,社会主义的出版行业,作为阅读“载体”的“发源地”,摆正“经济效益”和“社会效益”,既是一种要求,也是一种理性的自觉,更是需要有果断的决策和恰当的举措。正是从这个意义上说,国民图书阅读率连年下降,国民没有形成阅读的习惯,与出版业近年坚持文化品位不够到位,没能很好地挡住文化“快餐化”、“低俗化”的趋向,不能不说有着内在的关联。如果仅从数量上说,我国图书的出版不能说少,问题是富有思想文化含量的精品不多,形成出版的“平庸化”,导致“品位阅读”的读者越来越少。历史的经验表明:文化含金量高的图书,会激发起读者阅读的兴趣和欲望;而这些图书一旦成为公认的精品,就会吸引一大批读者。

在当前社会浮躁尘嚣的大背景下,出版业也难以摆脱喧闹和功利,盲目地跟着唯利是图这只“看不见的手”的并不是少数。“生产”健康的“精神食粮”原本是出版业职责的“题中之意”,现在倒成了一种“艰难”。好在也有不少恪守基本道德底线和引领社会风尚的有识之士,仍然为社会风尚的“净化”,为社会成员尤其是青少年精神家园的“充实”,以勇气和执著,毅然打出了美轮美奂的“组合拳”。

上海出版业凭借集团优势,以“做一代又一代中国人文化脊梁”的气概,立下“十年磨一剑”的决心,准备用3 650天的时间,编纂出版当代的“四库全书”,即以1 500种学术文化著作构成的“世纪人文系列丛书”。[①] 2005年下半年,首批近百部作品已相继问世。人们深为感叹:如果没有一种责任,就不可能制订如此庞大的出版计划——10年1 500种学术文化著作;同样,如果没有一种追求,就不可能塑造如此完备的精神家园——世界人文画卷。

在功利主义泛滥的今天,媒体不断报道和刊登诸如此类的消息:汉语知识竞赛,中国队敌不过外国队;综合性大学,文史哲步履艰难;高等教育,基础学科被弱化。著名学者王元化曾指出:“当前学校中,许多人甚至完全不懂人文精神对人的素养培养的重要……教育的品质某种程度上决定着社会的文化气质。所以人文精神在这里就有了至关紧要的作用”。为了使正在失落的人文不再失落,为了使人文知识、人文道德、人文审美都在受到重创后不再遭受创伤,“世纪人文系列丛书”将以“世纪文库、世纪前沿、袖珍经典、大学经典、开放人文”5个版块的崭新思路和谋划而“亮相”。青年大学生欲以深化阅读来提升人文品格,阅读作品本身的人文含量无疑是基本前提和基础。

就已经出版的第一批“世纪人文系列丛书”近百部作品来看,《中国文化要义》、《中国古代服饰研究》、《中国哲学十九讲》、《中国文学批评史大纲》、《秦汉方士与儒生》、《诗论》、《中国封建社会》、《哲学研究》、《我的艺术生活》、《蒂迈欧篇》、

① 上海正打造“世纪人文系列丛书”共1500种首批近百部已问世[N].解放日报,2005年8月5日.

《权力与繁荣》、《反资本主义宣言》、《原始分类》、《世界史纲》、《生命的未来》等作品，涉及到近百年来耳熟能详的中外学术著作。尤其值得我们青年大学生留意的是，经过反复研究精心挑选收录于“世纪人文系列丛书”的作品，每一本都是作者毕生的倾力之作。例如：国学大师梁漱溟先生的《人心与人生》，虽只有18万字，但却花了先生50年的时间。此外，收录于“世纪人文系列丛书”的作品，每一本都有较高的社会价值。例如：李景汉先生曾用足足1年时间，深入调查撰写的《定县社会概况调查》，初版于20世纪30年代。全书从17个方面对定县的基本概括作了全面描述，不得不承认这是一部不可多得的经典，因为至今没有一部同类作品能够“超越”它。

需要指出的是，把已经出版的书籍重新整理出版，看起来要比出版新书要简单容易得多，但事实上并非如此。一个世纪，百余年来，不可不谓岁月有些漫长。在此期间，东西方学术思想活跃，问世的书籍浩如烟海，但也难免良莠不齐、鱼龙混杂。既然作为提供健康的精神食粮，“世纪人文系列丛书”的出版，也是对中西学术文化的一次重新梳理和重新架构。因此，“世纪人文系列丛书”并不是一件轻而易举、“新瓶装旧酒”的事情。它同样是一种创造，一种建设，需要智慧和努力。走向现代化的中国，需要为自己的发展奠定人文底蕴。“世纪人文系列丛书”将为21世纪中国的进步发展，提供最基本的文化景观和精神资源，为中国人的精神天空展现亮丽的知识“彩虹”。对于我们大学生而言，“世纪人文系列丛书”的出版，将是拓展“工具性”教材以外的学习人文精神的“好教材”。

11.3 应对与借鉴：阅读的方式和方法

11.3.1 辩证认识：电子阅读新方式

现代计算机科学的发展和网络文化的形成，改变了人们的生活方式。第四次“全国国民阅读调查”结果中有一组数据表明：近年来我国国民网上阅读率正在迅速增长。上网阅读率从1999年的3.7%增加到2003年的18.3%，再到2005年的27.8%，7年间增长了7.5倍，每年平均增长率为107%。同样需要指出的是，网上阅读率的基本队伍大多由青年人组成。时下不少年轻人把上网当作生活中不可或缺的内容，广义上讲，上网浏览也是一种阅读，是年轻一代逐渐形成的一种新的阅读方式，但它与观看电视一样，显然不能代替看似“传统”的图书阅读。

科学技术的发展日新月异，而且是“牵一发而动全身”。电子阅览、网络阅读才刚风靡，借助于手机而“开发”的新功能——“手机小说”近日又崭露头角，“携带小说”成为阅读新潮流。[①] 手机一词,在日文里被称之为“携带电话”,简称“携带”。手机越来越具有了许多新的功能,以至于不逊于一台电脑。用手机来进行写作、阅读,又成为一种新的方式方法。日本年方十七的高中生木堂椎以一部《修比整可怕一百倍》勇夺《野性时代》(日本出版巨头角川书店麾下的小说杂志)主办的首届“青春文学大奖”。近年来,日本众多有名出版社纷纷开设手机读书网站,除了漫画,各社均以小说定位为主打商品,不仅投放尚未上市的最新作品,还将业已发行的单行本及袖珍文库本电子化,推上网站。携带小说诞生不过数载,但其发展势头却很好。2002年,在女高中生中风靡一时的匿名作者 Yoshi 的系列恋爱小说《*Deep Love*》,四部作品吸引了两千万读者造访。2003年以后,读书网站纷纷投入实力派作家的优秀作品,携带小说获得了飞跃性发展。这种比固定在某一场所进行网络阅读更为方便灵活的“携带”式阅读,值得我们关注,对于青少年应加以正确引导。

网上阅读、携带小说与看电视,较多地体现了“直观性”的特征,而读书则更具思辨性。人要深入接受文化的浸润就不能不读书。古人说:“俯而读,仰而思。”“读”总是和“思”联在一起的。随着电视、电脑、手机的出现,好多事情一“看”就明白了,有助于人们更快、更好地接受信息、知识和教育,是有积极作用的,但它不能代替人们在深入接受过程中所必须付出的思索与思考。图书阅读是一种最具品位、最具深度的阅读。“阅读,它横卧在精神生活的门口”,谁要深入精神的殿堂,就不能绕过“横卧在精神生活门口”的“阅读”。因此,网上阅读和图书阅读两者并不矛盾,但也不能相互替代。对于青年人来说,两者都不偏废,尤其是在图书阅读过程中,提高思维能力,更是得下一番苦功,经得住网络的诱惑,不仅是生理成人,而且要精神成人。

身处电子信息时代,网络确实开阔了人们的视野,把人类的神经深入到广泛的领域中,而且数字化的阅读也改变了人们的记忆方式,很多材料只要通过网络就可以找到,不必再靠一味的死记硬背。但网络毕竟是工具,创造性思维的产生必须要有一个基本的“读书量”。只有在阅读中,通过积累,把学习的知识不断转化为自身的素质,加入自己的生活体验,才能在电子文本的帮助下,产生出创造性的思维,从而把思维的触角伸得更广、更深。

况且,网络文本有其自身的限制,并不是所有的文本都可以在网上找到,只有那些受众面较广、一时流行的东西,才会放到网络上去。研究者要用自己的思路梳理文化的发展脉络,就要同时关注到那些大量的、不被人注意的、没有进入网络资源的材料。没有被人注意的地方,往往是可以产生新思维的地方。在这一点

---

① “携带小说”成为阅读新潮流[N].文汇报,2006年4月29日.

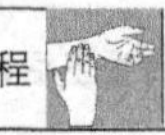

上，可以看到研究者的功力。既有充分的知识积累，又能驾驭现代化的科研手段，这样才能有所作为，否则，在汹涌而来的知识大潮面前，不是随波逐流，就是被其淹没。

11.3.2 因人而异：阅读方法的借鉴

11.3.2.1 关于“三到”

中国古代思想家朱熹讲读书要做到“三到”，即心到、眼到、口到。“三到”之中最重要的是“心”要到，用心灵的眼睛来读书。尤其是要用心灵的眼睛来读经典作品。经典是文化智慧的集合，包含着最“耐人寻味”的文化血脉在里面。陈垣先生对北师大历史系毕业生说过一番话：一部《论语》才多少字？一万三千七百字。一部《孟子》才多少字？三万五千四百字，你们为什么不把它好好读一遍呢？一万多字的《论语》你都没有读过，作为一个中国人，你说得过去吗？总之，经典的作品，可以用权威的知识来使你感受到文化的根在哪儿。

11.3.2.2 关于“做笔记”

读书的方法，因人而异，但做好读书笔记，非常重要。当前的大学生已不大会用笔了，手不写，脑筋也就不动了。目前，高校的课堂教学，大多是ppt、幻灯片，学生上课做笔记这一原本非常平常的现象，当前已经很“罕见”了。学生只要下课后把教师的课件复制一下，上课时两只手就“游手好闲”了！从心理学角度讲，不动手，也就不利于头脑的运动，难以提高思维的训练。因此，你读到哪点最有感觉，你觉得哪点最有价值，你感到哪点最为重要，你感到哪点最为可疑，都不妨记录下来。张之洞讲：“读十遍，不如写一遍。”真所谓：

- 一字一句地记，可以加强你的印象和记忆；
- 分门别类地记，可以积累你的知识和理清思路；
- 提纲挈领地记，可以把握要领，深化理解。

11.3.2.3 关于阅读的选择

开卷有益，要在简择。世上书籍汗牛充栋，无以计数，这就需要有个选择。而在选择中，多听听前辈、老师、师兄(姐)、同窗好友的意见和建议，无疑是多多益善的。先选出来哪些书籍要读，进一步再区分出哪些要精读，哪些泛读。

(1) 选择阅读的基本大类。培根说过：“凡有所学，皆成性格”。读什么书，对一个人的精神成长，具有十分重要的作用。因此，有学者把读书的过程，理解为循序渐进、由浅入深的过程，而拿什么样的书来读，也是要进行仔细选择的，这就好比通过阅读，生动形象地跨入了“四扇大门”，进而获取了这“四扇大门”里的知识宝藏。①

第一扇大门,称之为时间之门,也可以说是历史之门。不妨读一读林汉达、曹余章先生编写的《上下五千年》。这本书虽写成于 20 世纪 80 年代,却至今还有着很强的生命力。从开天辟地的神话、钻木取火的传说,到乾隆禁书修书、曹雪芹写《红楼梦》,涉及到中国文明发展史的方方面面。该书编排精心,文笔畅达,可读性强。细细读两遍,对祖国的历史便有了一个大致的了解。然后还可以去读一读黄仁宇先生的《万历十五年》,该书截取历史的一个横断面,清晰地展开历史的画卷,仿佛让你直接触摸历史,具有一种历史的现场感。这对于提高人们的历史知识、形成正确的历史观,无疑是十分有益的。另外,唐德刚先生的《袁世凯当国》、《晚清七十年》有独特的观点,读后使人耳目一新。斯蒂芬・茨威格的《明日的世界》,则翻开了世界历史上的最重要一页,他以个人的亲身遭遇写出一个和平的欧洲是怎样被拖入战争的泥潭的,作者的思想和语言都是一流的,读了该书,你将与他的情感产生强烈的共鸣,得到了丰富的精神享受。钱钢的《报告文学选》,关注现实中的重大问题,读后我们自然会将现实与历史联系起来,培养和形成观察事物、明辨是非的能力,把自己的情感与千百年的风雨历程产生共鸣,从而在比较全面深刻了解自己祖国、民族历史的基础上,增添青年人的历史责任感和使命感。

第二扇大门,称之为空间之门。一个有见识的人,必须对周围的世界有所了解。上至天文、下至地理,以及生态环境、人文环境,要对生活的每一个空间肃然起敬。美国作家房龙的《地球的故事》,是一本非常值得阅读的书。通常来讲,一个有识见的人,必须对周围的世界有所了解。该书介绍了世界各地的天文地理生态环境,乃至由此而形成的人文环境。其立意之高、文笔之妙、联想之奇、材料之详,都堪称一流。每个人在读它的时候都是爱不释手,并且会对自己所生存、生活的这个地球产生敬畏之感,从而明白:作为同一星球上的伙伴,也就是平时所说的“作为都是地球村的居民”,我们祸福与共;大千世界与我们人类休戚相关!你将永远记得作者谆谆告诫的这句话:“我们大家共同生活在这个星球上,我们就要共同承担责任维护人类赖以生存的世界的福祉”。因此,读了这本书,“狭隘”将离你远去。需要补充的是,房龙不仅是个作家,文笔漂亮,而且还是一个绘画大师,他亲自绘制的插图尤为精彩。此外,房龙的其他著作,如《人类的故事》、《与世界伟人谈心》、《宽容》等书,也都是值得一读的好书。

第三扇大门,称之为感情之门。人的感情是需要激发、熏陶的。文学作品最能陶冶人的心灵。美国作家怀特的《夏洛的网》是一本童话。一般人认为“童话”只是给孩子们看的,其实不然,青年人、成年人照样应该读童话,这对培养爱心、留

① 黄玉峰.请你叩开这四扇大门[N].文汇报,2006 年 2 月 18 日.

住童心，几乎有着不可替代的作用。尤其是过去很少读童话的人，一定要补上这一课。另外，读散文小说也是提高自己情趣、品位、修养的一个途径，读一读胡适的杂文、梁实秋的《雅舍小品》、林语堂的《中国人》、茨威格的《人类群星照耀时》、史铁生的小说《随想录》、《丰子恺随笔》，都有益于更加热爱生活、热爱生命。

第四扇大门，称之为理性之门。人是高等动物中的"佼佼者"，其优势在于善于思考。尤其是在纷繁复杂、色彩斑斓的现实世界里，要保持一份清醒、保持一份理智，就必须学会思考，不断使自己思想的具有一定的深度。《苏菲的世界》是一本通俗的哲学通俗读物，上世纪末问世以来，受到全世界青少年的喜爱。本书通过书信的形式，把深奥的哲学问题说得十分浅近，简明易懂。要使每个社会成员提高自己思想的深度，就必须读一点哲学。这是一本哲学的入门书，也是一本不可多得的好书。美学作为哲学的二级学科，朱光潜先生关于谈美的书，如《美学书简》，茨威格的《异端的权利》，均有益于理性思维的培养和训练，对成为一个具有"自由的思想，独立的精神"的人，都有着极大的帮助。

如果在一定的时间内进入了这四扇大门后，你就渐渐成了一个真正的读书人。这四扇门的比喻或者内容，看似较为浅薄或可被认为是说给小朋友们听的，但作为在小朋友时候并没有及时地汲取这丰富多样的营养，即使已经是跨入大学之门的大学生，也应该重新走一下这四扇门，作为形成今后综合素质和能力的坚实基石。

(2) 选择阅读具体书目借鉴。作为青年大学生，了解一下毛泽东给儿子选择阅读的书目，常会给人以借鉴和思考。当年抗战期间，毛泽东在延安曾两次寄书给正在苏联上中学的儿子岸英和岸青，随信附了一张书单，并注明了册数。[①] 上面写道："精忠岳传 2，官场现形 4，子不语正续 3，三国志 4，高中外国史 3，高中本国史 2，中国经济地理 1，大众哲学 1，中国历史教程 1，兰花梦奇传 1，峨嵋剑侠传 4，小五义 6，续小五义 6，聊斋志异 4，水浒 4，薛刚反唐 1，儒林外史 2，何典 1，清史演义 2，洪秀全 2，侠义江湖 6。"

细看这份书单，知识面较为广泛，历史感较为凝重，使人领悟到作为领袖和家长对青年人读书学习的要求。从分类上讲：《高中外国史》、《高中本国史》、《中国经济地理》和《中国历史教程》，都是当时的中国教科书，可用作中国学生只读前苏联教科书而对祖国历史地理不足的补充。

古典文学和历史小说在这份书单中占有很大比重，这是一个十分明显的特点。尽管岸英和岸青还是中学生，毛泽东还是推荐了《子不语》、《何典》这两本被称之为带有"野狐禅"味道的书。再则，形成强烈对比的是，历史小说往往用写实

---

① 毛泽东怎样为儿子开书单[N]. 报刊文摘，2005 年 12 月 7 日.

笔法,而武侠小说多用浪漫笔法,《峨嵋剑侠传》、《小五义》、《续小五义》、《侠义江湖》等好几部武侠小说,和以上提及的给人“正襟危坐”式的历史教科书,一方面是浪漫的尚武,一方面是现实的英雄,两者相辅相成,构成了这些书的文化主调。

《大众哲学》是书单中唯一的一本政治类书,毛泽东认为艾思奇的这本著作写得通俗易懂,有利于马克思主义哲学的普及。事实上,这本《大众哲学》的确为宣传马克思主义哲学基本理论、培养和造就一批坚持马克思主义基本原理与中国实际相结合的哲学家,作出了重要贡献。

通常来讲,开列书单也体现了一个人的兴趣爱好、性格特点。从文化秉性而言,毛泽东充满着浪漫气息和英雄气概。这对当今中学生乃至大学生阅读的指向、提高青少年的素质,仍然有着现实的意义,切不可把类似《子不语》、《何典》、《小五义》、《峨嵋剑侠传》、《薛刚反唐》等书籍,统统打入“无用”的“冷宫”,应让当今的青少年在书籍的海洋里自由地翱翔!

11.3.2.4 关于学以致用

古人云:“功夫在诗外”。这就是说,读书要从书里读到书外,在书里生长出问题意识,在书外展开创造性思考。“死读书”不利于人才培养,更不能造就创新人才。因此,不要让书把人生动活泼、富裕想象和创造的思维僵化为死脑筋。这就需要在读书时下苦功,要在不疑处生疑,即对于大家都习以为常的事情,能提出自己的不同看法,打上问号,这就是一种难能可贵的能力。此外,我们经常讲理论联系实际,课堂内和课堂外要相结合,读书同样如此,要把“经典”的大书和“社会人生”的大书对照起来读,这更是我们读书的目的所在,是读书的出发点和归宿点。

当今时代催人奋进,紧跟时代发展的步伐,不被历史所抛弃而成为一个“落伍者”,不仅需要“全民”学习,更加需要“终身”学习。每一个公民,尤其是青年大学生应该培养勤奋读书的好习惯,利用一切可以利用的时间,创造一切有利的条件,多读书,读好书,以科学的理论武装头脑,以高尚的精神塑造心灵,以丰富的知识提升素质,做一个无愧于伟大时代的文明人。

图书是文明的基石,读书是丰富人生的开始。让我们投身这浩瀚的知识海洋,亲近图书,共享读书快乐!让我们积极响应中共中央宣传部、中央文明办等 11 家部委共同向全社会提出的倡议,积极创建学习型社会,继承和发扬读书的优良传统,大兴勤奋学习之风:①倡导全民为构建社会主义和谐社会和全面建设小康社会,为中华民族的伟大复兴而努力读书,终身学习;②营造良好的读书环境,鼓励多读书,读好书,让全民人人有书读、家家有书香;③积极参与“我最喜爱的一本书”的征文活动,全民共同参与读书,体验读书喜悦。

当本文行将结束的时候,让我们再返回到开头所提及的“世界读书日”的话题，请聆听一下我们的前辈、学者在“世界读书日”所引发的感想，仔细揣摩其中回味无穷的深刻意境，或许对我们养成阅读习惯，增强人文素养，无论是做一位好公民，还是当一名好医生，都是有着重要启迪的。

● “海纳百川，有容乃大”，读书也是如此。我觉得各种专业的知识都有相通之处，可以互为补充，甚至科研中的很多创新点都是来源于这“不经意”的阅读中。我的经验证明，广泛的阅读无论是对生活还是对工作，都是很有帮助的。

——中国工程院副院长　沈国舫院士

● 人类在几千年文明进程中，留下了浩如烟海的优秀文化典籍，可以说书是人类文明的载体。中国的诸子百家、唐诗宋词，西方的政论经典、艺术史地等等，都是人类文明的结晶，值得我们反复研读、悉心体会。

于个人，读书益智修身；于国家，读书富国强民；于社会，读书构建秩序与和谐。中华民族有尊重知识、推崇读书的优良传统，我们应发扬光大之。

——中国人民大学校长 纪宝成教授

● 读书不但能使人摆脱愚昧，更可以使人获得尊严，拥有开阔和高尚的精神世界。对于读书，我主张：抓紧时间，善于选择。所谓抓紧时间，就是挤时间。所谓善于选择，就是读最基本的、最重要的、最有价值的书籍，处理好浏览和精读的关系。当然，对于中国来说，真正普及义务教育，为国民读书创造条件，这是紧要的事情。

——北京大学中文系 严家炎教授

● 很多学生常问我：该怎样读书？我就给我的研究生讲，无论现在和将来，我都希望他们每天至少读 50 页书。这样 10 天就可以读一本，一个月可以读 3 本，一年 36 本，毕业时至少要读 100 本书。有的超过了，有的欠一些。重要的不在于这些数字，而是他们都很努力，在这个过程中养成一种习惯：天天读书，天天进步。每个人的聪慧度相差其实并不大，差别在于谁具有坚韧不拔、坚持不懈的毅力。希望大家养成读书的习惯，从读书中得到营养，得到欢乐，使自己天天愉快，一步步地实现自己的理想。

——北京大学副校长 张国有教授

● 书籍是人类精神的食粮，在家庭的熏陶下，我自幼就很喜欢读书。年轻的时候，我很喜欢读小说，还梦想着长大后要成为一名作家。后来学了理科，离当作家的梦想越来越远。现在工作任务繁重，阅读时间也大为减少，所以多读散文、小品。

很多情况下，人只能选择一种生存方式，是书籍为我们打开一扇扇通往那些未知世界的大门。读书也是获取知识的主要手段，古人说：读万卷书，行万里路。我们做科研，不可能把每个实验都重复一遍。很多知识都是靠读书来获取的。

——清华大学新能源研究所副所长 李十中博士

● 说起来惭愧,因为工作繁忙,已经很少有时间阅读专业外的书籍了。今年的“世界读书日”,可能也不得不在阅读学生论文中度过了。

古人说“开卷有益”,实在是不错的,阅读是获取知识最方便、最有效的途径。阅读还可以开阔视野、丰富人生。现在,我的孩子读初中了,她也养成了读书的习惯。作为家长,我真诚地希望作家能够多创作一些适合青少年阅读、培养他们积极向上品格的好书。

——中科院微生物所研究员 刘双江博士

● 现在是网络时代,很多人习惯在网络上寻找资料。同样是寻找,阅读图书却是不同的。它需要发现。读书,能体现出阅读量的大小、阅读能力的高下。做学术研究的人,仅仅依靠网络,不会有别人得不到的东西。另外,阅读中存在着乐趣。看网络与看图书是有差别的。翻阅书籍时那种声响、那种回味,有时会让我们得到更多的愉快。我们需要体会、享受这种乐趣,而不是舍弃。现在很多人失去了在阅读书籍中提高自己修养的习惯,我们需要重新提倡。这是老话。有些话,是越老越有道理。因为在某种程度上,修养与文明是同义词。

——清华大学 葛兆光教授

● 我从5岁读书到今年快70岁了,体会最多的有几点,第一要持之以恒;第二深受鲁迅先生和我的老师周予同(历史学家)先生的教导,不管遇到什么书,都要随手翻翻,任何一本书里面,肯定都有有益于你的东西;第三,读书不能述而不作,一定要跟写作相结合,而且要老而弥坚。

——历史学家 王春瑜

● 常常听到一些成年人对孩子说:“你们一定要好好读书。不好好读书,就不能考上好的大学,将来就不会有好的工作,也就不能有好的生活。”这样的说法,是将读书功利化、工具化、阶段化了。我们读书,决不仅仅是为了谋生。孩子们从开始识字读书起,就从书中学习做人的道理,逐渐形成自己的人生观、价值观,在心田里播下文明与智慧的种子。我希望我的学生们一生都与书为伴。然而,就像朋友分为益友和损友一样,书也分为好书和坏书,我们必须要学会鉴别。有的时候,一本震撼灵魂的好书能影响和改变一个人的人生轨迹,我们要读的是这样的好书。读书,读好书,让我们的生命溢满书香!

——中国人民大学附属中学校长 刘彭芝

第12章

打造自我：人的全面发展与医学创新型人才培养

12.1 “创新”：当代中国的科学诠释

12.1.1 开领当代中国“创新”之“先河”：从“三个勇于”到“创新型科技人才”

“创新”，一个十分普通和熟悉的词汇，在曾20世纪行将结束、21世纪喷薄欲出之时，在广袤的960万平方公里的中华大地上遍地回响；在全面推进改革开放、加快社会主义现代化建设的进程中，得到了全新的科学诠释；在全面建设小康社会的重要战略机遇期，“自主创新”、“创新型国家”又成为实现中华民族伟大复兴的“主题词”和“关键词”：

——“世界范围的综合国力竞争，归根到底是人才特别是创新型人才的竞争”；

——“建设创新型国家，关键在人才，尤其在创新型科技人才”；

——培养造就创新型科技人才，“首先要从教育这个源头抓起”。[①]

这一系列精辟的论述，在把创新与教育紧密联系起来的同时，把建设创新型国家与培养创新性人才也紧密联系了起来。深化医学教育的改革和发展、提高医学生的综合素质，必将为培养创新性人才、建设创新型国家做出应有的贡献。而恰逢在这重要历史发展机遇期间内学习深造的医学生，必将与同时代的其他大学生一道，把自己打造成为创新性人才作为努力奋斗的目标！

1978年12月，长达十年的“文化大革命”宣告结束，“两个凡是”的精神禁锢被解脱，

---

① 胡锦涛.在中国科学院第十三次院士大会和中国工程院第八次院士大会上的讲话[N].人民日报，2006年6月5日.

改革开放大业呈现出勃勃生机。在《解放思想,实事求是,团结一致向前看》这篇作为社会主义现代化建设的第一篇"宣言书"中,邓小平提出:"干革命,搞建设,都要有一批勇于思考、勇于探索、勇于创新的闯将。没有这样一大批闯将,我们就无法摆脱贫穷落后的状况,就无法赶上更谈不到超过国际先进水平"。[①] "三个勇于"的重要思想,基于解放思想、实事求是的马克思主义思想方法论,在中国进入社会主义历史发展新时期、探索社会主义建设新道路的重要历史关头,开创重视和加强"创新"之"先河",随着时间的推移、实践的深入,其越发昭示出重要和深远的意义。

创新,不只是一句激动人心的口号;创新,也不只是与科技相处;创新,需要良好的社会氛围;创新,也需要肥沃的文化土壤。

中华文化包含着鼓励创新的丰富内涵,我们的先人们历来强调推陈出新、革故鼎新,强调"天行健,君子以自强不息"。培养创新人才、建设创新型国家,都需要大力倡导和弘扬"崇尚创新"、"鼓励创新"的社会环境和氛围,都需要强有力的文化支撑。①要在全社会培育创新意识,大力提倡敢于创新、敢为人先、敢冒风险的精神,鼓励人才干事业、支持人才干成事业、帮助人才干好事业;②要在全社会广为传播科学知识、科学方法、科学思想、科学精神,进一步形成讲科学、爱科学、学科学、用科学的社会风尚;③要加强宣传科技创新的典型事迹和典型人物,让人民群众了解科技创新对我国经济社会发展的重大推动作用,引导全社会树立创新光荣的价值观,使科技创新成为全社会景仰的工作和活动;④要结合学校教育和人才培养来加强科普工作,改革教学内容和教学方法,使我国广大青少年从小就树立从事科技创新的理想,立志成为未来科技创新的生力军和我国科学技术事业发展的接班人。

12.1.2 走进"创新":普通词汇中的不普通意蕴

12.1.2.1 创新的内涵和指向

- 创新是一个民族的灵魂;
- 创新是一个国家兴旺发达的不竭动力;
- 创新也是一个政党永葆生机的源泉。

12.1.2.2 创新的外延和要求

- 理论创新;
- 体制创新;

---

① 邓小平文选(第2卷)[M].北京:人民出版社,1994年10月第1版,143.

● 科技创新；

● 教育创新及其他创新。

12.1.2.3　认识的不断深化

"整个人类历史，就是一个不断创新、不断进步的过程。没有创新，就没有人类的进步，就没有人类的进步。"①

(1)"创新是一个民族的灵魂"。"一个没有创新能力的民族，难以屹立于世界先进民族之林"。② 创新，是人类区别于动物的显著和重要的标志，是人类自身和社会历史不断发展的源泉；创新，是自然、社会、人类自身三者相互交融、相互作用的历史演绎；创新，是人们对生存、发展内在驱动的自觉回应。

世界民族兴衰的深刻启迪：原先曾一度落后的民族，经过自强不息、奋起直追，勇于创新，最终实现了后来居上；而原先曾荣耀一时的民族，不思创新、坐吃山空、停滞不前，逐渐落伍，以至于被历史所抛弃。

"中华民族和中国人民是富有创造精神的伟大民族和人民，是勇于和善于进行创新的，是能够通过自己的不懈努力赶上世界先进水平的。"③中华民族曾以"奋发振强，励精不已"的伟大精神，为世界文明的进步作出过不可磨灭的贡献。中华民族是勤劳智慧的民族，也是富于创新精神的民族。从北京猿人钻木取火、仓颉造字，到春秋诸子百家争鸣、四大发明……悠悠中华，上下五千年。创新，这一不断推进民族进步的崇高价值和宝贵传统，理应在当今时代更加发扬光大。

(2)"创新是一个国家兴旺发达的不竭动力"。创新的每一个重大成果，都会引起社会生产力的深刻变革和人类社会的巨大进步。"发展是硬道理"，那么，创新就是发展的有力杠杆、推进器和孵化器。在充满竞争的21世纪，创新将进一步成为经济和社会发展的主导力量。是否具备创新的能力和条件，是当今世界范围内经济和科技竞争的决定性因素。

为了实现社会主义现代化建设的宏伟目标，为把我国早日建设成为富强、民主、文明的社会主义国家，我们必须建立健全国家创新体系，紧紧抓住那些对于国民经济、科技、国防和社会发展具有战略性、基础性、关键性作用的重大课题，为国家的兴旺发达和现代化建设的跨越式发展，注入新的动力。

创新作为国家兴旺发达的不竭动力，关键在于"自主创新"。"如果自主创新

---

① 江泽民.论科学技术[M].中央文献出版社2001年版，215－216.

② 江泽民.江泽民论有中国特色社会主义(专题摘编)[M].北京：中央文献出版社，2002年8月版，244.

③ 江泽民.江泽民论有中国特色社会主义(专题摘编)[M].北京：中央文献出版社2002年版，253.

能力上不去，一味靠技术引进，就永远难以摆脱技术落后的局面。"①一个没有创新能力的民族，难以屹立于世界先进民族之林。在全球化浪潮下，我国适应对外开放的新态势，大胆引进国际上的先进技术、先进设备、先进经验，用以加快社会主义现代化建设的步伐。但是，我们应该清醒地认识到，在国际竞争日益激烈的形势下，"作为一个独立自主的社会主义大国，我们必须在科技方面掌握自己的命运。"②事实总是客观的，也是严峻的：经济竞争背后是科技竞争，而科技"竞争"背后必然有科技"保护"，一个依赖科技引进的国家不可能走在科技发展的前列，因而也不可能成为真正的经济强国。先进的科学成果和关键技术是不能用金钱买得到的，对于国外控制关键技术限制他人发展，我们更需要积极应对的思路和具体的措施。

我们还必须清醒地领悟到：引进了技术，并不是说就具备了技术能力；引进先进技术的水平，并不能代表自身技术创新的水平。即使是退一步讲，通过某种途径或花费大量资金"买断"了国外的技术，但没有掌握该技术形成的全过程，其结果也只能是"有产权、无知识；有技术、无能力"。因此，我们不仅要认识到，先进技术是不能用金钱买得到的，而且我们还要认识到，技术能力、创新能力更是不能用金钱买得到的。

历史一再证明，引进国外先进技术必须处理好学习引进与自主创新的关系。学习引进，不光是为了使用、照抄照搬，而是在消化、吸收的基础上，瞄准科学前沿，加强自主创新的能力，有所创造，有所发展。只有这样，才能在较短的时间内扭转技术落后的局面，缩短与发达国家的差距，提高自身的科技水平，增强国际竞争能力。"电传——传真——电子邮件"的历史演变，充分证实了这个深刻的道理。当年美国发明了电传，不久，日本搞出了传真，电传就逐渐失去了意义，传真占领了世界市场。但美国并没有"尾随"日本，而是又自主开发了新的产品——电子邮件。美国的电子邮件不仅以其崭新的性能和先进的技术，迅速打破了原先由传真独霸天下的局面，而且在电子邮件的基础上，又进一步发展到网络，现在我们不得不承认，目前美国在网络领域处于遥遥领先的地位。

值得引以为鉴的是，亚洲"四小龙"、"四小虎"，曾一度"风光十足"，成为发展中国家实行跳跃式发展的"蓝本"，但近来已"淡出"人们的视野，逐渐在人们的记忆中"消失"。这些国家在 20 世纪后期相继实现的经济腾飞，基本上都是靠资金、技术引进而"发迹"的。但由于缺乏科技自主创新能力，也没有聚精会神地进行引进后的二次创新，因而经济发展到了一定阶段以后，就显得后劲不足，有的在亚洲

---

① 江泽民. 论科学技术[M]. 北京：中央文献出版社，2001 年 1 月版，55.

② 同上

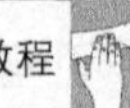

金融危机冲击下走了下坡路，以至于“一蹶不振”。

以上正反两方面的实例，给了我们一个重要启示：一个国家要真正成为科技强国、经济强国，要实现经济的持续发展，就必须努力提高科技自主创新能力。

(3)“创新是一个政党永葆生机的源泉”。“建设一个什么样的党、怎样建设党”，是继“什么是社会主义、怎样建设社会主义”后的又一个事关中国特色社会主义事业兴衰成败的重大课题。不断用创新精神来解决前进中遇到的问题，是我们党生存、发展、壮大的基本前提。

世界正在发生深刻的变化，中国正在进行完善和发展社会主义制度的自我变革。改革的深化，开放的扩大，经济转轨，社会转型，多样化的日益发展，对党的建设提出了许多尖锐的挑战。只有坚持以邓小平理论和“三个代表”重要思想为指导，全面贯彻落实科学发展观，解放思想、实事求是、与时俱进，不断开掘和整合加强党的建设的各种资源，才能开创党的事业发展的新局面，拓展党的建设的伟大工程，使我们党生气盎然、永葆生机。

12.1.3 创新的基本特征

(1) 首创性。创新，只有第一，没有第二，只能是“人无我有”。弘扬人文精神，展示自我，报效社会，应始终鼓足“苟日新，日日新，又日新”[①]的劲。东施效颦、邯郸学步，拾人牙慧、亦步亦趋，都无法与创新“沾上边”。强调首创性，必须注重“原始性创新”。“原始性创新孕育着科学技术质的变化和发展，是一个民族对人类文明进步作出贡献的重要体现，也是当今世界科技竞争的制高点。”[②]在当前竞争日趋激烈以至于已达到“白热化”的境地，作为发展中的社会主义大国，我们强调创新，更加要强调“首创”，更加要强调“原始”创新。

(2) 超越性。人类社会历史发展本身就是一个否定之否定的过程。创新就是在掌握前人积累的成果基础上，“扬弃旧义，创立新知”。创新就是要不断地“站在巨人的肩膀上”，“更上一层楼”，达到“有所发现，有所发明，有所创造，有所前进”的有机统一。创新的价值，不在于论文、课题、成果的“数量”，更不在于低水平的循环和重复，而是在于“质”的飞跃，这就是对前人和他人的“超越”。

(3) 主体性。创新是人类独有的禀赋，创新的主体就是社会实践的主体。创新的承担者是人，创新的关键在于集创新精神、创新能力和创新所需要的相关手段与方法于一身。只有那些独具慧眼、独具匠心，独排众议、独辟蹊径的人，视人

---

① 礼记.大学.

② 江泽民.在中国科学技术协会第六次全国代表大会上的讲话[N].人民日报，2001年6月23日第一版.

之所未见、思人之所未想、发人之所未明、创人之所未造的人,甘于寂寞,潜心研究,才能采撷到创新的果实。

(4) 社会性。创新的课题,来自社会实践;创新的成果,应用于社会发展;创新的成功,依赖于社会文化背景及必要的环境和机制。因此,当世界已成为一个互相联系、互相促进的“地球村”时,人们越发感悟到:现代社会的创新,更需要社会协作和整合。科学技术突飞猛进、日新月异,使得科学研究越来越具有广博性、综合性、多学科性、多结构性的特点,以单枪匹马、孤军奋战的方式来获得“有所作为”、“大有作为”的创新成果,其可能性似乎微乎其微。因而,团结协作,群策群力,集合成为现代社会创新的主流。

12.1.4 创新的基本方法

(1) 填补法。在新的历史条件和新的社会实践中,开辟新的研究领域,发现新的“空白点”,形成新的“生长点”。

(2) 深化法。当科学研究中未被开垦过的“处女地”日趋减少的背景下,将已有的研究成果,重新进行梳理和审视,进行“延伸性”、“拓展性”的探索,得出较之以往更深入、更广阔、更系统的理论阐述。

(3) 纠偏法。根据社会发展的内在要求,以及不断经受实践的检验,纠正某些前人因历史局限性所产生的个别论断的偏差或失误,乃至否定其似有定论的所谓的“真理”地位,“还事实以真相”,得出更为符合客观实际的结论。

需要指出的是,创新的特征和方法,决不仅限于以上所列的几则;同时,创新也不可能自始至终采用“单一”的方法,而大多是综合交融的“互补”。另一方面,结合医学教育,强化医学人文因子在人才成长中的作用,国际医学教育最低标准中“批判性思维”的训练和培养,都与创新基本方法中“不惧权威”、“勇于质疑”、“善于思考”、“敢于超越”等基本要求,有着内在的联系,无论是思想认识,还是在教学实践,都值得我们关注。

12.2 教育创新:创新型国家的“源头”和基础

12.2.1 实施教育创新的必要性和紧迫性

“教育创新,与理论创新、制度创新和科技创新一样,是非常重要的,而且教育还要为各方面的创新工作提供知识和人才基础”。不断培养大批中国特色社会主义事业合格的建设者和可靠的接班人,不断造就大批具有丰富创新能力的高素质人才,不断提高全民族的思想道德素质、科学文化素质和健康素质,这是实现中华民族伟大复兴的必然要求，也是我国社会主义教育事业的历史使命。要完成这一历史任务，必须不断推进教育创新。

“功以才成，业由才广”。当前摆在我们面前的重要任务，就是在全面建设小康社会进程中，建设创新型国家①。建设创新型国家这一伟大事业，关键在人才，尤其在创新型科技人才。世界范围的综合国力竞争，归根到底是人才特别是创新型人才的竞争。谁能够培养、吸引、凝聚、用好人才特别是创新型人才，谁就抓住了在激烈的国际竞争中掌握战略主动、实现发展目标的第一资源。而培养造就创新型科技人才是一个系统工程，首先要从教育这个“源头”抓起，必须进一步加强教育创新。

创新与教育，两者关系密切，相互促进。虽然对教育的“投入”，不可能在短时期内得到创新的“产出”，但缺乏教育这个“源头”，缺乏教育这个“基础”，创新也就成了无本之木、空中楼阁。

美国的历史不过几百年，但在发达国家中排名第一，一般没人会提出什么疑义。尽管美国比欧洲工业化起步要晚得多，但后来居上，只用了 100 多年的时间就超过了英、德、法等“老牌”强国，并领先至今。美国称雄全球，其原因当然是多方面的。但是重视教育和坚持创新，则是促进其经济快速发展的一个关键原因。美国依靠雄厚的教育基础和研究方面的优势，为在科学技术上的突破和创新准备了充分的条件。以电力、内燃机、化学工业为代表的第二次技术革命，以原子能、电子计算机、空间技术为标志的第三次技术革命，以及现在正在全球又一次形成新浪潮的以信息技术为中心，包括光导纤维、生物工程、海洋技术、空间技术、新材料、新能源等技术群为代表的新技术革命，都是或主要是从美国发源，这是和美国长期以来，以先进的教育理念和雄厚的教育资源为基础，加强创新性人才的培养或引进是密不可分的。

古往今来的科技创新实践都表明，创新型科技人才是：

——新知识的创造者；

——新技术的发明者；

——新学科的创建者；

——科技新突破、发展新途径的引领者和开拓者；

——国家发展的宝贵战略资源。

---

① 注：目前世界上公认的创新型国家有 20 个左右，包括美国、日本、芬兰等。这些国家的共同特征是：创新综合指数明显高于其他国家，科技进步贡献率在 70% 以上，研发投入占 GDP 的比例一般在 2% 以上，对外技术依存度指标一般在 30% 以下。此外，这些国家所获得的三方专利（美国、欧洲和日本授权的专利）数占世界数量的绝大多数。

因此,坚持教育创新,抓紧并持之以恒地培养造就创新型科技人才,是提高自主创新能力、建设创新型国家的必然要求,也是实现国家发展目标、实现中华民族伟大复兴的必然要求。形势逼人,时不我待。我们必须坚持"科教兴国"和"人才强国"战略,坚持"科学技术是第一生产力"和"人才资源是第一资源"的重要思想,把培养造就创新型科技人才作为建设创新型国家的战略举措,加紧建设一支宏大的创新型科技人才队伍。

12.2.2　不断推进教育创新的基本要求

12.2.2.1　坚持和发展适应国家和社会发展要求的教育思想

教育思想是办学的灵魂。无论是一个国家、一个地区,还是每一所学校,都必须明确教育思想。从根本上说,就是要确立"三个坚持":①坚持党和国家的教育方针;②坚持教育为社会主义事业服务,为不断提高全民族物质文化生活水平服务;③坚持教育与社会实践相结合。同时要十分注意研究和解决教育面临的新情况、新问题,深入探索新形势下教育发展的规律,更新教育观念,确立与21世纪我国经济和社会发展需要相适应的教育观和人才观。

当前,国家核心竞争力越来越表现为对智力资源和智慧成果的培育、配置、调控能力,表现为对知识产权的拥有、运用能力。世界科技进步迅猛发展及其带来的巨大影响,给我们提出了不能回避也回避不了的严峻挑战。我们应当清醒地认识到,虽然经过长期努力,我国科学技术事业取得了伟大成就,形成了比较完整的学科布局,培养了一支勇于攀登世界科技高峰的优秀科技队伍,部分重要领域的研究开发能力已跻身世界先进行列。但是,我国科技的总体水平同世界先进水平相比仍有较大差距,同我国经济社会发展的要求也有许多不适应的地方,其主要表现为:

——自主创新能力不强;

——发明专利数量少;

——关键技术对外依存度高;

——高新技术产业所占比例较低;

——企业还没有真正成为技术创新的主体;

——许多技术研究开发的成果还难以实现产业化;

——优秀拔尖人才比较少,科技体制机制存在不少弊端。

正是在这样的大背景下,根据这样的深刻认识,中央及时地提出了加强自主创新、建设创新型国家的重要战略任务。当前坚持教育创新,必须适应国家和社会发展的要求,适应党和国家的大政方针。

建设创新型国家，是党中央、国务院从全面建设小康社会、开创中国特色社会主义事业新局面的全局出发作出的一项战略决策。建设创新型国家，是要把增强自主创新能力作为发展科学技术的战略基点，走出中国特色自主创新道路，推动科学技术的跨越式发展；是要把增强自主创新能力作为调整经济结构、转变经济增长方式的中心环节，建设资源节约型、环境友好型社会，推动国民经济又快又好发展；是要把增强自主创新作为国家战略，贯穿到现代化建设的各个方面，激发全民族创新精神，培养高水平创新人才，形成有利于自主创新的体制机制，大力推进理论创新、制度创新、科技创新，不断巩固和发展中国特色社会主义伟大事业。

增强自主创新能力和建设创新型国家，是当前的国家战略，应贯穿到现代化建设各个方面。坚持自主创新，建设创新型国家，需要科学的辩证思维。例如，坚持自主创新，必须把对外技术的依存度降下来，把核心技术牢牢掌握在自己的手中。但在现实生活中，自主创新不等于"百分之一百的知识产权"。我们强调的自主创新，是具有中国特色的自主创新，是"原始创新"、"集成创新"和"引进消化吸收再创新"的有机统一。具体来讲：

——原始创新：独立自主地完成科学新发现和技术新发明；

——集成创新：把各种已有的相关技术有机融合起来进行创造；

——消化吸收再创新：在引进利用先进技术基础上根据实际要求进行消化吸收进行二度创新。

在当前，提高自主创新能力，关键是深化体制改革，加快建设国家创新体系。我们要紧紧围绕"自主创新"、"重点跨越"、"支撑发展"、"引领未来"的指导方针，走出一条有中国特色的社会主义自主创新之路。

联系医学生命科学研究范畴和医学生命科学人才培养要求，在《国家中长期科学和技术发展规划纲要（2006～2020年）》中，有许多重大课题值得关注，例如：

——在11个重点领域中，"人口与健康"名列第八；

——在68项优先主题中，包括了：畜禽水产健康养殖与疫病防控、安全避孕节育与出生缺陷防治、心脑血管病、肿瘤等重大非传染疾病防治、城乡社区常见多发病防治、中医药传承与创新发展、先进医疗设备与生物医用材料、食品安全与出入境检验检疫等；

——在4个重大科学研究计划中，发育与生殖研究作为一项重要内容；

——在18个基础科学问题中，包括：生命过程的定量研究和系统整合、脑科学与认知科学、人类健康与疾病的生物学基础等。①

这些都为当前和今后相当长一段时期内医学科学发展和医学教育改革凝练

① 注：以上只是为了佐证而举例的一部分内容，而且归类、划分也不一定确切，请阅读规划纲要全文。

了方向,我们应积极应对并在教学实践中予以必要的重视。

12.2.2.2 健全和完善与社会主义现代化建设要求相适应的教育体制

教育创新与理论创新、体制创新、科技创新、文化创新以及其他方面的创新相互联系,相互促进,是一个有机的整体。不断推进教育创新,必须扫除制约教育发展的体制性障碍,努力提高教育资源的利用效益,优化教育结构,扩大教育资源。进一步转变政府管理教育的职能和模式,增强学校依法自主办学的能力。推动教育体系的创新,逐步形成适应终身学习需要的学习型社会,满足人民群众多样化的学习需求。推动学校教育、社会教育和家庭教育紧密结合、相互促进,加强各级各类教育的衔接和沟通。

12.2.2.3 全面提高教育质量

不断推进教育创新,必须确立正确的人才观和质量观。教育创新是一个有机的整体,要改革教学的内容、方法和手段,完善人才培养模式,充分吸纳当代自然科学和人文社会科学的最新成果,建立符合受教育者全面发展规律、激发受教育者创造性的新型教育教学模式,形成相互激励、教学相长的师生关系,努力创造有利于创新人才成长的良好教育环境和社会环境,使每一个受教育者都能充分发挥自身潜能,激发学习成长的主动性,实现全面发展。

12.2.2.4 充分利用现代科学技术手段,大力提高教育的现代化水平

当今世界被称之为"信息社会"。"信息化是我国加快实现工业化和现代化的必然选择",也是加快我国教育现代化的必然选择。要通过积极利用现代信息和传播技术,大力推动教育信息化,促进教育现代化。

12.2.2.5 坚持"三个面向",加大教育对外开放的力度

教育要面向现代化、面向世界、面向未来,密切关注世界教育发展的大趋势,在继承中华民族优秀教育传统的基础上,积极吸收人类文明的一切优秀成果,借鉴世界上先进的办学经验和管理经验,提高我国教育的国际竞争力。

12.2.3 教育创新与创建一流大学

12.2.3.1 中国也要建设若干所具有世界先进水平的一流大学

大学在人们的心目中,总是带有仰慕和向往的情感。非常有趣的是,university(大学),其词根是 univers,指的是"非常普遍"、"无所不包"。就是这个词根,引申出了好几个词汇,竟然"宇宙"(universe)也是其中之一。这显然不是简单的"巧合",而是恰恰说明:"宇宙"和"大学"都具有宏大、气势磅礴的意蕴!

让我们仔细品味这诗一般的语言:当人们抬头仰望天空时,没有什么东西可

以比宇宙更浩瀚无垠了；而当人们低头俯视苍茫大地时，也没有什么能比大学更能把知识和观念、科学和技术、人才与环境集于一身，包容一切了。

大学是培养高层次创新人才的重要基地，是基础研究和高技术领域原始创新的主力军之一，是解决国民经济重大科技问题、实现技术转移、成果转化的生力军。加快建设一批高水平大学，特别是一批世界知名的高水平研究型大学，是建设创新型国家的重要力量。正因为大学具有如此举足轻重的地位和角色，教育界有识之士呼吁："建设创新型国家，必须先有创新型大学！"

"一个国家的大学水平如何，从一个方面反映着这个国家科技文化发展的水平，也是这个国家综合国力的重要体现。"[①]古今中外的历史佐证：看一个国家、民族在世界的地位，请先看看这个国家的大学！

跨入新世纪，综观当今世界经济发达的一些强国，无一不拥有举世闻名的一流大学，中国如果没有世界一流大学，就难以同发达国家进行平等对话，就难以在新世纪跻身于世界民族之林。因此，党中央国务院为落实科教兴国战略，迎接知识经济挑战、主动参与国际竞争，提出了着力建设若干所一流大学的战略任务："要继续提高高等教育的质量，加快高等教育事业的发展，努力在全国建设若干所具有世界先进水平的一流大学"。[②]

12.2.3.2　世界先进水平一流大学的基本内涵

——"应该是培养和造就高素质的创造性人才的摇篮"；

——"应该是认识未知世界、探索客观真理、为人类解决面临的重大课题提供科学依据的前沿"；

——"应该是知识创新、推动科学技术成果向现实生产力转化的重要力量"；

——"应该是民族优秀文化与世界先进文明成果交流借鉴的桥梁。"[③]

12.2.3.3　世界先进水平一流大学的基本特征

——应该坚持正确的办学思想，注重形成优秀的办学传统，形成鲜明的办学风格，发展优势学科，努力建设一支高素质、高水平的教师队伍，为国家和民族的兴旺发达作出贡献；

——应该站在国际学术的最前沿，紧密结合先进生产力的发展要求，依托多学科的交叉优势，努力进行理论创新、制度创新、科技创新，特别要抓好科技的源头创新，并推动科技成果加速转化为现实生产力；

---

① 江泽民．在清华大学建校90周年大会上的讲话[N]．人民日报，2001年4月30日．

② 同上

③ 江泽民．在庆祝北京大学建校一百周年大会上的讲话[N]．人民日报，1998年5月5日．

——应该成为继承传播民族优秀文化的重要场所和交流借鉴世界进步文化的重要窗口,成为新知识、新思想、新理论的重要摇篮,努力创造和传播新知识、新理论、新思想,不断促进社会主义文化的发展;

——应该成为培养人才的重要基地,不断为祖国为人民培养出具有正确的世界观、人生观、价值观,具有创造精神和实践能力的全面发展的人才。①

大学,特别是具有先进水平的一流大学,在现代社会中,越发显示出其影响人类生存、促进社会进步的重要力量。她为在那里学习、工作的人们提供了一个鼓励发现、创造新事物的环境,促使人们不断探求未知世界,从而有所发现,有所创造。因此,能否培养一大批适应社会发展需要、具有一定才干的创造性人才,已经成为衡量一个大学办学水平的主要标志。

12.3　时代的呼唤:全面发展的创新人才

12.3.1　人才培养:凸现创新精神和创新能力

胡锦涛同志指出:"必须坚持以人为本,以大学生全面发展为目标,引导广大学生既要学会做事,又要学会做人;既要打开视野、丰富知识,又要增长创新精神和创新能力;既要发展记忆力、注意力、观察力、思维力等智力因素,又要发展动机、兴趣、情感、意志和性格等因素;既要增添学识才干,又要增加身心健康"。②

从"大学究竟起什么作用?培养什么人?"到"培养什么人?怎样培养人?"这既包含着深邃的理论内涵,又具有鲜明的逻辑体系。其一,高校与社会经济、政治、文化以及科学技术发展的相互关系,以及高等教育在整个社会发展中的地位、作用问题;其二,高校的办学与人的全面发展的关系,关于人才培养的目标、要求、模式,以及与之相适应的教育制度、教育原则、教育内容、教育方式等问题。概括起来讲:教育就是培养人。在当今新的历史条件下,教育在培育民族创新精神和培养创造性人才方面,肩负着特殊的使命。

创新人才的培养,除了强调创新意识和创新精神以外,还必须强调综合能力的全面素质,这也就是说,创新意识和创新精神融会于综合能力和全面素质之中。《中共中央国务院关于深化教育改革全面推进素质教育的决定》指出,"要转变教育观念,改革人才培养模式,积极实行启发式和讨论式教学,激发学生独立思考和创新的意识,切实提高教学质量。要让学生感受、理解知识产生和发展的过程,培养学生的科学精神和创新思维习惯,重视培养学生收集处理信息的能力、获取新

---

① 江泽民.在清华大学建校90周年大会上的讲话.人民日报,2001年4月30日.

② 胡锦涛.切实加强和改进大学生思想政治教育工作[N].人民日报,2005年1月18日.

知识的能力、分析和解决问题的能力、语言文字表达能力以及团结协作和社会活动的能力”。

就医学教育和医学研究而言，医学界有条“公理”，即医学生现在学的知识10年后可能被证明是无意义的，甚至是错误的。所以对医学生来说，毕业后的“自我教育”、“继续教育”非常重要。我国医学生毕业时与美国学生差距不大，但毕业10年后再比较，差距就很大了。[①] 为此，法国巴黎第五大学校长戴诺教授曾说过，学校教育不可能包罗万象，传授传统医学知识时要学会“舍弃”。教师要培养学生通过医学杂志、网络获取新知识；要让学生多接触患者，掌握更多临床技能；要创造条件让学生搞科研，推动他们去了解前沿信息，学习创新。

正因为教育是知识创新、传播和应用的主要基地，也是培育创新精神和创新人才的摇篮，因此，在教育实践中，必须转变那种妨碍学生创新精神和创新能力发展的教育观念、教育模式，特别是由教师单向灌输知识、以考试分数作为衡量教育成果的唯一标准，以及过于划一呆板的教育教学制度。这一问题，不仅引起国人的高度警觉，而且连国外也有类似的结论。英国《金融时报》曾经发表了麦肯锡公司的研究报告，认为中国高等院校培养的学生缺乏创新能力，“可能会阻碍中国经济的发展，使中国较先进的产业无法获得更大发展”，这就使中国“从制造业占主导地位的经济转向以服务和研究为基础的产业”的计划面临困难。这个报告无疑将对我们既是一种警示，更是一种推进教育改革的“清醒剂”。

培养创新人才，从某种意义上说，首先要培养创新人才的人有创新意识和创新精神。转变教育观念、改革教育模式，都是和教师有关。也就是说，在培养创新人才的过程中，教师的全面素质和综合能力，以及关爱学生、敬业精神，都是十分重要的。当人们想到陈景润的时候，总是联想到“哥德巴哈猜想”，但又有谁记住了那位曾经向陈景润说起哥德巴哈猜想的老师呢?！难道我们不是要呼唤更多那样的老师吗?！世界著名化学家卢瑟福，是诺贝尔奖获得者，但难能可贵的是，他不仅自己获得这一世界级殊荣，而且亲自指导的获得诺贝尔奖的学生人数竟然高达11名之多！难道我们不是也要呼唤更多这样的老师吗?！

12.3.2 创新人才：当代大学生的目标“定位”

12.3.2.1 人才层次的递增梯度

从我国目前的国情和社会主义现代化建设需要的实际出发，大体上可以把人才划分为三大层次：

---

① 但使人更为感叹的是，目前医学院使用的教材，内容却与几十年前几乎没什么变化，学生学的仍是陈旧知识。因此，这就不是10年或者20年间、而是更短时间的差距了。

——数以亿计的高素质劳动者；

——数以千万计的专门人才；

——大批拔尖创新人才。

需要说明的是,这三个层次的分类,并不具有高低、贵贱之分。当代大学生对创新人才培养问题都十分关注。一项上海市7所高校近千份问卷的调研表明,广大学生对创新人才问题关心的程度:持肯定态度的总共为91.2%(其中"非常关心"占27.5%,"比较关心"占39.6%,"关心"占26.9%)。这充分说明在当前形势下,创新人才问题,的确是个"热门"话题。作为高等教育的实践主体,广大青年大学生结合自身的成才发展,对此都非常关注。许多青年大学生反复吟诵著名诗句:"我劝天公重抖擞,不拘一格降人才";由衷地发出心中的呐喊:"赶快培养我吧!!!"

一项关于广大学生评价创新精神的培养对提高人的全面素质和提高国民素质意义的调查研究表明,持肯定态度的总共为:97.4%(其中"非常重大"的占70.0%,"比较重大"占15.3%,"重大的"占12.1%)。这充分说明,广大学生都对大力弘扬和着力培养创新精神及其对国家和民族兴旺发达的重要意义,有着较为深刻和一致的认识。

12.3.2.2　创新人才培养与高校教学弊端的反差

在调研中,学生们对目前高校的教育教学现状作出了基本的评价。

(1) 有关目前教学内容问题。认为"平淡且重复多"的,占63.77%;认为"陈旧且乏味"的,占27.86%。两者相加已超过90%。可见,目前的教学内容与日新月异的科学发展之间的差距,与同学们的要求之间的差距,以及反映出来的不满意态度是十分明显的。

(2) 有关目前教学方式和方法问题。认为"枯燥乏味填鸭式"的,占40.8%;认为"引不起兴趣"的,占50.3%。同学们十分坦率地说,虽然教师在教学工作中动了不少脑筋,但效果并不理想,不利于创新思维和创新精神的培养和形成。从总体上讲,现行课程设置以及教学内容与方法中,"难、繁、偏、旧"的状况尚未得到根本的改变,这无疑阻碍了实施全面素质教育的进程,也影响了创新人才培养的顺利开展。

目前影响创新人才形成的最主要因素可依次概括为:

——陈旧的教学模式;

——缺乏的创新思维训练;

——落后的管理机制。

"死板陈旧的教学模式太枯燥乏味,让我们只想逃课"——同学们如是说。因此，“打破旧的学校教育教学模式，是培养创新人才的第一步”。

(3) 有关加强人文素质和社会科学知识教育的问题。认为加强人文素质和社会科学知识教育，“非常有必要”的，占 41.79%；认为“有必要”的，占 46.95%。两者相加近 90%。同学们基本上达成了这样的共识：作为一名接受高等教育的大学生，尤其是大多数理、工、农、医类学校的学生，较为扎实的人文社会科学知识、必要的人文科学精神，也是形成创造性人才和提高学生整体素质的必要条件。

高等教育中存在的不足和缺陷，必须在深化改革的进程得以逐步改变。尤其是近年来，高等教育得到了长足的发展，更需要在提高人才培养质量上下功夫。2005 年，我国高等教育在学总人数超过 2 300 万人，毛入学率达到 21%。但教育的“大国”并不等于教育“强国”！《中共中央国务院关于实施科技规划纲要增强自主创新能力的决定》再次强调：深化教育改革，加快教育发展，积极推进素质教育和创新教育，为建设创新型国家培养结构合理、素质优良的各级各类人才。

我们说，培养造就创新型人才，首先要从教育这个“源头”抓起，这就是要根据我国经济社会发展特别是科学技术事业发展的要求，继续深化教育改革，加强素质教育，努力建设有利于创新型科技人才生成的教育培养体系。要以系统的观点统筹小学、中学、大学直到就业等各个环节，形成培养创新型科技人才的有效机制。要改变单纯灌输式的教育方法，探索创新型教育的方式方法，在尊重教师主导作用的同时，更加注重培育学生的主动精神，鼓励学生的创造性思维。

如同前几讲曾提及到的那样，加强人文精神和人文素质的培养，到进了大学才注意到，真的是为时已晚！必须“从娃娃抓起”！培养学生的创新意识和科研兴趣，也必须“从娃娃抓起”！要把中小学生从沉重的课业负担下解放出来，激发他们的好奇心和探究精神，使广大青少年在发掘兴趣和潜能的基础上全面发展。这就要改革和完善高等学校的课程设置，更新教学内容，重视理论与实践相结合，真正培养起学生的创新精神和综合素质和能力。

12.3.2.3 创新人才的“写真”

古今中外，在世界许多成功的科学家以及我国的一些优秀科技工作者身上，凝聚着崇高的品格和良好的素质，挖掘和学习这些品格和素质，对于培养造就大批创新型人才，有着重要的作用。作为自觉成为高素质创新型医学专门人才，同样需要这样的品格和素质，并在实践不断磨炼逐步养成这样的品格和素质。归纳起来，主要包括以下几个方面：

- 具有高尚的人生理想，热爱祖国，热爱人民，热爱科技事业，努力做到德才兼备，坚持在为祖国、为人民勇攀科技高峰中实现自己的人生价值；
- 具有追求真理的志向和勇气，坚持解放思想、实事求是、与时俱进，保持强

烈的创新欲望和探索未知领域的坚定意志,对新事物新知识特别敏锐,敢于挑战权威和传统观念,为追求真理、实现创新而勇往直前;

● 具有严谨的科学思维能力,掌握辩证唯物主义的思维方法,善于运用科学方法和科学手段,坚持终身学习,不断更新知识、夯实理论功底,构建广博而精深的知识结构,养成比较全面的科学文化素质;

● 具有扎实的专业基础、广阔的国际视野、敏锐的专业洞察力,能够准确把握科技发展和创新的方向,善于对解决重大科技问题提出关键性对策;

● 具有强烈的团结协作精神,善于组织多学科的专家,调动多方面的知识,领导创新团队在重大科技攻关和科技前沿领域取得重大成就;

● 具有踏实认真的工作作风,淡泊名利,志存高远,坚忍不拔,不怕艰难困苦,不畏挫折失败,勇于在科技创新的实践中经历磨炼,不断攀登科学技术高峰。

12.3.3　创新人才与青年大学生

12.3.3.1　青年:值得千百倍珍惜的宝贵时期

"自古英雄出少年",这是客观规律。"在任何一个时代中,青年都是社会上最富有朝气、最富有创造性、最富有开拓精神的群体"。[①] 漫长的人类历史,似一幅绚丽多彩的画卷,形象而又雄辩地展现:"许多科学家的重要发现和发明,都是产生于风华正茂、思维最敏捷的青年时期"。

● 哥白尼:提出"日心说",38岁;

● 牛　顿:发明微积分,22岁(后写出《自然哲学的数学原理》);

● 达尔文:环球航行,22岁(后写出《物种起源》);

● 爱迪生:发明留声机,29岁,发明电灯,31岁;

● 贝　尔:发明电话,29岁;

● 居里夫人:发现镭、钍、钋的放射性,31岁(第一次获得诺贝尔奖);

发现镭、钋,提炼出纯镭,44岁(第二次获得诺贝尔奖);

● 爱因斯坦:提出狭义相对论,26岁;

提出广义相对论,37岁;

● 李政道与杨振宁:提出弱相互作用下宇称不守恒定律,30岁和34岁;

● 沃森和克里克:提出DNA分子结构的双螺旋模型,25岁和37岁;

……

生动的案例给我们以深刻的启迪,要充分发挥教育在创新人才培养中的重要

① 江泽民.全面贯彻"三个代表"要求,大力推进科学技术创新[N].人民日报,2002年5月29日.

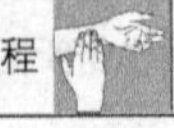

作用，必须珍惜青年这宝贵的人生“黄金时期”。当前，要转变观念，完善机制，“支持研究生参与或承担科研项目，鼓励本科生投入科研工作，在创新实践中培养他们的探索兴趣和科学精神。”①

需要强调的是，创新不是一句时髦的口号，取得创新的成果也不是一蹴而就的。养成严谨的学风，持有认真的态度，对于涉及人命关天的医护工作者来讲，显得尤为重要和必须。

“吉祥三宝”，那委婉动听的和声，亲切朴素的话语，给人留下甜蜜的回忆，当今我们的青年大学生可能无人不知、没人不晓。但大家却不一定都知晓“协和三宝”，哪怕是医学院校的师生也可能对此较为陌生。“协和三宝”就是体现北京协和医院特有的严谨科学作风的三件宝物。其中的一宝——“协和病案”②，体现了对患者的无微不至的关爱，以及协和医生们一丝不苟的学风和工作态度。

“大医精诚”，不一定都是轰轰烈烈，而是渗透在点点滴滴的日常平凡工作之中。自1921年建院以来，北京协和医院积累保存的病案多达240余万册。每一册都记录了医务人员对疾病的诊断、治疗的经过和患者疾病转归的全过程，既是医务人员临床思维的体现，也是医务人员汗水与智慧的结晶。

在这些病案中，林巧稚、张孝骞、许英魁、吴阶平等40多位医学大家亲笔书写的病案也都一一在目。医学大家的风范，不仅体现在解决复杂艰难的医疗诊治中，而且也融入日常的病案书写中。他们的病案病史采集详尽，医疗活动过程交代清楚，文字简洁，构图精确，无论是用中文还是英文，书写得都非常工整、清晰。这是练就一名好医生的“基本功”。转眼现实，我们不无遗憾地看到，目前我们不少青年医生书写的病史，非但字体“龙飞凤舞”、可能无人能够识别，而且记录草率、缺乏逻辑，既不周密，也不详尽。如果说连书写病史都难以做到符合客观实际，认真仔细负责，那么还奢谈什么医学科学研究和医疗领域创新？因而，为了推进我国医学事业得以“可持续”发展，让我们青年医学人才能够真正接好老一辈做人、做事的“班”，再次强调“从我做起”、“从现在做起”，显然都不为过。

12.3.3.2 创新：主观条件与客观环境

创新人才的培养，是主客观共同作用的辩证统一。既要有主观上的努力，也要有客观上的扶持。在思想观念上有这样的认识似乎并不困难，但在实际生活中真正得以体现，却几乎和“上青天”的难度相当。当然，也正是由于创新以及创新人才成长的道路并不一帆风顺，所以更需要共同努力来营造这样的氛围。如果这

① 中共中央国务院关于实施科技规划纲要增强自主创新能力的决定[N]. 北京：人民出版社，2006年2月.

② “协和三宝”之“病案”再现协和风范[N]. 光明日报. 2006年8月14日.

样的理论分析过于抽象或枯燥的话,那么请看一些具体案例[1]:

● 科学史上一段令人难忘的佳话:海森堡与尼尔斯·玻尔

——学生“敢于”向老师提出问题;

——老师与学生“平等”地探讨问题;

——海森堡创立量子力学:31 岁!

● 他山之石:出自剑桥、牛津的“熏陶”新解

——教师和学生“平起平坐”探讨学问;

——教师对着学生吸烟,大家毫无顾忌;

——相互启发,积极思考,“熏”得学生头脑中的“思想火花”被点燃!

● “学”与“问:提不出问题的学习是没有创造力的!

——孔子:“学而不思则罔,思而不学则殆”;

——复旦校训:“博学而笃志,切问而近思”;

——一位诺贝尔奖获得者:“我最喜欢这两句话中的第二个字”,也就是“学”与“问”这两个字!

● 客观条件中的人文关怀:普林斯顿大学与两位教授

其一,“容忍”:安得鲁·怀尔斯与费马大定理

——9 年没有发表一篇论文;

——9 年没有参加一次学术会议;

——“十年磨一剑”:获得世界数学史上唯一的菲尔兹特别奖!

其二,“关爱”:纳什与诺贝尔经济学奖

——患精神病 30 年;

——学校依然支持鼓励研究;

——获诺贝尔经济学奖并受到瑞典国王亲自约见谈话。

● 成果与失败:科学研究中的“孪生姐妹”

——耳熟能详的成语:“失败是成功之母”;

——美国科学院院长布鲁斯·阿尔伯茨:“个人要能接受失败,生活要容忍失败!”

——破解“庞加莱”猜想的朱熹平:“把失败看成常态,把成功当作偶然”!

12.3.3.3　创新:呼唤诚信

子曰:“朝闻道,夕死可矣。”古希腊先哲阿基米德在被杀害前,正凝视画在地上的几何图形思索难题,他怒斥入侵的罗马士兵道:“别破坏我的几何图形!”先哲

① 注:如果同学们认为对这些案例的"描绘"过于简单的话,那么不妨"按图索骥"查阅更详细的资料,这也是一种学习,也是一种能力的锻炼。

们为闻道求知，连生死都置之度外，至今回忆起来让人肃然起敬。

科学的目的在于：追求真理、把握真理，提升自我、服务社会。真正的科学家胸怀崇高的事业心和责任感，神游于宇宙之大、粒子之微，生命之妙、意识之谜，参天地之造化、究万物之至理，怡然自得，乐在其中。因而无论是在创新的进展过程中，还是在创新人才的培养历程中，脚踏实地、尊重客观事实和规律的严谨学风和作风，诲人不倦、淡泊名利、诚实守信、提携后进等崇高品格都是不可或缺的。

经济社会的发展，越发显示出科学技术尤其是创新科技的重大意义，因而，社会对为创新科技作出重大贡献的科学家们，予以了巨大的经济回报和荣誉表彰。这在一些人眼里看来，真的是"名利双收"！但是，无论是荣誉还是奖励，都是要靠"真才实学"获得的，"来不得半点的虚伪和不老实"。那么"浅显"得连孩子们都明白的道理，却十分令人遗憾地在不少"大科学家"身上出现了"悖论"。且不说其他国家在干细胞研究中有从"民族英雄"到"历史罪人"的惨痛事例，就国内科研"造假"的所谓的"创新人才"、"海归"人士也并非"凤毛麟角"。

在对这些败坏科学的神圣、玷污创新的崇高的人和事备感愤慨之余，人们不禁会想：为什么这些"顶级造假"项目往往都和医学和生命科学有关？除了给我们学习医学或生命科学专业的学生提供了"反面教材"以外，可能使人更深入地警觉到，越是受人关注的新颖领域，越是具有国际"前沿"意义的科研课题的研究，更需要遵守最起码的科研道德，更需要守住不仅是科学家而且是每个普通公民都有义务和责任承担的诚信的"底线"。不是属于自己的东西，"手莫伸"——"伸手即被捉"。科研创新，是优秀人才的兴趣和追求，决不能当作是换取"名"和"利"的砝码。科研课题的研究与人才品质的提高，应该是成"正比例"状态，一旦出现"反比例"，那也肯定是"短命"的——科研不会取得突破性进展、人品和人格只能是庸俗和低下。

对于受过高等教育、甚至为人师表的科研人员来说，加强道德素质和诚信教育，本来可能是一个不是问题的问题。但也正因为这本应不是问题的问题，在复杂多变的社会环境中，已经成为不容忽视或较为严重的问题，甚至成为学术界乃至整个社会的"热点"问题。近一时期以来，科技部、教育部等许多政府部门、社会团体以及知名人士，都纷纷制订和倡导有关科研道德的条例或倡议，我们的"准医生"们，在加强自身全面素质、培养创新意识和塑造创新精神的同时，也应有所了解，内化为自觉的"慎独"，真正成为道德高尚、学术精湛、知识能力素养都全面发展的"创新人才"！

12.4 案例或数据

12.4.1 勤奋≠创新

世人公认:中国科学家最勤奋。有统计数据表明,中国科学家平均每天工作时间为9.68小时,周末为7.73小时。然而:

——我国的科技创新能力,在全球49个主要国家中,位居28位;

——对外技术依赖度高达50%(美、日为5%);

——1993~2003年,我国每篇论文被引用次数为2.8(美国为12.2);

——我国发明专利少,仅占世界总量的1.8%。

12.4.2 高校与科技创新

12.4.2.1 在国家创新体系和科技成果转化中的地位

——国家重点实验室:占61.7%;

——国家工程(技术)研究中心:占26%;

——两院院士:占55%;

——全国自然科学奖("十五"期间):占55.07%;

——国家技术发明奖:占53.57%。

12.4.2.2 在国家(区域)创新体系中的重要的作用

(1) 从国际上看:

——*Nature*和*Scince*发表的论文,2/3由大学发表的;

——诺贝尔奖获得者,3/4来自大学。

(2) 从国内来看(以2004年被三大检索系统收录的论文统计为例):

——国内期刊上发表数,高校占64.3%;

——国际期刊上发表数,高校占80.73%;

——参与国际合著论文数,高校占76%。

(3) 从上海来看(以2005年为例):

——高校获国家自然科学基金经费占全市的83.6%:

——在承担的37个973项目中,高校占21项,为全市总数的56.7%;

——获国家级科技奖励27项,占全市获奖总数(46项)的58.7%;

——获上海高科技进步奖数,高校占全市的50%以上。

12.4.3 钱学森给总理的一个建议

2005年盛夏,温家宝总理看望了94高龄的“人民科学家”钱学森。当谈论到新一轮科技发展规划时,钱学森思维敏捷地说:“我要补充一个教育问题,培养具有创新能力的人才问题。”

钱学森进一步阐述道:“一个有科学创新能力的人不但要有科学知识,还要有文化艺术修养。没有这些是不行的。小时候,我父亲让我学理科,同时又送我去学绘画和音乐。我觉得艺术上的修养对我后来的科学工作很重要,它开拓科学创新思维。现在,我要宣传这个观点。”

温家宝频频点头:“您讲的很重要”,“可能就是艺术方面的修养,使您的思想更开阔。而现在学理工的往往只钻研理工,对文学艺术懂得很少,这不利于全面发展。”

钱学森尖锐地指出:“现在中国没有完全发展起来,一个重要原因是没有一所大学能够按照培养科学技术发明创造人才的模式去办学,没有自己独特的创新的东西,老是‘冒’不出杰出人才。这是很大的问题。”

温家宝坦言:“我们的教育还有些缺陷”,“全面培养人才,这个意见我将带回去和有关部门研究。”①

● 相关链接:《“美”与“真”不可分》②

只要换一种眼光,世界就会不同。科学与艺术,好比同一位观察者交替出现的两种眼神,一个求“真”,一个唯“美”,少了谁,世界都会黯然失色。

著名华裔物理学家、诺贝尔奖得主李政道,原来还是位水墨画的高手。面对由他创作的36幅水墨画,也许你并不一定能完全领悟其中的意境,但你一定能看出这位科学大师发自心底的求“真”的渴望。几乎所有的科学大师都说,指引他们从事科学探索和发现的动机,“从一开始就是美学冲动的显现”,正如英国诗人济慈所说:“美即是真,真即是美。”

美国物理学家唐纳德·奥尔森就是名“不务正业”的科学家。他开发出一套重新研究艺术史的软件,做起了“另类侦探”。比如,在莎士比亚和乔叟的文学作品里有探索天体运动的痕迹,或是在凡高和蒙克的油画作品中发现意想不到的自然现象。令人不可思议的是,奥尔森通过丝丝入扣的科学推理证明:凡高的名画《月出》创作于1889年7月13日21时08分。

同样,在艺术家的视野中,又常常孕育着“真”的内涵。毕加索著名的《镜中的

---

① 新华社记者李斌.钱学森给总理的一个建言[N].人民日报,7月31日第一版.

② 换一种眼光看世界——2006上海国际科学与艺术展侧记[N].文汇报,2006年5月28日第一版.

女孩》、《格尔尼卡》和《阿维尼翁的姑娘们》都是耐人寻味的立体主义作品，却又都擅长平面分解：女人的各个局部被集合在同一个画面上，时间、空间和运动等多种因素在无形中“对话”，四维空间的形象由此诞生。

12.4.4 科学家：请自尊、自爱——“说老实话”、“做老实事”、“当老实人”

12.4.4.1 贝尔实验室与施昂

贝尔实验室(Bell Labs)是美国最著名的私营企业研究机构，成果累累，名家辈出，先后共出了10多位诺贝尔奖得主。贝尔实验室素以严谨著称，但不幸出了一名“造假”科学家。2003年3月5日，贝尔实验室发表专门委员会的调查报告，公布施昂(Hendrik Schon)在研究工作中弄虚作假的事实。施昂是德国人，被贝尔实验室看中延聘到美国做前沿探索性科学研究，在世界最著名的科学期刊《科学》和《自然》连续发表多篇论文，目标显然瞄准诺贝尔奖。但不久人们就发现了问题：同行在试图重复施昂的实验时，却无法证实其结果。人们开始对施昂论文的可靠性产生怀疑，经细查后发现，内容截然不同的论文中实验曲线竟然有雷同之处，甚至连细部都一模一样，显然是弄虚作假，贝尔实验室也因之而蒙羞。真相大白后，《科学》和《自然》共撤销了15篇施昂发表的论文，贝尔实验室也随即将他解聘。

12.4.4.2 黄禹锡与干细胞研究

黄禹锡曾是韩国科学界的明星，甚至被誉为国家民族英雄。他是首尔国立大学的生物学教授，从事干细胞等前沿探索性研究，近几年来不断发表“惊人”的“突破性”研究成果。韩国政府曾拨6 500万美元支持黄禹锡的研究，另拨1 500万美元为他建立“世界干细胞中心”。黄禹锡及合作者在2005年5月《科学》上发表的复制人类干细胞论文，在全球科学界引起轰动，被列入2005年十大科学新闻(现已撤销)。黄禹锡的问题出在关于复制人类干细胞的两篇论文严重造假(前一篇发表于2004年3月《科学》)。2005年的论文宣称已复制出与个人基因相匹配的11个干细胞系，后经首尔国立大学核查全为捏造。更恶劣的是，他用调包手法获取假实验结果。此事公布后舆论大哗，《科学》撤销其发表的论文。黄禹锡被迫辞职，检察机关立案调查，禁止他和涉案其他9人离开国境。黄禹锡丑闻也震撼了韩国政坛，两名部长级官员引咎去职。

12.5 思考与讨论

(1) 创新的基本内涵和创新人才培养的一般规律，对于医学创新人才的形成有什么意义？

(2) 当今医学教育教学存在的弊端主要表现在哪些方面？你认为应从哪些方面入手进行富有成效的改革？

(3) 您是如何规划自己成才发展计划的？

(4) 举例说明：

其一，医学科学重大成果形成所蕴涵的创新因子。

例如：

青霉素的诞生；

DNA 双螺旋体模型的提出；

……

其二，医学创新人才的心路历程。

查阅有关资料；

走访身边的名医、学者；

……

12.6 参考文献和阅读书目

[1] 中共中央国务院关于实施科技规划纲要增强自主创新能力的决定[M]. 北京：人民出版社，2006 年 2 月版.

[2] 国家中长期科学和技术发展规划纲要(2006——2020)[M]. 北京：人民出版社，2006 年 2 月版.

[3] 江泽民. 在庆祝北京大学建校一百周年大会上的讲话[N]. 北京：人民日报，1998 年 5 月 5 日第一版.

[4] 胡锦涛. 坚持走中国特色自主创新道路为建设创新型国家而努力奋斗——在全国科学技术大会上的讲话[M]. 北京：人民出版社，2006 年 1 月.

[5] 路甬祥主编. 科学与中国[M]. 北京：北京大学出版社，2005 年 5 月.

[6] 吴国盛. 科学的历程(第二版)[M]. 北京：北京大学出版社，2006 年 2 月.

第13章

并非"结束"的"结束语"

展现在各位同学和老师面前的《医学人文教程》，是近年来上海交通大学医学院（原上海第二医科大学）在推进医学教育教学改革、加强医学生全面素质教育探索过程中的一个成果，旨在努力践行"用科学理论武装大学生，用优秀文化培育大学生"基本要求的内在统一。

"培养什么人，怎样培养人"，是学校办学的首要问题和基本问题。在新形势下如何确立医学人才培养目标，完善医学教育教学课程体系，深化教学内容和教学方法的改革，加强医学生医学人文教育和综合素质教育，是探索开设本课程的"初衷"，也是不断修改、完善适合本课程教学的教材编写的"催化剂"和"推动力"。

医学人文教育，是最近几年里呈现出的新生新事物。不少兄弟医学院校为此作出了许多有益的探究，并取得了较为丰富的经验。然而，坚持"以学生为本"，避免相关课程和教学内容之间的重复，着力减轻学生的学业负担，提高教学质量和效率——以"全景式"的"总论"方式，来展示医学人文教育基本内容的教学理念和教学实践以及相应的教材，目前，在全国还尚无形成。我们通过3年来多轮的教学实践，在原先使用的教学讲义的基础上，编写出版了这本《医学人文教程》。期间，我们结合医学教育教学实际，从总体框架设计、教学实践安排以及教材编写的体例和语言表达风格等方面进行了多次的研讨，并取得了初步的共识，并以此作为本教材的基本思路和主要特点。这就是——紧紧围绕"仁爱之士"和"仁术"相统一，即"高尚医德"和"精湛医技"相统一的医学人才培养目标：

——积极探索思想理论教育与人文素质教育的有机结合；

——着力加强基础和临床阶段医学人文教育"前后期"相互连接"不断线"的办学理念；

——进一步培养和提高具有一定创新意识的医学人才"自主学习"、"自我教育"综合素质和能力。

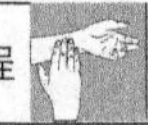

在此基础上，我们努力做到三个“力求”：①力求使本教材建设与本课程教学改革有机衔接；②力求使本教材的编写既具有一定理论底蕴又不乏资料数据详实；③力求教材行文风格适合当代大学生的接受方式并对医学生精神成人和全面发展有所帮助。

在教材的编排方面，我们也尝试一些探索和创新。①在专题主讲方面，由四个部分组成：第一部分，教学基本思路与内容；第二部分，案例或数据；第三部分，参考文献和阅读书目；第四部分，思考与讨论。②在某些专题主讲后面，还增加了“拓展与深化”部分，其中既有相关的理论思考，又有现实生活中的生动案例和比较新颖的数据，以利于对本课程感兴趣的同学进一步拓展视野、深入学习，也为从事本课程教学的教师更有成效地开展教学活动，提供一定的服务. 也可能在这个意义上说，本教材案例较为典型，文字比较活泼，既具有一般教材的基本特点，又具有一些学术著作的韵味。因此，本书不仅可作为医学生开展医学人文教育的教材，也可以作为医务人员加强医学人文素养的读本。

在本教材的编写过程中，我们试图尽量避免目前大多数教材存在的内容比较陈旧、语言比较枯燥、理论比较空洞、鲜活生动的素材案例比较缺乏的不足和弊端，努力使教材成为教师便于“教”并提供教学思路；学生愿意“看”并适合自学；集教材、教案、讲稿于一体。在体例、标题设计、装帧、理论与实际结合等方面，尤其是在把教材的书面语言和当前大学生“话语系统”的有机结合方面，都作了较为深入和广泛的研究和探讨，以试图能适应大学生的“接受意趣”和“接受方式”，使教材发挥其应用的功能，而不是仅仅作为应付考试、提供“标准答案”的工具。

作为本教材的编写者同时又是作为本课程的主讲教师，教材付梓自然值得高兴，但不能由此而陶醉和忘乎所以。因为，开展医学人文教育是一项长期和艰巨的工作，绝不是靠编写一本教材，或开设一门课程就能完成得了的。当教材编写的主要内容基本“杀青”的时候，我们越发感到这“结束语”蕴涵着“并非结束”的深刻意义。其中包括：

13.1 开展医学人文教育，“关键在人”——医学人文教育师资的敬业精神及事业追求

“振兴民族的希望在教育，振兴教育的希望在教师”。同样，振兴医学人文教育的希望，也是在教师。多年来的教学实践使我们深刻体验到，教材建设必须与课程建设紧密结合，编写教材和使用教材也必须紧密结合起来，并直接感受教学第一线的效果或反馈，不断修改和提高教材的编写质量和教学的实际效果。因此，应充分认识到，无论是编写《医学人文教程》，还是在教学实践予以使用，当前从事医学人文教育的环境条件，与整个社会的人文教育现状基本相同，还有许多

不尽如人意的地方，这是一个不容忽视的问题；但如何通过医学人文教育师资自身全身心的投入，使医学人文教育的针对性和实效性有所体现、医学生的综合素质有所提高并得到客观的认可，更是一个值得重视的问题。从某种意义上说，医学人文教育的教育教学效果，以及从事医学人文教育教师自身的人文素质，具有举足轻重的作用。

“事在人为”、“关键是人”。加强和推进医学人文教育的建设和发展，关键取决于广大医学人文教育教学的教师，而身处并未得到高度重视、充分理解的“逆境”和“挫折”之中的医学人文教育教师，在面对医学生传授医学人文教育内容时，其自身的坦荡胸怀和健康心理，包括其人文境界、人文情结、人文修养、人文关爱，就显得尤为珍贵和重要！

近年来，关于加强医学人文教育的调研报告和学术论文已发表了不少，但其中大多停留在对医学人文教育“忽视”、“轻视”，甚至“藐视”的现象和状况上，进行不间断的“质疑”和“拷问”。即使语词十分尖锐刻薄，陈述异常慷慨激昂，然其无论是对于破解“人命关天”的疑难杂症，还是构建和谐的“医患关系”，事实上都难以提供切实的解决办法。因此，从事医学人文教育的教师，如果尚未具有在较为艰难的环境中把提高医学生的人文精神当作历史的责任和使命，势必缺乏理论上的深层次思考和实践中的积极探索。那么，到头来，“助长的”可能更多的是消极和无奈，“丧失的”却是真正需要的相应的改革思路和积极的实践策划。

实践也一再表明，一味地埋怨学校领导（尤其是埋怨绝大多数只具有医学背景而非人文社会科学专业“科班出身”的领导），对医学人文教育的“不重视”、“不理解”；或者是责怪学校教务部门“不支持”、“不配合”，显然都无济于事。另一方面，古人曾云：“哀莫大于心死”。如果在开展医学人文教育的过程中，教师们的“热情”遭受到一些“误解”就随之而“冷却”，遇到一些困难和问题就垂头丧气、怨声载道，进而心灰意懒、无所事事，其结果也只能是一事无成。需要指出的是，倘若这样的状况循环往复，“星星还是那个星星，月亮还是那个月亮”——医学人文教育就会进入到一个低水平重复的“怪圈”，其学科建设、课程建设、教材建设，也根本谈不上进步和发展。总之，要撰写好加强医学生人文教育这篇“大文章”，师资就是“主题词”和“关键词”。

就目前基本现状而言，医学人文教育师资处于“势单力薄”境地，仍然是客观的存在。这主要表现为：①从整个医学教育师资队伍总体而言，医学人文教育的师资队伍不可能十分庞大；就其所承担的教学任务而言，也只能是少数（北京大学医学部仅“医学史”教研室的教师，就足足有一个“班”，实在是让全国的同仁们感到羡慕和感叹，但这只是一个“特例”，难以有普遍意义）。②医学人文教育课程属于“通识教育”或“素质教育”范畴，不可能占据医学教育的“主打”地位（虽然是绿叶衬托红花，意义深长、功不可没，但不可能因此而由绿叶来“替代”红花)。事物的现实性总是呈现出其内在的辩证法。正是由于医学人文教育师资不多，“物以稀为贵”，实践锻炼的机会就往往比其他学科和课程的教师要来得多。再则，“山中无老虎，猴子称大王”，尤其是在大多数以理工科见长的综合性大学或“单科性”的医学院校，能与医学人文师资进行“P K”和“抗衡”的“阻力”较小，这也使得这些教师有了比较开阔的展示才华的舞台。

扎实推进医学人文教育及学科建设的发展，需要医学人文教育教师自强不息的精神和顽强拼搏的毅力。“天将降大任于斯人也”！虽不说都要达到“苦其心志，劳其筋骨，饿其体肤，空乏其身”[①]这样的境界，但充分认识医学人文教育是大学生健康成长、全面发展的有机组成部分，认识当代青年大学生的整体素质事关千秋万代中华民族在世界民族之林所处的地位，那么，坚持从各自学校和学生的实际出发，积极探索医学人文教育的有效途径和渠道，研究和践行可操作的具体实施方案和措施，是广大医学人文教育教学教师予以解决的现实和重大课题。

医学人文教育师资建设的艰巨性，还表现在医学人文是一门“交叉”课程，需要有良好的医学和人文两个不同学术领域的学术背景或基础，而到目前为止，还没有这样的专业设置，也就更没有“现成”的师资可以寻觅。“万事开头难”。使人感到欣慰的是，随着经济社会的不断发展、医学科学和医学教育的不断拓展、医疗体制改革的进程不断深化，与“看病难、看病贵”等问题密切相关的医学人文问题，越来越受到了社会的关注，在医学教育和医疗服务领域越来越感受到其内在的重要性和必要性。尤其是近年来一批年轻有为、朝气蓬勃的人文社会科学学科专业毕业的青年教师，纷纷加入到医学人文教育这个行列，不仅为医学人文教育师资增添了新鲜血液，而且为医学人文教育实施展现了诸多个性化的风采，我们要倍加珍惜和爱护：一方面，充分发挥这些青年教师良好的人文社会科学学术背景优势；另一方面，积极鼓励这些青年教师熟悉了解医学科学和医学教育基本内容，充实和改善医学人文教育的知识结构，形成“两栖”态势，体现“渗透”、“融合”效应。

还需要特别指出的是，加强医学人文教育师资建设，要拓宽视野，提倡医学人文教育师资队伍组成架构的“多样化”：①形成“专职”与“兼职”相结合；②“老中青”相结合；③校内外资源整合相结合——尤其是要“盘活”和充分利用各附属医院中医德高尚、临床经验丰富医师们的教学资源，使其成为在后期临床实习阶段承担医学人文教育的重要师资力量，使医学人文教育在基础和临床“前后期”阶段“不断线”，全面、协调、可持续地得以发展。

---

① 孟子. 告子下.

13.2 “全员育人”:实施医学人文教育的基本保障

“全员育人”,是现代教育的一个重要理念和指导思想。加强医学人文教育,绝不是少数几个从事人文社会科学教育教学和研究的教师们的“孤芳自赏”、“孤军奋战”,而是要依靠所有教职员工的理解和支持。“高等学校各门课程都具有育人功能,所有教师都负有育人职责。”[①]在医学院校的教师中间,有着宝贵的医学人文教育资源。无论是在传授医学基础知识,还是在从事医学专业知识的教学,以及在临床实习带教过程中,“为人师表”、“教书育人”,“关爱学生”、“体贴患者”,都有着潜移默化和“身教重于言教”的功能和意义,需要我们认真学习并加以深入发掘。因此,要把人文素养的教育,有机地融入到医学生所有学习的各个环节,渗透到教学、科研和社会服务的各个方面。广大教师的率先垂范、言传身教,良好的思想、道德、品质和人格,都会给医学生以精神成人的人文精神熏陶。“全员育人”,调动所有教师的积极性,是搞好医学人文教育的重要保障和有效途径。

13.3 “教学相长”:不断推进医学人文教育的建设和发展

教学活动是“教”与“学”两个方面相互联系、相互促进的关系。因而,任何教学活动都应充分发挥教师和学生双方的积极性。回顾多年来医学人文教育的过程,不仅教师进行了探索并有所创新,而且调动了学生的学习的主动性和一定程度上的自主性和创造性,而且也得到了有关领导和职能部门的理解和支持,用当今“流行”的词语来说,即获得了“双赢”或“多赢”的效果,呈现出“教学相长”的生动活泼的教学氛围。

(1) 增进了人文社会科学教学部门与学校领导和教务部门之间的相互了解,消除了以往长期存在的“隔阂”,改变了一度存在的医学人文教育“说起来重要,做起来次要,忙起来不要”的现状,对加强和改进医学生人文素养,促进医学与人文的融通等问题取得了共识,得到了实质性的支持和鼓励。

(2) 培养和锻炼了一批从事医学人文教育教学工作中青年教师,使更多的教师关心和热心医学人文教育教学及学科建设工作,并在教学实践和理论研究方面取得了一定的成效。其中一个比较明显的“优点”或“特点”,就是“摈弃”了长期以来“专家”编书、“杂家”教书的“两张皮”现象,参与编写的教师也就是在第一线教学的教师,能直接感受教学效果,当面得到学生的意见和建议的反馈。

---

① 中共中央 国务院关于进一步加强和改进大学生思想政治教育的意见[N].人民日报,2004年10月15日.

(3) 更难能可贵的是，医学人文教育教学的实践，受到了同学们的欢迎，提高了学生的进一步学习的兴趣和积极性。许多同学在"互动型"、"开放式"的教学及考核中，以制作水平远远超过教师的多媒体形式，相继进行了热情洋溢的演讲：

● 从弗莱明(发现青霉素以及青霉素对传染病的治疗效果)、瓦克斯曼(发现链霉素)、克里克和沃森(发现核酸的分子结构及其对住处传递的重要性)、多尔蒂和青克纳格尔(发现细胞的中介免疫保护特征)等历年来诺贝尔奖(生理和医学)获得者中，提炼"刻苦钻研"、"甘于寂寞"、"不惧权威"、"勇于创新"的崇高人文境界；

● 从巴德年、吴孟超、林巧稚、吴阶平、裘法祖、王振义等优秀医学家成才发展轨迹中，探求所蕴涵的"关爱仁慈"、"不畏艰难"、"谦逊好学"、"淡泊名利"等珍贵人文涵养；

● 从对"临终关怀"、"伦理查房"、"何以对待麻风病、精神病患者"、"医托"、"回扣"、"红包"，以及"看病难、看病贵的具体表现"等当前医疗卫生服务的"热点"中，强化"健康所系，性命相托"的崇高责任。

同学们生动的、抛弃习惯于在教材讲义中找"标准答案"的"自我教育"，对他们今后人生发展，以及成为一名具有人文素养和高尚人格的医务工作者，将有着重要的基础作用。同学们通过一定的课堂教学，然后接触社会实际，收集数据资料，加强"学会学习"的自我认识，比"一以贯之"的教师"一言堂"、"满堂灌"式的说教，来得更有实效。而同学们发自内心、袒露心扉的真情感受，不仅深化了他们人文素养和人文境界的提高，而且也是对多年来开展医学人文教育教学探索实践的"最好回报"。而作为教师来说，没有什么比这更能感到欣慰和鼓舞的了！

13.4 致谢与展望

也正是医学人文教育教学在取得"初见成效"的时刻，我们由衷地感谢这些年来对《医学人文教程》编写和开展医学人文教育教学实践予以关心和支持的有关领导和专家，除了在本教材扉页上提及的领导专家以外，他们还包括：上海交通大学医学院党委副书记黄红，副院长钱关祥、黄钢，医学教育发展和研究中心顾问朱明德，教务处处长姜叙诚、副处长富冀枫以及鲁威、张美娇老师，医学教育联合改革办公室主任张君慧，附属仁济临床医学院副院长张艳萍等。本教材得以正式出版发行，得到了上海交通大学课程与教材建设指导委员会的审定和资助，教务处教学研究科的领导和老师、人文学院的领导和多位同仁予以了关心指导，在此我们深表衷心的感谢！我们还要真诚地感谢上海交通大学出版社有关领导和老师为本教材的出版所提出的宝贵意见及付出的辛勤劳动！此外，在本教材编写过程中，我们收集、学习了诸多参考文献和资料，除了主要被引用的内容加以注释以外，对无论是被采用或未被采用的参考文献和资料的作者及有关报刊杂志，都一并表示衷心的感谢！

需要特别指出的是，专家视点选自有关论著和对本教材的评审意见，学子心声选自上海交通大学医学院学生学习本课程的演讲体会，同样深表感谢！

本教材的编写出版是集体智慧、共同协作的成果。由上海交通大学人文学院胡涵锦教授、上海交通大学医学院医学研究和发展中心副主任顾鸣敏教授担任主编，上海交通大学医学院教务处唐红梅副处长、上海交通大学公共卫生学院何亚平副教授担任副主编。由主编拟定编写的总体思路、基本框架和各部分撰写要求，编写者进行了多次切磋讨论和修改完善，最后由主编统稿并定稿。具体撰写分工为：导语、一、二、十一、十二、并非“结束”的“结束语”：胡涵锦；四、五：顾鸣敏；三：唐红梅；六、七、八：何亚平；九：高建伟（上海交通大学公共卫生学院副教授）；十：侯国良（上海交通大学国际交流学院副教授）。

“世界上没有不散的宴席”——当称之为“并非‘结束’的‘结束语’”终将要“结束”的时候，我们越发深切地感到忐忑不安：《医学人文教程》的出版，作为一项具有“开创性”意义的“尝试”，不可避免地存在这样或那样的问题和不足. 因而，真诚希望广大同学和老师在本课程教学和本教材使用的实践中，提出宝贵意见和建议，我们将认真汲取并使之不断改进和完善，不断将医学人文教育推向到新的更高的水平……